中國近代中醫藥期刊彙編

第一輯

28

中西醫學報

上海辭書出版社

目録

中華民國二年七月出版

中西醫學報

第三年第十二期

本期之目錄

本報全年十二冊本埠八角四分外埠九角六分上海
派克路昌壽里五十八號無錫丁寓發行

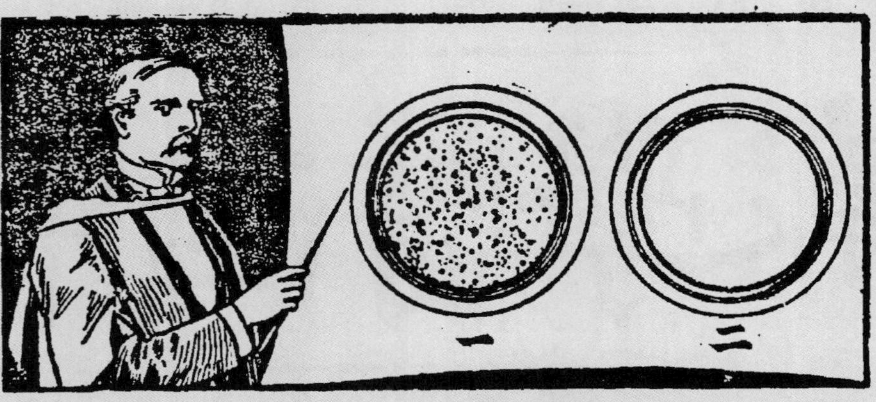

福美明達如何醫治喉痛

喉痛一症、諸醫皆知爲微生蟲之故也、此種微生蟲浮沉於空氣中、最易吸入喉際、故欲療治或欲脫免此症之法、莫要於先殺滅此種微生蟲也、福美明達 Formamint 所有殺滅微生蟲獨步之功能、已常有人爲之作證、即如柏靈最著名之格致家、披阿可司該君、曾惠最新奇之證據、用圖說以表明之、其法以玻璃二片、均塗以微生蟲最蕃盛之物質、其中一片、再塗以福美明達所融化之口津、然後將兩片玻璃、露於空氣中、越二日後、驗之、見第一片上所有使喉痛及傳染等病之微生蟲、其數倍增、而第二片上之微生蟲、毫無滋生、且所有之微生蟲、盡被福美明達所殺滅、此第二玻片、即表明凡服福美明達者、其口與喉所有之喉痛及他種傳染症之微生蟲、亦若是之消滅殆盡也、然購者務須購買眞正華發大藥行之福美明達 Formamint 蓋天下惟有此藥、有如是之功效、此藥爲倫敦華發大藥行所獨製、每瓶五十片、整瓶出售、並不零賣、

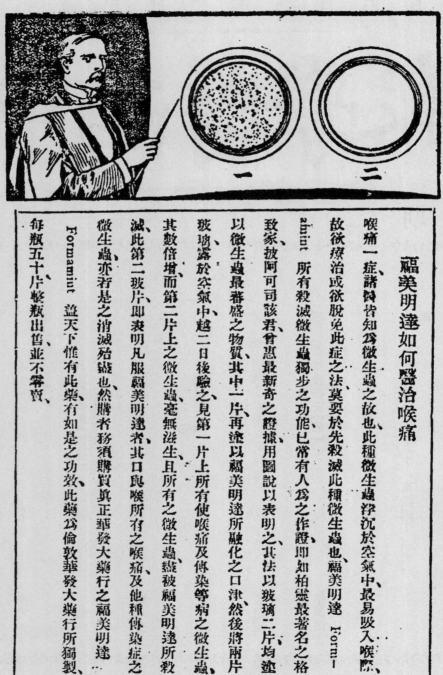

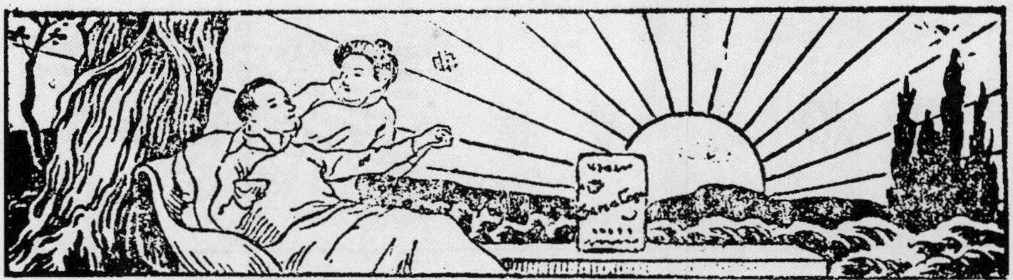

飼養病人

世界名醫皆核定散拿吐瑾Sanatogen延年益壽粉、為無論病勢輕重、及患病初愈者、無上之食品也、其藥係用最純潔滋補之食物、與最有力滋補之藥料所修合、而實成為補益腦部、及全體腦筋所必需之質料、所以散拿吐瑾延年益壽粉、有滋補調養之功、而能扶助病人速得復原也、　藍色脫新聞紙云、曾有許多證據、以證明散拿吐瑾延年益壽粉、為使病人身體復原之食品、凡患諸虛百損等症者、服之更有裨益、　馮雷騰醫學博士云、余在醫院診疾、或出外行醫、常最喜用散拿吐瑾、Sanatogen延年益壽粉、與身體軟弱之病人服之、所奏功效、非常滿意、散拿吐瑾Sanatogen延年益壽粉、各藥房均有出售、

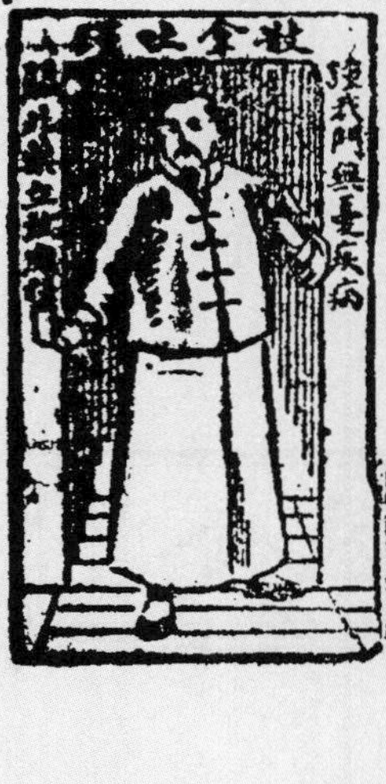

散拿吐瑾延年益壽粉

最著之證書

最著之證書

馮雷騰醫學博士、爲栢靈醫學大學堂內第一醫學講習所之掌教也、

馮雷騰醫學博士、於內科用藥一道、研究最爲專精、故其所致與製造散拿吐瑾延年益壽粉主人之保證書、於閱報諸君覽之、最有裨益焉、其言曰、余在醫院診疾、或出外行醫、常最喜用散拿吐瑾 Sanatogen 延年益壽粉與身體軟弱之病人服之所奏功效、非常滿意、

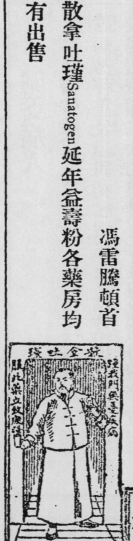

馮雷騰頓首

散拿吐瑾 Sanatogen 延年益壽粉各藥房均有出售

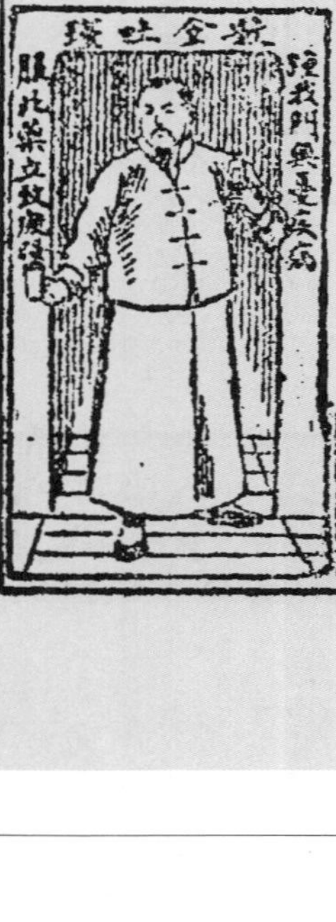

散拿吐瑾延年益壽粉

胃受慘苦

在齊齊哈爾有患胃疾者服韋廉士大醫生紅色補丸而獲全愈北京大學堂畢業生陳立齋君昭卓現爲黑龍江齊齊哈爾工業學校校長承來函云僕患胃疾之慘苦匪伊朝夕醫藥罔效偶事針砭益損元氣而胃疾仍不稍減竊謂疾不可爲矣適友人過訪談及韋廉士大醫生紅色補丸之功效因購服之未匝月而胃口增進精神恢復數年未愈之痼疾一日霍然是非韋廉士大醫生紅色補丸之功曷克臻此心感之餘爰書此以爲保證

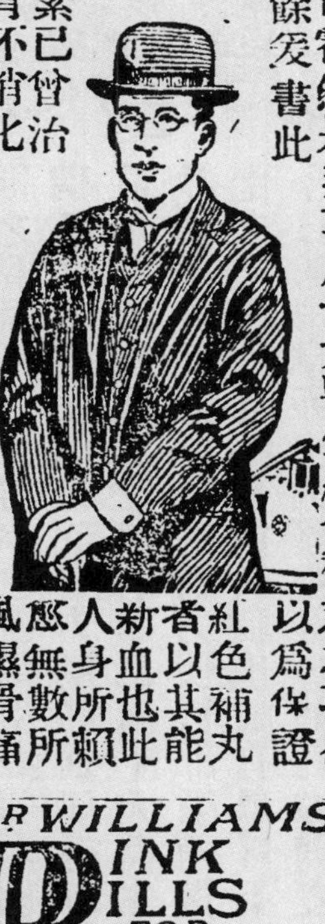

韋廉士大醫生紅色補丸所以能治胃疾者以其能造稠紅潔淨之新血也此潔淨之新血爲人身所賴以得康強之要素已曾治愈無數所患血薄氣衰胃不消化風濕骨痛諸虛百損　山林瘴氣　以及婦科諸症矣

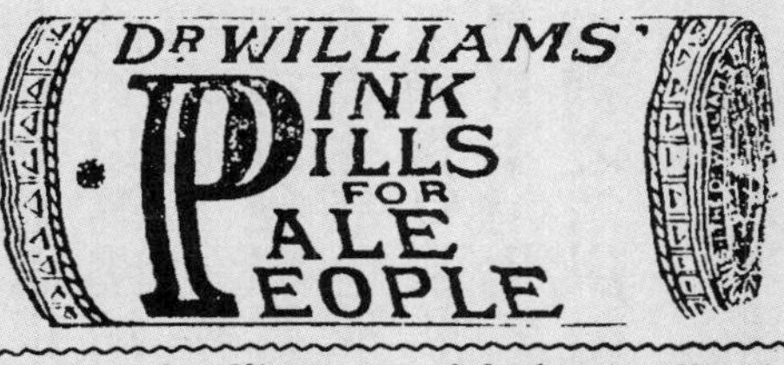

閱報諸君不費分文可得贈品

本局新編精美小書一卷名曰中華樂日閱之最有裨益內載中華近年最要之歷史並附一千九百十三年之月份牌諸君如欲索觀可函致上海四川路八十四號韋廉士醫生總藥局自當寄贈不取分文即請今日來函勿失此機

韋廉士大醫生紅色補丸中國各處商店凡經售西藥者均有出售或直向上海四川路八十四號韋廉士醫生總藥局函購亦可每一瓶洋一元五角每六瓶洋八元遠近郵費一概在內

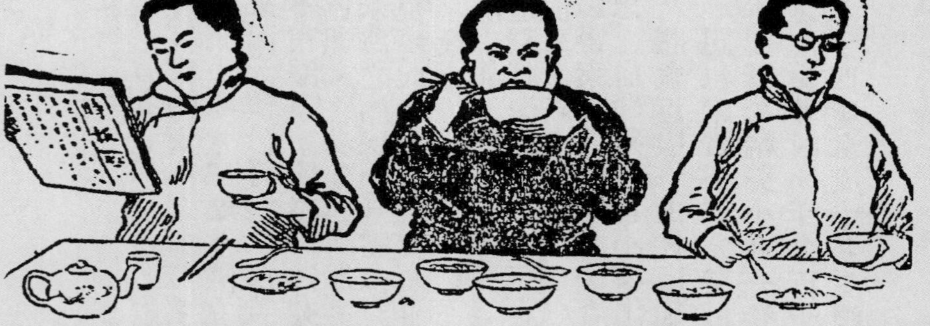

治之當用滋補之法

此三者皆致胃不消化之原由

食時觀書乃最壞之弊病每致患胃不消化之劇症食不細嚼囫圇吞嚥有時每致胃部經年受慘痛之苦擇不化之物而與胃不合者食之每致胃部反常而不安寧雖曰傷風咳嗽受寒血薄憂慮精神困疲皆能使胃有不消化之患而以上三者實皆致胃不消化之常病也或以爲胃病可以瀉藥治之此乃愚拙之見耳爾若受胃痛之苦須用滋補之物其物維何卽天然稠紅之血能使消化部有力腦筋强健得以筦理胃部者也然最正當治胃弱之法莫若服韋廉士大醫生紅色補丸此何以故因是丸能使血復生新力使胃部滋補胃口强健有進益消化之功輔助胃部易司其職也爾有患胃不消化之病乎宜於今日卽用韋廉士大醫生紅色補丸滋補之法以治之切勿因循自誤也是幸

韋廉士大醫生紅色補丸爲醫治一切凡由血不潔軟弱或腦筋失調所致之艮藥卽如　血薄氣衰　諸虛百損　陽萎不舉　胃部失調　風濕骨痛　臀尻痠痛　胸部軟弱　皮膚炸裂　以及婦科經水不調各症服之莫不立奏奇功也中國各處商店凡經售西藥者均有出售或直向上海四川路八十四號韋廉士醫生總藥局函購亦可每一瓶洋一元五角每六瓶洋八元郵費在內

漢譯臨牀醫典

日本醫學博士筒井八百珠編纂、無錫丁福保譯述、全書分爲三十三門、一傳染病、二血行器疾患、三鼻腔疾患、四喉頭疾患、五氣管枝疾患、六肺臟疾患、七肋膜疾患、八口腔疾患、九食道疾患、十胃疾患、十一腸疾患、十二肝臟疾患、十三膵臟疾患、十四腹膜疾患、十五腎臟及副腎疾患、十六膀胱疾患、十七生殖器疾患、十八血液疾患、十九脾臟疾患、二十運動器疾患、二十一新陳代謝疾患、二十二末梢神經疾患、二十三脊髓疾患、二十四腦髓疾患、二十五官能的神經疾患、二十六中毒篇、二十七眼科、二十八耳科、二十九外科、三十皮膚病、三十一婦人科、三十二產科、三十三小兒、 是書有三大特色、凡各病之原因、症候、診斷、豫後、療法及處方、皆提要鉤玄、言簡而意賅、診病時檢閱之、最爲便利、特色一、每一病名、而以吾國固有之舊病名及舊譯名附注於下、漢醫讀之、知近時之所謂某某病、卽古時之所謂某某病、特色二、凡病名之下、注有西文、便習醫者之參考、特色三、末附中外藥名對照表、無錫萬叔豪編纂、分上下二編、此表有三大優點、漢文之藥名列於上編、以筆畫之多少爲先後、日文之藥名列於下編、以日本之字母爲先後、檢查極便、優點一、漢文藥名下注以日文西文、向日本藥房購藥、可用日文、向西洋藥房購藥、可用西文、優點二、凡藥物之別名及教會中舊譯名與博醫會之新譯名、均詳列於下、優點三、（每部實洋二元二角〇總發行所上海派克路昌壽里丁福保醫寓〇寄售處各省文明書局中華書局〇各省之買書者書款從郵局滙寄郵票不收

商標（愛蘭百利）

牛肉汁

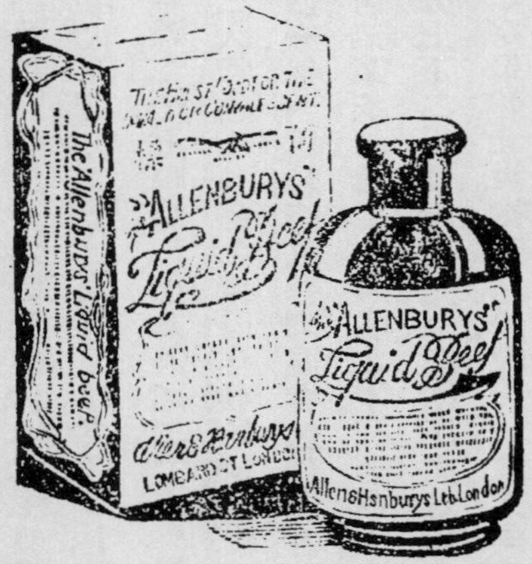

夫牛肉汁、固爲補養之食品世人皆知然配煉不精殊、難得其補益、何也蓋、市上所售之牛肉汁、大抵用熱力製成、惟熱力所製者、多致變質、欲知其所以然、當取牛肉一片而細究之、夫牛肉有肌絲無數狀如細管、管內含有肉液、形似蛋白一入腸胃、旋即容納而補養身軀、若以熱力加之、則其中肉液、變成堅硬難化之物、譬如熟雞蛋然、此人所共知也、惟愛蘭百利牛肉汁則不同、蓋其精製得法、厥有五端、（一）富於易消化之蛋白質、（二）瓶塞不壞、則可久存不變、（三）內無礙衛生之防腐藥品、（四）色鮮明而味適口、（五）最濃最補之牛肉汁全用壓力製成、非用熱力也、舉凡精神疲困、腎經虧損、腸胃乏力、病後失調、小孩荏弱、以及癆瘵血枯、腸熱等症、服之無不靈驗、暑天以此一茶匙、和嗬囒水一杯飲之、大爲有益、且能解暑、誠一舉而兩得也本公司創設英京倫敦已將二百年、故歐美各國、無不爭購樂用今特設分行於上海北京路郵局對門八號、以便各醫院藥房就近購辦、賜顧諸君、請認明犁耙商標爲記、庶不致誤○每瓶價洋一元七角半

各大藥房均有出售　總行英京　分行上海　愛蘭漢百利西藥公司謹啟

奉送育兒寶鑑廣告

本公司現印就最有益家用良書。取名育兒寶鑑。是書英文原本。早巳分送。各國均奉之爲至寶。本公司不惜工本。將此書譯成華文。俾中國育兒諸家。同享其益。況中國育嬰一道。甚不講求。屢因兒母乏乳。飼以罐頭牛乳。新鮮牛乳。以及乳糕并各種不適用食品。飼養嬰兒。以補助其不足。不論嬰兒月份多寡。腸胃能否消化。致受病而夭殤者。不知凡幾。間有微恙。兒母閱歷未深。亂投藥石。致病沈重。或有天花紅痧喉風等症。不知預防離隔。致傳染者。亦不知幾許。是書最講求嬰兒一切食品。並治理各種疾病之善法。無不便捷詳明。瞭如指掌。種種不勝登載。如有欲得其詳細者。請於函內附郵費寄至上海北京路郵局對門八號。本公司將此書寄奉。寄費本埠郵票一分。外埠郵票三分。須注明住址爲要。倘親友不見此廣告者。請爲通知。俾可得以問津。本公司所製各種代乳粉。無論中西嬰兒。由初生至長成。均用之與體質脗合。且能強健發育。永保無憂。

總行英京　分行上海　愛蘭漢百利西藥公司謹啓

半夏消痰丸

每瓶大洋一元

功效 一治溫痰、寒痰、燥痰、濕痰、以及老年痰多等症。二治各種痰之不易吐出者。能將氣管內之分泌液化薄故爲祛痰藥。三治晨咳、夜咳、燥咳、寒咳、勞咳、以及傷風咳嗽等症。故爲鎭咳藥。四治呼吸器病之喘息。及心臟病之喘息故又爲呼吸困難之緩解藥。有此四端所以咽頭炎、氣管支炎、肺勞病、百日咳、流行性感冒、氣管支喘息、肺炎、肋膜炎、等。皆可治之。

用法 每食後服四粒至五六粒爲止、一日三次、用開水過下、

衛生 房內空氣宜流通。嚴禁煙酒。宜習練深呼吸法。深呼吸者。在日光下潔淨之空氣中。挺身直立。緊閉其口。將肺內之濁氣。從鼻孔盡力呼出。呼至不能再呼。於是將外面之清空氣。從鼻孔用力吸入。吸至不能再吸。第一次行完後。休息片時。再行第二次。每日朝暮可作二回。每回可作十餘次。其效果能使肺臟擴張。肺內之容積變大。肺葉之尖。因深呼吸之鼓動力。亦能盡其功用。以營其呼吸。預防肺病之法。莫妙於此。

無錫丁氏監製

總發行所上海棋盤街文明書局及各埠文明書局

羅馬萬國衛生賽會金牌紀念大贈品廣告

謹啟者、鄙人譯刊丁氏醫學叢書百餘種、陳列於羅馬萬國衛生賽會、各國新醫書之陳列者、亦有數千種之多、經審查員詳細評定甲乙、鄙人醫學叢書幸獲最優等獎憑、昨由駐義代表吳摠清先生、又遞到特別獎牌一面、值金一百五十佛郎、獎借逾恆、殊深慚戢、特備新舊書籍二千元、舉行羅馬獎牌紀念大贈品、自七月起、凡定閱中西醫學報一份者、(凡報費未還清者不可索贈書)可索贈書一元、若勸人定閱醫報一二份者、可索贈書二三元、若熱心竭力推廣醫報者、可索贈書念元、所贈各書、其書目如左、凡書目中無名者、一概不贈、每書一部定價若干、郵費若干、亦注明於下、凡索書者、書價不必寄來、而寄書郵費、則必寄下、凡無郵費者、一概不贈、竊恐二千元贈品、一索即罄、閱報諸君、倘祈從速為荷、丁福保謹啟

謹贈各書書目如下

	原定價洋	郵費
高等小學修身教科書	一角	三分
初等小學國文讀本	七角五分	八分
初等小學本國地理教本	二角五分	三分
最新蒙學理科讀本	二角	三分
蒙學博物教科書	二角	三分
蒙學化學教科書	二角	三分
普通體操教科書	三角	三分
高等草書習字帖	五角	八分
最新世界商業地理教科書	四角	八分
東西洋歷史教科書	九角	一角五分

	原定價洋	郵費
中等西洋史教科書	五角	五分
中等西洋史地圖	六角	五分
新出國文典	六角	八分
普通學速成法普通學綱要	二角	三分
普通學速成法家政學	二角	三分
普通學速成法生理衛生學	二角	三分
普通學速成法物理學	二角	三分
普通學速成法化學	二角	三分
普通學速成法輿地學、普通學速成法史學	二角	三分

普通學速成法代數學	二角	三分
普通學速成法算術	二角	三分
普通學成速法動物學 普通學速成法植物學 普通學速成法礦物學 普通學速成法天文學 普通學速成法地文學	二角	三分
普通學速成法憲法 普通學速成法警察學	二角	三分
普通學速成法教授法 普通學速成法教育學	二角	三分
普通學速成法學校管理法	二角	三分
礦物學問答	五角	五分
物理學問答	五角	五分
普通警察法	九角	八分
各種警察章程	一元	八分
茶花女遺事	四角五分	五分
平面三角法講義	四角	五分
初等算術講義	七角	八分
初等算術講義詳草	一角	三分
初等代數學講義續編	四角	五分

初等代數學獨修書	八角五分	一角
初等代數學教科書	一元	一角五分
代數學問答	五角	五分
數學問題詳解	五角	五分
突氏大代數學詳解	六角	八分
普通新數學教科書	一元	一角五分
普通新代數學教科書	九角	一角五分
棣氏代數學十三卷	一元	一角五分
形學備旨習題詳草	四角	五分
形學備旨全草	一元	一角五分
代微積拾級詳草	五角	五分
新撰代數學講義	六角	八分
中等代數學講義	二元	三角
大代數學講義	九角	一角五分
譯學館代數學講義	一元	一角五分
物理學算法八卷	一元	一角五分
簡明幾何學教科書	一角	三分
簡明幾何畫法教科書	二角	三分
無比例線新解 方圓闡函拾遺	三角	三分

以上郵費指寄費而言如欲掛號須另加郵費五分

欲醫國先醫民欲醫民先醫醫說

葉祖章 仲華

嗚呼吾中國黃種之衰弱至今日而達於極點矣地球上各國之競爭至今日而可謂劇烈矣以吾中國衰弱之黃種而欲雄飛於世界與英美德法日等列強爭衡其可得乎蓋聚四萬萬之病夫而成一國弱可知矣論者謂吾國貧弱之原由於兵不強也財不足也實業未興也政法敎育未能完備也固矣然兵之強財之富實業之發達政法敎育之改良而國民無強壯之軀體健全之精神以任之吾恐亦空言而無補於今日也然則若之何而可也吾可數言以決之曰中國不欲變弱爲強則已苟欲變弱爲強必從醫學始也醫學者強國強民之起點也試觀列強之國莫不注重地方衛生醫家敎育之事近百年來種種政治之機關一視醫學之進步爲正比例說者謂全球醫學德爲上日本次之所以近代之細菌學大家若德之古弗氏各國醫會莫不爭相羅致贈以學位亦可見獎勵醫學之一端矣日本自維新時醫學首開其先迄今四十餘年名醫輩出醫界偉人如北里青山之矯矯者指不勝屈其文明事業蒸蒸日上勢力得以膨脹乎全球者未始非醫學發達之故也噫一國之強弱優劣亦視醫學之程度以

欲醫國先醫民欲醫民先醫醫說　二

爲衛也以言乎中國醫學之開化雖早無進步之可言今者共和已建設矣民族已增光矣對於强種問題提議自不容緩今欲醫四萬萬之病夫而爲健全之軀體得以任種種之事業不從醫學始無以達其目的然欲從醫學始不先養成全國醫生醫學之智識不可欲養成全國醫生醫學之智識政府不實行取締多開醫學校廣設講習社不爲功顧吾國地方寥闊人民至衆原有之醫生號稱時醫者亦復不少類皆生理學不講病理學不講解剖學不講衛生學不講一旦病夫而有新病也若者爲傳染病若者爲非傳染病若者爲急性病若者爲慢性病此種病理原由尙不能了然於胸中而安望其爲人治病能行對症的療法收良好之效果哉吾故曰欲醫國先醫民欲醫民先醫醫强國强民之政策除首重醫學而外無他圖也漢賈生之言曰至人不居朝廷必隱於醫而宋范氏亦有言曰不爲良相當爲良醫旨哉言乎亦以良相良醫者國家之原素也息息相通固一而二二而一者也今者大學醫科之規程教育部已定之矣實行取締之舉想當不遠此則吾中國前途之幸也竊不禁馨香以祝之拭目以俟之焉

日記之一斑　民國二年

丁福保

五月十號。買壯陶閣法帖一部。計洋三十元。得義國公使吳挹清先生來函。謂余之丁氏醫學叢書。在羅馬萬國衞生賽會所得之最優等獎憑及最優等金牌已寄來。獎憑從羅惠藥房轉交。金牌則直寄余處。約數日後均可到云。　連日來診病者。以脚氣爲最多。余統以硫苦治之。均獲奇效。其處方即載於脚氣病之原因及治法中。譯外科書數葉。晚閱壯陶閣法帖。

太倉陸君菊生。偕學生數人東游日本。道出海上。與余談醫學甚久。余告之曰。吾國之人。往往因生計困難而從事醫學。業醫之後。又因家道寒微。不能久居學校。爲種種之研究。遂出而應世。壯年即爲醫師。此余之所深爲歎息者也。德國高等之醫學生卒業後。脩學旅行之費。皆國家資助之。最少者能在柏林巴黎或倫敦滯留二三月。此種脩學旅行。其成績之佳良。實出於吾人意料之外。彼膽怯之少年。往往一變而爲知識意志。極精悍之剛毅男子。眼界廣闊。判事精確。堅僻之學派說。悉行脫除。於是有精確之學說。熟練之判斷力。深窺學問之堂奧。彼足跡未出鄉里之同業者。烏能望其項背。此皆脩學旅行之明效也。由是以觀。吾人不得不重視國家之給費。少壯之貧醫。得爲脩學旅行者。均給資之賜也。吾國醫士。足不出國門一步。其鄙陋爲何如哉。世之貧醫。若無旅行之給費。必須盡全力而借貸於人。爲是種旅行之際。凡爲諸君模範之病院學舍蒐集所廣大之衞生上裝置等。留心觀察。卓拔之教師及學者之論說。靜焉聽之。於少數時日之中。得窺各種學問之大體。幷足以鼓舞其心神。其裨益豈淺鮮哉。況他國之風景及美術。無論何種。見之均有高尙之感覺。故旅行實爲學生時代最美之事也。

旅行既終。歸鄉里後。其最要者。爲決定就業之地。此事實爲最困難之問題。問題解決之良否。影響於前途者實大。德國定制。醫師將行醫之前。其開業之地。決自政府。先令醫士於區域較小之地方行醫數年。然後遷移於稍大之都會。此制度雖有學習行醫之性質。然其美點頗多。其就任之前。又須在大病院或有名之醫生處爲助手約二年。行實地練習。此規定亦極適當。今日之醫士。多羼集於大都會。而小都會與僻壤。醫師均極缺乏。大都會則醫師充溢。此種之分配不勻。不特各小村不能保其安康。卽醫師亦不能達其營業之目的也。少年醫士起始時。當於田舍及小都會應世數年。積數多之經驗。備完熟識見與充足之資金。然後赴大都會。尙屬適宜。有反對是說者。實害大

都會之便利對於精神上有種種之娛樂豈知爲醫士者無論在何處應世均不可存逸樂之念當以救濟同胞爲已任況蟻附於大都會之醫士中日趨於貧乏者尙不乏人如上海一隅醫生之數已達三千行業發達者不過百人僅可支持門戶者約九百人此外之二千醫士皆入不敷出不能久立足於上海者也少年醫士苟深悟此理而定自身營業之方針則對於社會與醫之地位上有莫大之利益此乃余輩所切望者也菊生深以余言爲然

十一號。英工部局衛生處西人湯緯綸君。約余於金隆飯店。談公衆衛生事業頗久。余告湯君曰。余近在派克路昌壽里斜對面。買地一方。價九千餘金。其建築費一萬二千餘金。造一小醫院。日內正在建築。擬請執事囑貴局工程處西人。常到該處監工。使建築愈臻鞏固。則敝院受賜多矣。湯君允之。今日門診出診甚多。皆普通病。無可記。晚譯書。檢日前之民權報民立報。見內有余詩數首。已無存稿。亟錄之。以備遺忘。

憶昔

憶昔遊皇都攬轡長安道風沙晝昏昏兩眼半眯眊愧彼扣朱扉覓錞通幽奥春風借吹噓北地寒亦燠丈夫貴自立棲身有素抱時運日以新形骸日以老行樂

須及時知機亦當早遠游雖爲親緩急難相告挂席從此辭菽水承歡笑三載客燕京誰似江南好

曉起

淒絕連朝雨春江水正深百花三月夢萬事五更心衆醉自成俗吾愚亦豈今年來諸趣淡奚事滌塵襟

遊山寺

松風起天半空翠落層層樹隱疑無屋鐘鳴知有僧塵心到山淨流水入池凝悟得三生夢禪龕一點燈

秋感二律

蕭蕭落葉響迴廊星斗闌干夜未央世上有誰非草木人間何處不風霜萬言著述蛇添足十載棲遲燕借梁得失雞蟲何足算神州浩刧感滄桑

年年浪迹未歸家荒落東陵數畝瓜每悔失言由太直欲求如意本先差斬蛟有膽慵磨劍搏虎無心懶下車湖上飽看風月好秋霜爭奈鬢先華

昨丁福保先生過我以此詩見貺亟付刋表歡迎也先生詩淵茂入古雙熱附識

登高有感

長嘯倚層樓拓開萬古愁薄交誰管鮑衰世乏伊周生命悲屠狗衣冠盡沐猴憑
空一俯仰竟白少年頭

擬山居

門外秋山靜空庭落桂花圖書一二榻雞犬兩三家魚跳月波碎鴉棲風柳斜夜
來將入定萬籟寂無譁

寫懷

悠悠豈必盡知音漫向人前論古今道外無言方是道心中有事即非心獨超衆
嶽崑崙壯盡納羣流滄海深我是年來無一字荒江抱膝且長吟

回里感舊

少壯無多日能逢笑幾回故人留不住明月去還來鶴夢千年斷松聲萬壑哀童
年游釣處往事半成灰

自遣

夢中尋夢幻逾幻身外求身空復空轉瞬興亡無限恨拈花一笑是英雄

日記之一斑　五

過舊居

一作他鄉客。無心懶下車。又來新燕子。還入舊年家。春雨生池草。秋霜落蓼花。江村風月好。只可話桑麻。

抵金陵口占

當年曾作帝王州。虎踞龍蟠百戰休。六代興亡猶有恨。長淮風月本無愁。幽蘭憔悴江波冷。辭客飄零海國秋。回憶昨宵京口宿。登臨曾涉小山樓。

晚菊生等來寓暢談。余謂身體强健。精神充足。爲醫生最要之事。以外國醫生而論。其行世之後。不問風雨。不論晝夜。招之卽赴。當行其職務之地。不可因遊戲而有阻礙。亦不可憚勞苦。身體不强。實之醫生。往往避民間開業而就職於病院療養地等得攝養自身之體力。彼貪安逸而好娛樂之人。烏克爲醫生哉。

業醫之人。雖處百般之娛樂。宜視若平常。對於社會之交遊。須有圓活之交際法。平日一舉一動。均不可輕忽。衣服亦宜講求。德醫斯兒坦於三千年前已謂醫師須着華麗之衣服。具芳香之毛髮。有奴僕隨行。吾輩處今之世。雖不欲此等之過事誇張。然外飾決不可輕視。蓋醫生之動止與言行。實當公衆批評之衝。爲醫生者諒深知之。彼好爲

華雅而博聲名之醫師亦難免公衆之批評也

醫生日中勤苦後夜間覓一二有識之士互相談笑以快樂其心志固極正當然亦不可過度須有一定之節制最好之慰勞須求之於一家團體之中醫爲一家之中心苟能薰化一家養成高尚優美之風則生長於優美之家族生活中有莫大之娛樂焉

高尚之精神上之娛樂實爲醫業上所必不可缺者醫師自朝至暮常有疾病死亡憂愁悲哀之景象現於其前今欲心神爽快從事美術究以何種課業以拭除日中業務之暗淡景象其或爲音樂家抑畫工乎徵諸實驗外國醫師中之多音樂家畫工等非他業所可比此乃職業自然之現象也

醫生若不喜從事美術文學內典法帖等而欲求爽快身體與精神之道以慰其日間之勞苦者宜於閑暇之餘脩築庭園畀事耕作或爲出獵之舉亦慰藉身心之一法也

他若賭博及冶遊則損醫生之資格矣

此外尚有一事爲外國醫界所深知者負擔極重之醫生每年必有一定之時間離就業之地以靜養其心身此時期內遊歷大都會大學校山嶽及海濱然當出發之先欲覓一精悍之代理人極爲困難此種之休養旅行可預防地方醫士之志氣不振流於

卑鄙。實爲醫界中所應守之法則也。吾國之醫生能見及此否。

十二號。爲肺結核患者檢痰。內有結核菌甚多。作書與何廉臣胡蓮伯。今日周慕范回無錫。薛慈明先生來。譯書。閱壯陶閣法帖。晚菊生等又來談醫學。余述德國某博士之說曰。今日之醫學生。當考試之際。須深知事物。熟達技術。爲二十年前所不可企及。大學之教授法。亦日漸改良。有一種之方法能令諸事實與各種之考察深入腦中。如吾輩則此種之利便未克親受。是因昔時之醫學教授法一部分極不完全故也。邇來考試與實地二者雖較曩日爲煩。然大學之設備亦因之增加。故就學生之方面而言。其勤勞之度仍未有增減也。夫學生之勤苦力學。窮年矻矻。絕無倦色之堅忍志氣。實爲研究博物學與醫學所不可缺者。諸君其勉乎哉。

授醫學之方法。以實物示教爲主。且須與各科學互相連絡。合爲一體。苟基礎不堅。則後日之建設往往誤謬。學識之全體時生虧缺。此乃必然之理。嗣後欲校正之。非常困難。由是以觀。不特臨實地演習場聽臨床講義須依整然之規律。縱使在家講習。亦當守嚴正之規律。此乃余之所以勸戒學醫者也。

世之醫士欲學識之精確。在家時亦當講習不可怠忽。宜備各種佳良之醫學專門書。

置之座右以供參考蓋教師所講述者有限自身研究而得者無盡在學校內時教師僅授學問之基礎與方法豈能盡醫學之奧蘊一一講授乎故欲醫學之大成非由各人之切磋琢磨不可

夫醫學之廣大非他種科學所可比須吾人記憶之詳細條件不勝枚舉其診斷及各種治療之手術欲一一熟練非常困難今日之醫士精通手術與診斷上治療上之各法則者甚少如胸腹諸臟之理學上診斷法往往至今日尚未克完全諸君每日當臨床實物示教之際用色筆描寫局部打診之成績頗爲適當其他用人工照射法精細檢查鼻腔咽頭及喉頭之內部用各種之神經診斷法檢視神經系統之有無障害用消息子及排尿器探膀胱之法用指頭及子宮鏡診女子生殖器之法此外如膀胱胃腸之洗滌電氣療法按摩法水治療法喉頭咽頭及鼻腔諸病之局部療法以及止各種之出血法等其數甚多均當親自應用以達於熟練之地余之醫學僅能一知半解不可爲法諸君其勉乎哉

上述之各種療法與手術雖非英敏之人亦能習之祇須勤勉與忍耐二者而已今日之醫學之授業法極爲完備苟利用其機會雖賦性不敏之生徒其學識技巧與醫學

上之判斷力均克達於完全之域除天資之高下外其餘之狀況均屬同一賦性銳者就事理上論之其進步應較賦性鈍者爲速然亦未必盡然醫之臨診時固貴眼光透澈領會事物之眞相貴於迅速結合觀念之才力尤宜銳敏臨事須有毅然不惑之膽力但天資英敏者志氣易變往往缺脩學上不可無之覃思研鑽與堅忍不拔之心故研究醫學後之進步因之而遲由是以觀缺勤勉之忍耐力與結合力者決不能深窺醫學之奧蘊蓋可知矣深窺醫學奧蘊之道在檢查之詳細觀察之周密考量之精深在家則朝夕講習出外則與有才幹之同僚交換意見而已

十三號。是日門診有四十二人。檢尿有蛋白者二人。有糖分者一人。晚檢舊書。得在京時上張冶秋先生書草稿。先生待余頗厚。感念前事。泫然不能自已。遂將函稿附錄如下。示不忘也。函云。大冢宰大人閣下。日昨趨謁崇階。沃承教勉。雖古人吐哺握髮。何以加玆。退而深思。且感且愧。竊念京師爲首善要區。譯館爲儲才重地。前蒙過採虛聲。謬以不才。忝任敎習。自惟學殖荒落。賦性檮愚。縱幸遂薰德之私。曷敢昧僭尸之義。自承玆乏。隕越時虞。所恃監督總敎。協力和衷。匡扶不逮。惟是楮小終難懷大。綆短未足汲深。早思退避賢路。玆聞朱張二君子。且先後引去。不才更何敢濫竽。日月淹忽。轉瞬歲闕。擬即檢點笈縢。附輪南返。庶上不致貽誤於學界。下得遂藏拙之初衷。敢佈腹心。惟希垂察。專肅虔叩鈞安。

又檢舊稿。得嗜隱廬記及買屋記二首。附錄左方。以誌曩時之歲月云爾。

嗜隱廬記

嗜隱主人以戊戌二月。自澄江返里。授算學於竢實學堂。寄居於堂之西偏。顏曰嗜隱廬。至己亥四月九日。乃爲記曰。梓鄉人士子侄如林。執贄赴業。盈於講舍。經史之餘。兼及測算。雖數學綦繁。元代彌奧。而扇發後進。無煩覃思。爰以暇晷瀏覽墳典。斗室既閑。矮几又淨。瓶花久而愈鮮。鑪香燼而尚溫。幔因風而徐來。戶却塵而不納。加以繞屋之樹。形頗奇古。枝雖曲而益勁。心半空而愈茂。年彌百。禩蔭蓋數弓。溽暑遇之。而驟涼。驕陽臨之。而霽威。每當曙光初漏。巢鳥先驚。飛鳴檐端。時來報曉。此主人寄榻之所也。虛廊繚曲。環折而東。花木成叢。邱壑略備。小屋疑艇。曲沼似月。危樓聳乎雲端。峭石倚乎檐角。仄徑斜互。時通小橋。虛亭任設。偶圍曲檻。時則宿雨初霽。嫩晴又放。長楊蹴地。穊翠亂撲。脩篁迎風。清籟時發。荷含珠而不定。魚結隊以遨遊。山筍裂泥。競長滕薛。池水蝕岸。忽感滄桑。因知景物榮枯。隨時遷代睨睥。萬物棖觸倍多。嗟乎。三代衣冠。幾同幻夢。萬方哀樂。本屬無情。毋感物以寫憂。須及時而行樂。茫茫大塊。誰非吾家。落落傳舍。偶爲駐足。揮毫記之。以存鴻爪。

買屋記

無錫竢實學堂之西偏。有舊宅一區。老屋百年。塵埃滲漏。殘甓斷礎。積於四隅。故陸氏之居也。余以七百七十銀圓購得之。時爲光緒三十三年四月之下旬。五月中盡毀舊垣。鳩工聚材。築平屋三間。樓屋上下凡十間。至九月竣工。共費銀圓三千餘枚。至十月中旬。遂移家焉。宅非甚大。而規制頗雅潔。自奉母處妻孥置厨爨外。餘二室。爲退休讀書之所。室中無長物。而架上書恒數千卷。主人喜研求醫學算學。昕夕一編。往往不覺其疲。時而坐安樂椅。酌白蘭地葡萄酒。以自勞。主人善自求樂。樂亦易得。偃仰嘯歌。以爲其室之廣。不知其幾何畝也。主人以丁酉年遭父喪。始知支持門戶之不易。遂以戊戌年入竢實學堂爲敎員。凡三載。所入歲脩甚菲。不能有所積儲。歲癸卯應長沙尙書之聘。渡海北行。爲京師譯學館算學敎習。兼授生理衛生學。凡二載有半。共得歲脩四千銀圓。除耗費四分之一外。卽以所餘者為今歲建屋之資共計南北奔馳凡六次加以經營半載始能得此數椽以資吾棲息吾其老於是乎雖然吾不敢必也試觀此宅歸陸氏者不知幾何年陸氏以前為非陸氏者又不知其幾何年室廬無恆主人為之主人者其暫耳吾安知異日之吾必為此間之主人又安知異日之子孫必長為此間之主人耶故吾之視此宅不過暫居之逆旅而已

十三號。余之醫學叢書。在羅馬萬國衛生賽會所得之最優等金牌一塊已寄到。價值一百五十佛郎。今日門診頗多。內有患肺結核者五人。余編肺癆病之天然療法。今日已印成。凡患肺病者每人各送一冊。菊生又偕學生數人來談醫。余謂今日德國各大學中。均設醫生補習實驗科。此科非常佳良。入是科者。既可補學識之不足習檢查及治療之新法又可與大學內壯年之教師相交際滿載學問上之鼓舞與精神上之振作而歸其所受之益有非吾人所及料者

西人於諸大學內。乘醫師閑暇時。為種種之實習。其所得之經驗。頗滿人意。彼醫士由自身之勤勉與熱心為四五週間之實習便得豐富之學識與技能出乎少年學生之上未有不炫耀於一時者也為醫士者若欲自身之學問日進於高明則以定學問之

最新立脚地爲最要每於休暇時入實習科受一定之授業其中所授者係數多之新診斷法與新治療法此諸法中之關於手術者决非僅閱書籍所能了解此醫士當閑暇時必須入實習科之原因也

爲醫師者雖業務繁劇亦當研鑽醫術時時訪學問之深造者在家閱各科之雜誌使學問日漸進步對於醫療之患者務求成績佳良蓋醫士之名譽關於學問及實地應用之如何夫醫士之診病以診斷爲最要診斷爲治療之始又爲治療之終古之名醫横斯惠頓曰善於診斷之人始善於治病此語凡業醫者均當常存於心無正確之診斷便無正確之治法遇困難之症診斷時當窺破各症狀相關聯之原因不可怠於檢查檢查時苟無規律且不周密則罹病臟器之隱密變狀與結果症狀或合併症之發生往往不能發見醫士當業務繁忙之時診視時間流於粗忽者有之時或心事匆忙對於患者之檢查恍惚無定此種情狀下屢有意外之惶恐醫生亦每爲其所苦由是觀之諸君診視各急症患者每日至少一回診視各慢性患者每週至少一回診時均須十分細密分泌物與排泄物行化學檢查與顯微鏡檢查不可怠忽爲醫士者若遵奉上述之原則遇有新症候即行檢查既盡自身之任務且使有利病人之事物無一

遺忘誠一舉而兩得者也吾人爲醫士後不問乞診者之貴賤均負擔生命與健康之重大責任行檢查觀察及治療時雖下賤之人亦不可疎忽關於重症之轉歸負責任尤大設轉歸不良患者已死則中夜不眠之時良心發現必謂自己之技能尚未能熟練譴責之念油然以生此等心抱不安之醫士實非最劣之醫也診病遇困難之機會尚有一策可輕諸君之職任使諸君得安心如故今爲一言以括之曰將責任之半分委諸他人而已所謂將責任之半分委諸他人者卽別延一高明之醫士不論何種之疑難病症均使代爲療治則諸君可免良心上之譴責矣然器局褊小之輩無高尚之志操者不可延聘此卽責任分擔爲醫家謀略之一要件也晚約菊生等數人到青年會晚餐余夜間輾轉不能成寐甚苦因吟放翁詩曰放翁不管人間事睡味無窮似蜜甜久之乃得酣睡

十四號。妻兄王晴帆君親家侯冠清君。自無錫來。同到一枝香番菜館晚餐。是日就診者亦多。菊生詢余曰。醫生對於病人及其家族。以何種態度爲最宜。余謂。醫士。對於病者診察宜嚴密意見之發表宜愼重命令宜明確關於命令遵奉之條件宜峻嚴然須有恭敬之風篤實憐恤之心其細目須視醫士與患者交際之如何關係及醫生之感情與患者之品格等而異醫士與患者相接之時有一種之氣質對於病人有無限之價値不特使患者有信任醫士之心并起其畏敬之念也醫士不以患者爲學問上觀察之物體或餬口之資料對於患者須有眞摯之心以種種慰藉鼓舞之辭安慰患者此乃余所忠告世之醫士者也醫士與患者之交情宜親厚不可有冷淡之情狀能在一家出入數年便爲一家之良友宜十分親密然爲醫士者至此時益宜謹愼決不可有踰閑越範之舉也

爲醫士者若欲博有識者之信用不可缺二種之性質二種之性質者何端嚴及緘默是已多辯之醫談患者之病症與姓名暮夜會飲之時將依賴者之秘密事一一暴露於人前不特失患者之信用即自身之名譽亦因之墜落業醫者不可不愼

遇特別之情狀體貌服裝言語等均須端嚴對於病者及其眷屬之交際亦然端嚴實爲業醫者所不可缺之美德

輕視事物冷笑患者之懼言病狀最宜自戒蓋病者視自身之疾患常有嚴重之思想醫士若輕忽視之則患者信用醫士之心亦因之而減此爲醫士者所不可不知者也

遇療治困難之不治症醫士宜守秘密主義世之醫士往往將疾患不治之意見明白

宣示實爲一誤謬之見解何則患者之家族一聞不治之言便疏於療治且生種種之憂慮影響於預後者實大萬一遇不可救治之症祇可對旁人云病狀危篤或料理後事以預備不虞立言務穩當不可過事確實以增患者家族之慘痛此種困難之時機醫士遇之使患者安心療養用懇切之言以安慰之尙屬易易惟遇獨子之家此子忽罹重症彼慈母無術以救潸焉將逝危迫情狀非可言喻爲醫士者慰諭親屬以解其憂思實爲困難然此種重任亦屬醫生之職分具仁愛心之純正醫士必以好言撫慰患者之家族盡其天職也

十五號。菊生爲余作近世內科全書序。已脫稿。明日欲赴日本。今晚余在一枝香餞行。菊生偕錢生等四人均來乞余一言。爲臨別之贈余謂吾人生存之年限甚短而學問甚廣大諸君爲學生時代固有講究復習之功出而應世之後亦當乘閑暇之際參閱各種書籍使智識鞏固且日趨於完全之域若開業之後詡詡得意以爲學識已充足脩業已終結決不能成良醫蓋學習時之脩業時日非常短促雖智識之大略尙難一一領悉况細綱與節目乎學堂內所授者不過各種學問之精要與學問上觀察及判定法而已至於博覽羣書深窺醫學之精奧非諸君自脩之力不能也諸君又當節慾謙遜。利用閑暇之時間。從事於技巧之學。幷操練身體以保健康。切不可有自尊自大之惡習。彼氣宇狹小之輩。懷妄自尊大之心。未有不失敗者也。淵博文雅之醫士。雖奏大效。絕不流於倨傲。我愈謙遜。人愈退讓。此乃必然之理。某學者題於雜誌之卷首曰。吾人所學愈多。則覺自身之學問愈淺薄。諸君其三復斯言。凡此種種。乃余忠告諸君之處世方法。前途遠大。諸君其勉之哉。

十六號。盛杏生先生使人來約至渠家叙談。渠擬刻養生叢書。分內外二編。內編爲內典之類。外編爲衛生學之類。今外編已刻成四種。曰近世長壽法。曰肺癆病之天然療法。曰心身强健之秘訣。曰衛生學問答。託呂幼舲先生寫丁氏醫院匾額二塊。又談衛生法頗久。余謂吾數年所實行者。一爲冷水摩擦法。雖嚴冬亦不敢間斷。一爲灌腸法。亦必日日行之。使大腸內無積糞。減少普通大腸菌。其理由詳近世長壽法。今日門診三十二號。內以花柳病爲最多。九臯弟自京來函。述某君欲聘余入京。余却之。乃作七律一首曰。家住江南舊板橋。長安殘夢付漁樵。無心沮溺安知孔。避世巢由不識堯。烈士暮年還射虎。英雄失路慣吹簫。馬醫賤伎我藏拙。五斗胡能使折腰。朱君晉卿。在日本習醫。頗勤若。爲余作近世內科全書長序一首。眞有功醫界之大文章也。

病理學問答

丹徒陳邦賢也愚編纂

第一章　開端

問何謂病理學。

答研究病因及變化之原理者曰病理學在科學上爲研究疾病之學乃疾病之自然史也。

問何謂病因。

答病因者即得病之因也有素因原因誘因之三種。

問何謂素因。

答素因者即素有感病之因有先天後天之二種。

問何謂先天素因。

答如一種人生來有結核素因因是患結核病或生來有出血素因因是患出血病是謂之先天素因。

問何謂結核。

病理學問答　二

答結核者因細菌於身體之諸部結爲核腫之小粒以其形似果核故有此名也

問何謂細菌。

答細菌者係細胞單體最下等之植物舊譯作微生物爲各種傳染病之媒介如肺炎肺痨虎列拉百斯篤腸窒扶斯實扶的里等病原皆屬此類

問細菌分裂之形狀若何。

答細菌分裂之形狀有宛如斷毛者有成直線者有成彎形或成螺旋狀者非顯微鏡不能見之

問何謂後天素因。

答如某病及於人人某病專及於小兒及某種人易罹某病之類是皆謂之後天素因

問何謂原因。

答原因者疾病眞原之害因也如結核之因結核菌腸窒扶斯之因窒扶斯菌諸刺戟害因之胃腸炎等之類

問何謂誘因。

答誘因者非疾病之眞原因此而誘起者也如因喫煙而致發舌癌飲酒無量而致成

癲癇感冒爲他種病之因身體虛弱爲百病之媒斯皆其誘因也。

問病理學發達之次第共分幾期。

答病理學發達之次第共分三期曰症候探索時代曰病理解剖討檢時代曰病原與病變之關係時代

問何謂病變。

答疾病時所起之變化是謂之病變

問研究疾病之學科有幾。

答研究疾病之學科有五一臨床病理學二病理的原因學三病理解剖學四病理化學五試驗的病理學

問何謂臨床病理學。

答研究發現症狀之原理者曰臨床病理學又曰症候的病理學病理的生理學

問何謂症候。

答凡百疾病由一定之害因呈各種症狀於一定器官及機能者曰症候

問何謂器官。

病理學問答　四

答人體各臟器包括於一類者曰器官如消化器呼吸器等之類。

問何謂機能。

答器官之作用曰機能如目能視耳能聽鼻能嗅舌能知味之類。

問何謂生理。

答人體之生活現象曰生理。

問何謂病理的原因學。

答研究疾病的原因曰病理的原因學。

問何謂病理解剖學。

答探求身體之實質的變化以察症狀之所由來更解剖生前有症狀之屍體以窺病變之如何曰病理解剖學其檢索臟器之微細變化非肉眼所能見而以顯微鏡代之者曰病理組織學。

問何謂實質的變化。

答某器官因某疾病起某變化現某症狀曰實質的變化。

問何謂解剖。

答剖分人體中之骨肉皮膚內臟而研究之曰解剖

問何謂組織

答結合人體十一種之細胞以成內外十七種之組織組織者卽結合之謂也

問何謂細胞

答組織人體各器官之原分子曰細胞

問何謂病理化學

答研究人體發生病變時組織中之化學的構造成分起一種變化曰病理化學

問何謂試驗的病理學

答以近似人類之高等動物任意使發生疾病而直接觀察其狀態變化或疑其有某病原行注入法探檢其發生之症狀及變化以確定病原之性質是謂之試驗的病理學

問何謂病竈

答凡疾病之細胞變化限於一局部者曰病竈如某症狀因某臟器而發某臟器卽爲病竈是也

問何謂細胞變化。

答細胞變化即細胞異乎尋常之謂人體之組織臟器根於至微之細胞苟細胞有變化其組織臟器亦必起變化因是而有疾病故威氏倡細胞病理學。

問何謂局部。

答局部者謂限於一處非全體也一作局所一作局處。

問何謂傳染。

答傳染有直接間接之二種由此人而傳染於彼人者曰直接傳染由此人所用之衣服玩具器皿等而傳染者曰間接傳染。

問何謂傳染門戶。

答如創傷面皮膚粘膜之剝離面及呼吸器食道毛孔等均可爲傳染病徑入之路。

問何謂感病質。

答凡病毒侵入而釀病者曰感病質。

問何謂免病質。

答身體有抵抗疾病之力雖細菌侵入而不釀病者曰免病質。

問何謂遺傳。

答如父母所生之疾病而傳於子女者曰遺傳如血友症癲癎腦溢血結核癌腫精神病梅毒之類

問何謂加答兒。

答加答兒者極輕之炎症也亦作流出之意

問何故生加答兒。

答凡感冒或受他種之刺戟均可爲生加答兒之原因

問何謂加答兒性炎。

答加答兒性炎者於粘膜生加答兒之分泌物粘膜充血腫脹呈紅色流出物爲漿液性含有膿球更混以粘液又漏出白血球遂變爲粘液膿性其慢性者新生之組織肥厚

問何謂粘膜。

答粘膜者口腔鼻腔等之內皮也

問炎症之徵候有幾。

答炎症之徵候有五曰紅色曰腫起曰灼熱曰疼痛曰機能障礙

問何謂焮衝。

答焮衝者血液稠凝於各部以致發熱腫痛也

問何謂滲出。

答滲出者卽炎症所滲出之漿液性及纖維性是也

問何以滲出。

答滲出由炎症透出於脈管外之白血球赤血球及纖維素所致

問何謂脈管及白血球赤血球。

答運血之管曰脈管血液中之如球形者曰血球無色血液細胞構成曰白血球有色血液細胞構成曰赤血球

問何謂纖維素。

答筋肉中細微之絲形曰纖維素

問何謂滲出吸收。

答滲出吸收者將滲出之物吸收於靜脈及淋巴管也

問何謂靜脈及淋巴管。

答筋肉中俗謂青筋者曰靜脈。沿靜脈之管曰淋巴管。

問何謂義膜。

答義膜者患爛喉痧之人喉中所生之假膜也舊譯作假皮。

問何謂引赤。

答引赤者以刺戟藥外敷引血液至皮膚外層而使皮膚變爲赤色引病外出之意也。

舊譯作弔炎。

問何謂浸潤。

答浸潤者謂脂肪及色素之侵入浸透於組織及細胞中也。

問何謂脂肪。

答脂肪者身體中之油類是也。

問何謂沈着。

答沈着者物質沈着於身體組織及細胞是也。

問何謂變性。

病理學問答

答。凡。身。體。內。細。胞。營。養。障。礙。變。化。時。曰。變。性。

問何謂脂肪變性。

答。組。織。之。蛋。白。分。解。而。化。爲。脂。肪。體。溫。因。之。減。弱。遂。爲。脂。肪。變。性。

問何謂蛋白質。

答。身。體。中。一。種。最。緊。要。之。化。學。原。質。曰。蛋。白。質。

問何謂體溫。

答。體。溫。者。謂。人。體。之。溫。度。也。

問何謂澱粉樣變性。

答。組。織。之。蛋。白。變。爲。澱。粉。狀。而。呈。澱。粉。反。應。

問何謂反應。

答。反。應。者。變。化。之。謂。也。

問何謂石灰變性。

答。身。體。中。石。灰。鹽。類。沈。着。於。組。織。者。曰。石。灰。變。性。

問何謂膠樣變性。

十

答有一種之蛋白質爲膠狀固性而於組織生此變性者曰膠樣變性

問何謂色素變性。

答色素變性者於組織中之色素沈着是也

問何謂乾酪變性。

答滲出之水分已吸收於靜脈及淋巴管餘留之濃厚水分黃白柔軟呈乾酪狀者曰乾酪變性

問何謂軟化。

答軟化者身體內部死亡之組織溶崩後變爲柔軟是也

問何謂萎縮。

答萎縮區別爲三種組織及細胞失營養機能而生損害者曰眞性萎縮其僅營養減弱者曰虛性萎縮一名假性的萎縮由一切原因而蒙壓迫的障礙者曰器械的萎縮。

問何謂代償。

答身體之一部受有疾患移行於他部者曰代償如左腎罹疾病則右腎代營多量之

泌尿機能頭部充血則現衄血爲之代償之類

問何謂中樞。

答中樞者指神經中樞之各部而言如大腦爲心意作用之中樞小腦爲調整運動之中樞延髓爲生活作用之中樞脊髓爲反射的作用之中樞交感神經爲內臟作用之中樞等是也

問何謂反射的作用。

答反射的作用者如刺戟物感觸鼻內而發噴嚏固形物入氣管而發咳嗽食物入口而分泌唾液等是也主其作用者皆屬於延髓

問何謂視野。

答運動眼球其視線四射劃成外界之一區域者曰視野

問何謂視線。

答眼球與視點想像其連結之一線者曰視線

問何謂視點。

答吾人視物有一個視點曰視點

問何謂稽留熱。

答稽留熱者。其體溫。於朝夕間。稍有高下。其差約在一度之三四分。而熱狀常在一定之高度者是也

問何謂弛張熱。

答弛張熱者。其體溫。於朝夕間之高下相差。至一度。或一度以上。踰越平時之程度者。是也。其繼續於慢性病而發者。曰溶崩熱。又名日晡熱。

問何謂間歇熱。

答間歇熱者。其高熱。或每日一發。或間一日二日三日一發者是也。

問何謂渙散。

答體溫之發生。漸漸減少。則降熱徐緩。無分利之發汗。是謂之渙散

問何謂分利。

答熱之將下降也。溫調節機漸復常態。或急速放溫。故發汗淋漓。高溫在二十四時內。即峻下。而復平溫。是謂之分利。

問何謂經過。

答經過者指病機之道路而言卽疾病經過之日期也

問何謂病歷

答自有病至痊愈或死亡其經過者曰病歷

問何謂豫後

答豫後者豫料疾病前途之結果也

問何謂轉歸

答轉歸者指疾病之後來或治或不治或死亡而言也

五十　稀鹽酸 Acidum hydrochloricum Dilutum吾人胃液中。本含有鹽酸與百布聖。協同消化蛋白質。若胃中鹽酸缺乏。則不惟罹胃病。且食慾不進。軀體羸瘦。是時宜服此藥。以補助消化。此外又爲清涼劑、止渴劑。用於熱性病。在定量外。或誤入過多。則貽害匪淺。用量一日三回一、〇。

處方十九

稀鹽酸	二、〇
百布聖	三、〇
單舍利別	一〇、〇
水	二〇〇、〇

右一日三回。二日分服。食後即服。健胃。

處方二十

稀鹽酸	二、〇
單舍利別	一〇、〇
水	二〇〇、〇

右代茶用。(治發熱病口渴)

五十一　番木鼈丁幾 Tinctura Strychni.用於胃加答兒、胃痛、消化不良、脚氣及痲痺諸症等有效。用量一日數回。五滴至二十滴。

五十二　昆儒蘭格流動越幾斯 Extractum Condurango fluidum 用於胃癌及其他慢性胃病有效。用量。一日三四回。二十滴至四十滴。

處方二十一　昆儒蘭格流動越幾斯　八、〇

苦味丁幾　八、〇

番木鼈丁幾　二、〇

水　二〇〇、〇

右一日三回。二日分服。食前服。健胃。

五十三　煆製厤倔涅矢亞 Nagnesia usta 凡胃酸過多、(因醱酸過多而起之胃痛)消化不良等。爲制酸劑。又爲緩下劑及牙粉等。用量胃酸過多用〇、二至〇、五至一、〇。緩下劑。用二、〇至五、〇至一〇、〇。

收歛藥

五十四　次硝蒼 Bismutum subnitricum 爲收歛藥。用於胃潰瘍、胃痛、赤痢等。用量。

一日三回每回一、○至二○。

五十五　單那爾並 Tannalbinum　本品入腸中始分解呈收斂作用。故用於慢性赤痢、腸結核等。又以本品無味。故適宜於小兒之療法。用量一日數回每回一、○至二、○。小兒須按照年齡而增減其分量。

按本品又名タンニン酸アルブミン Albuminum tannicum

五十六　阿片末 Radix Opium 本品有休靜腸蠕動制止下痢之力。故用於下痢、疝痛、腹膜炎、盲腸炎等有良效。用量一日數回○、○○五至○、二。三歲以下之小兒。不可服用。

處方二十二　次硝蒼　六、○至一二、○

單那爾並　六、○至一二、○

阿片末　○、一至○、二

右分六包。一日三包二日分服。

注意一　凡痢症。宜先服蓖麻子油二十五瓦或三十瓦。作一次服。以瀘清腸內之穢物。然後可用二十二方。

注意二　服二十二方後。或覺大便不爽。宜再服大量之蓖麻子油。瀉清後。仍服二十二方。

注意三　二十二方與蓖麻子油。可以屢次相間而服。

五十七　阿片丁幾 Tinctura Opii 爲下痢、腹痛等有腸加答兒之症狀者多用之。用量。一日數回。五滴至二十滴。(一滴中約含〇、〇〇五之阿片)

五十八　鹽化アドリナリン Adrenalinum chloratum 爲止血劑。應用於肺(咯血)、胃(吐血)腎、腸、膀胱、子宮其他內臟出血等。於外科手術完後。欲手術處不出血者。用本品塗布或注射。用量內服一日三回。五滴至三十滴。

處方二十三

鹽化アドレナリン	四、〇
阿片丁幾	二、〇
水	二〇〇、〇

右一日三回。二日分服食前服。治血症甚效。

五十九　單甯酸(即鞣酸) Acidum tannicum 爲收斂止血藥。用於赤痢、胃及腸出血、膀胱及子宮出血等。用量一日數回〇、〇五至〇、三。

六十　大號エルゴチン錠 Extract of Ergotin B.P. 此以麥角之精所製成。治咯血、吐血、腸出血等有神效。且可久藏不壞。用量一日三回。每回一粒。

六十一　拕汤兒散 Pulvis Doveri 爲止瀉藥。用於急性及慢性之腸加答兒。用量一日三回。每回〇、五至一、〇。

按本品又名阿片吐根散 Pulvis Opii et Ipecacuanhae

六十二　硫酸亞鉛 Zincum Sulfuricum 以其溶液塗布於健全之皮膚。雖無異狀。然在潰瘍面、創面及粘膜。則呈腐蝕作用。稀薄之液。有限制分泌物。強固組織阻止腐敗。除去惡臭之效。而於眼科尤著。可爲諸藥之王。（患迎風流淚等症、以硫酸亞鉛水點眼立效）若與鉛糖相混合。則爲淋病之注射藥。用量點眼水爲〇、〇五至〇、二餾水三〇、〇之溶液。淋病注射水爲〇、五%之溶液。

處方二十四　硫酸亞鉛　〇、一

餾水　三〇、〇

右點眼料。一日三回。

六十三　鉛糖 Plumbum aceticum 爲收斂藥。用於腸出血。吐血、咯血等。又爲紅眼者之洗眼料。用量〇、〇二至〇、〇五。洗眼〇、五％之溶液。

處方二十五　鉛糖　〇、一

阿片末　〇、一

右分三包。一日三回分服。（治咯血、吐血、腸出血）

處方二十六　鉛糖　一、〇

硫酸亞鉛　一、〇

水　二〇〇、〇

右注射料。一日四回。（治淋病）

痲醉藥類

六十四　鹽酸古加乙涅 Cocainum hydrochloricum 爲痲醉、鎮痛藥。用於嘔吐、胃痛、吃逆、喘息、百日咳、歇私的里。或慢性莫兒比涅之中毒。外用甚廣。

（一）於眼科手術上專用之。

（二）於用鏡檢口腔、鼻腔、咽頭之外部時。欲使其部分痲痺者宜用之。

(三)於耳科、齒科等行手術時。使不覺疼痛者宜用之。又肛門、直腸、生殖器有疾患者。於插入カラーテル(通尿管也)之時亦用之。用量內用〇、〇一至〇、〇五。外用點眼用二%溶液之一滴至二滴。口腔、鼻腔、咽頭、肛門直腸等用五至二〇%溶液之十滴至十五滴。

處方二十七

次硝蒼	三、〇
重曹	四、〇
鹽莨	〇、〇一二
鹽酸古加乙涅	〇、〇三

右分四包。一日四回分服。(治胃痛)

注意一 若眼紅而痛。則二十四方內可以加入鹽酸古加乙涅。

注意二 治胃痛。若不用鹽莨及鹽酸古加乙涅。則用非沃斯越幾斯代之。亦極效。

注意三 治胃痛。宜多用人工加爾兒斯泉鹽以瀉之。

六十五 非沃斯越幾斯 Extractum Hyoscyami 爲鎮痙、麻醉藥。用於咳嗽刺戟、胃潰瘍等。用量一日數回一回〇、〇一至〇、〇五。

六十六、索匆拿 Sulfonalum 卽斯爾仿那兒。於催眠藥中最爲盛行。凡心煩不眠。服〇、五立驗。其他用於因神經刺戟而起之不眠症。熱性病者之夜間不安。肺病者之不眠。精神病者之不眠不安等。俱有良效。爲臭剝所不能及。然不可永久連服。若連服必患消化不良及中毒等。用量一回〇、五至一、〇。每夜睡眠前服之。

處方二十八 索匆拿 一、〇

右爲一包。臨臥作一次服。（治不眠症）

六十七 篤利亞那兒 Trionalum 爲催眠及鎭靜藥。其效較索匆拿爲確實。少不快危險之副作用。用量一回〇、五至一、〇。

按本品又名メチールスルフォナール Methylsulfonalum.

處方二十九 篤利亞那兒 〇、八

右爲一包。臨臥作一次服。（治不眠症）

六十八 鹽莫 Morphinum hydrochloricum 爲鎭痛鎭痙藥。於疼痛諸症、苦悶諸症、不眠症、喘息呼吸困難、咳嗽、胃痛、疝痛等。爲不可少之藥品。用量一日數回一回〇、〇〇二至〇、〇二。

病理學大家威氏 Virchow 別傳

丁福保

嗚呼，病理學泰斗醫學界巨子之威先生逝矣。自歐洲之中心，迄亞美利加之西岸，日本之東端，北至瑞典那威芳蘭，南至亞非利加，凡沐偉人之恩澤，及聞其英俊之風者，接此噩耗，莫不感慨係之。

綜觀威氏之生平，不特爲醫學大家，幷爲二十世紀文明之木鐸。蓋先生所唱導之細胞病理說，有高遠之哲理，統括醫學思想之根本，在學界上，當與達爾文之進化論，來伊兒之地質論爭光。威氏之性行，凡醫學家及教育家政治家等，均奉爲一世之模範。我醫學界有威氏，而醫學之價値自高。德國國民之心理，以爲有威氏，傲若有卑士麥，足以誇傲世界。柏林市民之心理，以爲有威氏，便有莫大之名譽。柏林大學之心理，以爲有威氏，而學校乃有異常之光榮。卓哉威氏，誠可謂麟毛鳳角矣。

威氏生於一千八百二十一年十月十三日。其父爲商人。幼時受教育於家庭。十三歲始入中學校。精通羅甸語。校長繆爾列爾氏深驚異之。威氏雖精通文字。善作文。然不通文法。故希臘語學教師克利彭氏反排斥之。其教授時間中。以爲威氏既不通文法。而所作之文。又頗佳妙。得無懷字典而爲之乎。洵可怪也。蓋威氏之精通希臘文而疎於文法。實因在家庭設教之某牧師。不拘一定之文法。僅注意實際的作文法。故與克利彭氏教授法不同。遂令平庸之語學教師。苦於了解。威氏在中學四年。才學俊秀之譽。高出同儕。又注意古文學。研究希伯雷語。威氏之在當時。已定將來之目的。蓋氏之所以研究此種之語學者。爲後日研究各種之學問計。非隨一已之嗜好也。威氏卒業之際。與克利彭氏衝突。然克利彭氏雖反對威氏。卒以校長繆爾列爾氏之盡力推薦。卒業仍列首席。其時僅十八歲耳。卒業之夏歸家。與字典爲友。獨修意大利語精勵半年。能解意大利書。其次遂以莫大之希望。入柏林大學。苦學五年。其時乃十九世紀之初葉。正學界暗雲將開之時。柏林大學。實爲十九世紀文明之先導。近世醫界之偉人。如毓彭涅氏、繆爾列爾氏及唱博學派之希恩氏。均出於其中。就繆爾列爾氏而論。當時名高四海。凡德國近世之名家。未有不侍繆氏之講筵者。繆氏素乏資財。幸有教育評議員毓彭涅氏、希司爾氏之襄助。得以持續研究。千八百三十三年。柏林大學解剖學教授。因病而歿。一時欲求接任之人。部省擬以哈德堡大學教授啟代盟氏充之。其時適有一函寄達文部省。乃繆爾列爾氏之手簡也。謂柏林大學解剖學教授一席。德國中除毓彭涅氏、富利度氏、梅凱爾氏以外。以聘我爲適當。當局者卽迎氏接任。果不數年而聲名大著。天下之學子。聞風蝟集。氏之對於門下士。大抵列舉事實。授以觀察之法。然不示解說。不設信條。以開發子弟之思想。不失考察之本性。所有之研究。一任諸子弟之意思。以便養成一種之研究腦力。是爲深得研究科學者之神髓。彼徒馳騖於推臆理測之一方面。舍本而逐末者。豈可同日語哉。繆氏門下之特長。實在於是。威氏受繆氏之教誨。亦屬不少。一日威氏當解剖之際。於脾臟發見透明之粒狀體。頗覺奇異。再三研究。終不能確定其爲何種之病變。不得已詢於繆氏。蓋繆氏對於脾臟之組織研究甚多。必能解決此困難之問題。詎繆氏竟答以不知。且謂威氏曰。此種之現象頗屬奇異。足下非細細研究不可。威氏研究至數年之久。尙未發明。復詢於繆氏。繆氏曰。果如是。足下更須研究。是眞一奇異之事也。嗚呼。名盛一時之繆氏。其對於子弟之教言。竟若是之單一耶。威氏以非凡之精神。發揮一種獨立不羈之氣概。不折不撓。精心研究。卒能發見其澱粉狀變性。豈偶然哉。觀此亦可知繆氏薰陶之一斑矣。至於希氏之功績。除卒業之論文外。則僅有二者而已。然臨床實驗家之名聲。冠絕當時。人人崇拜。其講義爲希氏所最得意之處也。希氏受聘於柏林大學之前。嘗就烏堡府大學之聘。兼侍醫。其時倍愛倫之宮中騷動。坐罪而被拘留。未幾卽行釋放。受蘇黎世大學之聘。越三年。始受聘於柏林大學。威氏專從繆氏及希氏二師。學習五年之後。提出"Derheumate Praerertimeorneae"之論文受醫學博士之學位。是乃千八百四十三年十月二十一日。年僅二十有二。

千八百四十四年。藉軍醫哥氏之推薦。爲柏林大學解剖室之助手。師事撫羅氏。撫氏於記載著述等頗形熱心。本非從事研究學理之人。亦不妨礙他人之研究。且不惜材料。故威氏得遂其自由獨立之研究。未幾柏林大學辭撫羅氏。而以威氏代之。其間遂遭數多之困厄。蓋威氏之遭遇。決非全履平坦之地。威氏之被選爲講師也。其師希氏極力反對。幸威氏當時已有數多友人。且得先輩信用。始免反對者之傾陷。至於希氏反對威氏之理由。迄今尚未知之。其時乃千八百四十七年之夏。柏林大學自威氏就任後。學生始勤於實習。誠以學生放逸自適。與夫修學之自由。乃德國大學之學風也。然威氏之實習。必始終一貫。絕無半途中止者。威氏之熱心薰陶子弟。於此可窺其一斑矣。先生自成怕羅隋苦篤兒以來。日夜研究。絕無倦色。其蘊蓄甚深。當時希氏之教室內化學的及顯微鏡的之檢查。一任諸助手。卒以不能分科。而化學的及顯微鏡的之各種檢查。均託之於威氏。氏於此時。深得病變與臨床的症候相結合之機。當此之時。繆氏及希氏。春秋漸高。深望繼起之人。尚未得適當者。而威氏當時研究血栓及靜脈炎。大有發明。將其學說投於某雜誌社。然因學理頗深。且與化學相關聯。一般之讀者了解甚難。未能登載。第二之雜誌社。又因其文過長。必須刪節。第三之雜誌社。又謂須加種種之校正。輾轉遷延。迄未登載。此偉大之業績。至今尚稱頌不已者。而當時醫界醫學者。一般之潮流。且如此。是即威氏之所以憤慨不平也。威氏之意。以爲發表吾人之志想功業。必須有一機關雜誌。遂謀之於友人脫落培氏、拉因哈氏。均贊成之。由是發刊一雜誌。名曰試驗的病理學之研究。因資本不足。發刊至第三號遂停止。幸拉因哈氏有一友人。係眼科醫。其兄開屋兒氏。營書業。富於俠氣。憐威氏等青年有志之俊才。無相當之際遇。便投資該雜誌社。該雜誌遂得以復刊。此即今日威氏寶函之發端。乃千八百四十七年四月事也。其後五年。拉因哈氏以肺病死。年僅三十二歲。嗣後威氏以獨力從事編輯。慘淡經營。以成今日之寶函。威氏當時意欲將德國醫學廣行於世界。必須刊一有力之專門雜誌。然威氏之刊雜誌。當二十六歲之際。既得青年有力者從事編輯。未幾而歐洲各地之大家。亦相率投稿。至近歲則稿冴層積。必經威氏之許可。方可揭載。揭載後一若有無限之光榮者。一種之小雜誌。漸變爲雄大之寶函。

威氏之辛苦。概可想見此卽威氏爲講師以來之第一成績也。其時之柏林大學。以威氏爲中心。一般少壯之學者。每謂入威氏之解剖室。得新知識以資研究。其議論發明之處。均以醫學會爲機關也。

翌年卽千八百四十八年。自前年之夏以來。普魯亞領阿佩倫雷琴地方。疫癘流行。罹發疹窒扶斯而死亡者無算。該地方之醫事行政機關。旣不完備。且有隱蔽患者之舉。故該病益猖獗。慘毒不可勝言。終被普通新聞之摘發。攻擊頗形激烈。政府派高等醫事顧問罷雷氏調査之。當時威氏之聲名。漸喧傳於天下。故命其隨行。囑其研究傳染病之徑路症候病理解剖等。二月二十日。與罷雷氏同自柏林起程。前赴流行地。三月八日。研究完結。十日折回柏林。十五日於柏林醫學會痛論其結果。然其調査全與政府之希望相反。詳論社會制度之不備。爲本症流行之原。詰責政府。特著長文之論稿公布於世。其中論地方人民之頑迷。衛生思想之缺乏。土地之不潔。不知傳染病之危險。官吏對於此種之事項。非常冷淡。摘發行政上之失當。絲毫不遺。幷謂救濟此種可憐之人民。非可一任諸地方有司之畫策。必須鼓舞國民之氣焰。喚起輿論。目爲社會上重要問題而研究之。議論風發。靡不中肯。觀此論文者。莫不謂威氏爲一熱心之社會黨員此卽氏之論文發表政事思想之第一階梯也其次就普魯亞之衛生機關而攻擊之復與友人洛蒲芝氏共同刊行一行政雜誌名曰醫事革命痛詆政府之失敗醫育法病院制度及貧民救濟法均詳論之幷主張大學教授招聘之權不可爲文部大臣所占有須大學自任廢止學生之學費由國家負擔廢柏林大學之軍醫講習制幷糾合在野之同志熱心救濟貧民其對於社會上之功績實不少也官吏有司因是而深惡之。意欲乘機而悉力排斥。時値千八百四十八年二月。柏林起選舉騷動。威氏平日不特以言論大遭物忌。且爲政府所忌憚。遂於此時蒙政論煽動之冤。罷解剖長之職。然此時威氏已有數多友人。其勢力已不可輕侮。友人等遂相率而言於文部大臣。論其不當。果復前職。然威氏於此時。已失種種之便利。且其地位幾至有名無實。雖復職亦與不復職同。當此之時。威氏正陷於不幸之地位。適威遜著大學。以厚禮迎威氏。主病理學講座。五月一日。遂辭職而離柏林。其時文部大臣拉藤氏向威氏曰。余深知卿之學識與技術。此次之退任。深爲可惜。實今日政界之不幸。然先生富於自信力。決不以此爲屈辱。心神安適。一切世俗之物議。均付之不論不議之列。而威氏之行政雜誌。論述與前無異。堂堂正正。銳不可當。其受威遜著大學之聘。適遇創著細胞論之時。熱心研究。就細胞及組織而推考之。凡七年之久。其間并注意書生之誘掖、門下之薰陶。由是天下之學生。均雲集於威邇著大學。衆望歸之矣。

威氏自千八百四十四年、爲慈惠院解剖室之助手以至受職於柏林大學。其間研究之事項頗多。第一爲靜脈炎之研究。此問題受之於撫羅氏。其中含炎症之解說。爲病理學中之最大疑問。自庫魯威利氏以下。注意於此者不少。威氏於此研究中。對於各種之疑問。不假手於人。詳論纖維素形成、血塞及栓塞發生、白血病、血管炎及腐敗傳染之本態等。此皆吾人今日所奉爲圭臬者也。其次爲動脈急性炎之著述。亦最著名。

時値千八百四十六年。病理學大家洛氏所著之病理解剖學出版。世間之學者。莫不醉心此書。喧傳其說。惟柏林之醫事新聞。加以深酷痛快之批評。以破壞其說。其主筆卽二十六歲之威氏是也。此事尙摘載於威氏小傳中。足供吾人之快讀。威氏當離柏林大學之際。其平素所著述者。集爲一編。題曰醫學概念之養成。

赴威邇著之後。於醫學會及威邇著之報告中。著述甚多。與克魯利氏、解雷兒氏相鼎立。潛心於細胞之研究。又燐壞疽、結核、炎症、腸瘍、窒扶斯等之學說。與洛氏相反。并就骨及軟骨、結締織、粘膜組織之同性及纖維組織之現象。一一研究之。若論疫病竈。則務與結核之差。爪及皮膚之生理及病理解剖。先天性腎水腫。其他無數之事項。凡爲古人所未發明者。均事研究。又繼續羯斯泰氏之醫事年報。網羅天下之學說。絡繹發刊。至今日尚未停版。彼有名之病理各論。均天下之知名學者之著述也。

千八百五十年。前文部大臣拉藤氏離任。授老列氏爲文部大臣。深悟柏林大學解威氏職之非。又徧解里台解剖室長梅凱爾氏病歿（千八百五十二年）即乘機促威氏之再任大臣卑辭而求威氏威氏昂然曰須特建一新教室以便適於病理解剖學及生理學之研究且適於病理學化學之試驗文部省絕無異議即延紐芝攝氏（專門建築家）至威邏布謀設計之方策至千八百五十六年之初宏壯之病理學教室工程告竣其爲時僅半年耳復厚禮而迎威氏於以知文部大臣之仰慕威氏盡力招聘也威氏自返柏林之後凡撫羅氏時代之標本及記載物等散佚者悉收集之作一新記錄薈聚標本復繼續組織及細胞之研究千八百五十八年細胞病理學之大著於以告成關於細胞之學說當威氏之學生時代唱導最盛諸家鼎沸風靡當時之學界此細胞之發見實休氏及收氏之功又有紐臘氏者世爲律師本欲繼父志而專脩法學奈紐氏之生平甚厭惡之。開業一次。迄未流行。絕望之餘。幾至自殺。幸受創甚淺。未幾即行治愈。遂從事於植物學。奮進精勵。孜孜不倦。不數年。發見植物。由細胞。而成之。事項。將該組織之根本。悉歸之於細胞時。値千八百三十八年也。紐氏出入繆氏之敎室。與同教室之助手。漸漸相知。某日同席晝餐之時。休氏於談話之間。將發見植物細胞之事。告諸收氏。收氏聞之。感嘆莫知所措。復經一年。至千八百三十九年。將論文公之於世。題曰動植物組織構造之一般。蓋休氏之植物細胞說。幷可適用之於動物也。嗚呼森羅萬象世界上。凡有生氣之物。均由一種微妙之小生體。細胞而成。眞爲吾人所夢想不到者。由是而論。休氏及收氏。實爲動植物界細胞說之首唱者。當時諸家之喧傳。亦非無因。威氏於此數年之間。養其知識。潛心於細胞之研究。夫休氏收氏發見細胞之功雖不可沒。然威氏對於細胞蕃殖之見解。校正謬誤之臆說。闢除細胞以外復生。細胞之妄想。卒發見細胞由細胞而生。Omnis cellerlc a cellula之眞理。打破數千年來之迷想。創細胞病理（爲醫學思想之根本）之說。皆威氏之力也。故今日細胞論之主張者。悉歸於威氏。其他二氏。不過爲歷史上之關係而已。威氏復就細胞叅事研求。以爲細胞。乃醫學根本的思想之基礎。倣若化學之原子。理學之分子。窮源竟委。終成細胞病理之大著作。威氏自有此大著作以來。復置身社會。縱談時局。又以爲大學教授選定之權專屬於文部大臣是有害大學之獨立有損大學之尊嚴反覆詳論卒至大學教授選聘之權歸之於大學其他如病院制度及關於貧民施療之制度均遵威氏之言又就學界而論威氏有人類學衛生學醫史及病的腫瘍之大著先向腫瘍組織行正確之調查復涉獵載籍其研究之結果立一種之分類爲吾人今日所遵奉者又有解剖法之著述蓋從來之解剖式絕無一定雖同一之變化其觀察之區域不少自威氏之方式發明以來始克歸一現今法醫學之解剖必須遵依威氏之法規而吾人亦依此爲定法也又萎黃病、梅毒、新性旋毛蟲病等。威氏均有相當之研究。其中之旋毛蟲病威氏因研究而定衛生警察上之制度。又有關於人類學及原始說之論述亦爲最有名之著述也。

除上述之醫學著述外威氏又盡力於公衆醫事曩日放言高論（登載於醫事革命之新聞紙上）之威氏今日遂爲政府最高之顧問矣其所建之策無不實行如虎列拉之會議柏林市之下水及醫事統計等計畫甚多又千八百六十年之德墺戰爭及千八百七十年之普法戰爭威氏將關於病院管理之研究應用之於戰地千八百六十六年及千八百七十年威氏盡力組織病者之慈善看護千八百六十六年建立柏

林保護會之慈善病院千八百七十年有搬運傷者之勞謀之於富豪海尼加氏行病院汽車之築造試行之際威氏乘之前赴法國以慰問疫病之兵隊幷作一布告書題曰戰時兵士之衛生以支配軍隊關於病院之管理法尤爲苦心研究欲以最新之學術行完全之治療今日柏林市立病院之宏規所以得保完全者皆威氏之功也

威氏又不獨貢獻於學界且對於平民講演高尚之學說亦屬不少恒以國民教育自任時至歌會及職工會等向下級之人民講生物論及類似之高尚學理又與霍爾芝氏協力發刊普通講演集此等功績威氏藉普國會德帝國議會市會議員而益形發揮其關於柏林下水之建築威氏對於文部大臣及柏林市會非常效力千八百五十九年受諾威政府之託至該國之西岸研究癩病千八百六十九年在因斯布爾地方之自然學會內建議開設德國之人類學會千八百七十年以來威氏遂爲該會之會長

威氏自千八百六十九年以來爲柏林人類學會會長遂發刊一會報歷時甚久又威氏爲柏林醫學會（乃世界最大醫學會）會長鼓舞新進有爲之士非常盡力又爲德國病理學會會長要之凡文明國中之學會無不推戴威氏爲名譽會長未幾爲柏林

大學之總長就任日之演說題係學習與探求傳之於世近十餘年所行之國際醫學會常以威氏爲國賓而招待之

威氏之大著細胞病理說、腫瘍論、病理學各論、醫學論文集、解剖法、飢餓窒扶斯、公衆醫事及病的論文集、自然學界之國民發達及意義論、德國新國民生活之自然學問題、文明國之學問自由論、女子教育論、毓彭涅、繆爾列爾氏之追想、希恩之追想、自然研究者之開台氏論、關於公衆衛生之柏林市公衙說。均依次發刊。其他之著述及演說。喧傳於世者不少。最近十餘年間。在倫敦、巴黎、羅馬、柏林、莫斯科等地方之國際醫學會內之演說名譽尤著威氏久爲熱心之社會黨當二十七歲之際被哲克留地方之人民推薦爲國會議員自千八百六十二年以後推爲普魯西國會議員創立進步黨爲該黨之總理統率黨員以文明之戰爭宣言於撰著界自千八百八十年以迄九十三年其間爲德意志帝國議會之議員發揮進步之主義足以傾倒議場卒至與威名赫赫之宰相卑士麥氏相衝突論戰數年足以寒政府之膽威氏於政治上之意見多由純粹無垢之學問而出平等理想獨闢蹊徑與彼之主張權畧之普通政治家不能相容議論侃侃震動全院排羣議而斥衆說與抱進步主義之同志者協謀進步蓋

威氏之胸懷無偏無黨其政見一本乎至情一出諸天性爲弱者泣爲人道悲不得以尋常社會黨員目之

威氏之從事醫學閱五十年其間以明眼達識戡破病變之機微醫學之全境幾無處無威氏之足跡威氏之名可以代表一病之本體一症之病變者甚多其中如炎症腫瘍血塞及血栓膿毒症白血病等莫不賴威氏之研究而後病性始了然無疑也

威氏之待門人也親切異常愛克厥威門下人才輩出具有心得都爲德國各大學之巨擘此外凡有益於世界之文明者幾全爲威氏之門人故威氏之教室中常以地球上各國名人充滿之至於外洋之來學者悉心教授絕無彼此之別尤爲不可及也

威氏登講堂教授時其熱心則老當益壯待學生甚峻嚴往往訓責一學生有至一時間之久者試驗亦極嚴刻國家試驗之際學生往往因之戰慄威氏思慮周密觀察精詳能據病變而窺其本體一有結論如同鐵案決不可輕事更改然所說往往被門下駁擊威氏坦然處之絕不以後進爲侮慢論難攻擊理固宜然其師生協力謀學界之進步有如此者

威氏之研究人類學當推第一實爲斯學之偉人其晚年研究人類學尤多興味

威氏精通希臘羅甸之古文學歐洲之古文學家中罕有其匹嚴格高調之一二記錄爲現今科學中所罕見文學上之論著亦多均爲學界所推重。

威氏甚勤勉每日必入教室上講堂巡視實驗室檢點材料接見訪問之客自行研究赴議院而奔走於公事至夜則執筆而校資函之稿不過深夜三時不就寢至近年則威氏之夫人慮其衰老勸其稍事安閑然威氏未之許也

世間之學會。不問其何種之會。不論本國與他邦莫不有威氏之影。威氏與少壯者討論辯難絕無倦容學會常因威氏而有新鮮活潑之英氣

威氏有豪膽有氣概喜助弱摧強歐人中之最賤者如猶太人威氏愛之而收於門下遇未開化國之人其相待與本國人無異與貧民爲友時時助之且與鐵血宰相卑士麥相角逐論難攻擊不稍假借此其一端也

威氏之教授所得俸金甚多然威氏普散之甘處清貧長男爲柏林之教師二女亦爲名教師之夫人

千八百九十三年。世界之門人。集資製一金像。撰一册之祝文。頌威氏古稀大慶。千八百九十八年。國內之門人。集會於柏林。爲五十年之大學講師(卽先生)開賀宴普魯

病理學大家威氏別傳　十六

西之文部大臣、柏林大學總長、德意志全國之有名教師凡四百餘人。均先後到會。昨年十月十三日門人相謀召集世界之醫士醵金開盛宴於柏林之市會議事堂世界知名之學者東至日本西至亞美利加南至亞非利加北至瑞典荷蘭會萃一堂是爲威氏八旬之盛宴

本年之初。德國新聞紙上。載威氏負傷之報。其詞曰。威氏由馬車跌下。大腿骨因之折斷。并傷及心臟、不日卽行輕快。下肢亦略能運動。未幾威氏貽書於柏林醫學會辭會長之職。峻拒衆會員之懇請。謂余將赴溫泉場爲保養旅行云乃未幾卽病歿。年八十一歲。

數年來普魯西政府有投資百萬建築威氏敎室之議。至昨年標本室始行告竣。外觀雄壯。內容豐富洵爲世界之冠。威氏有知當亦欣慰無旣矣

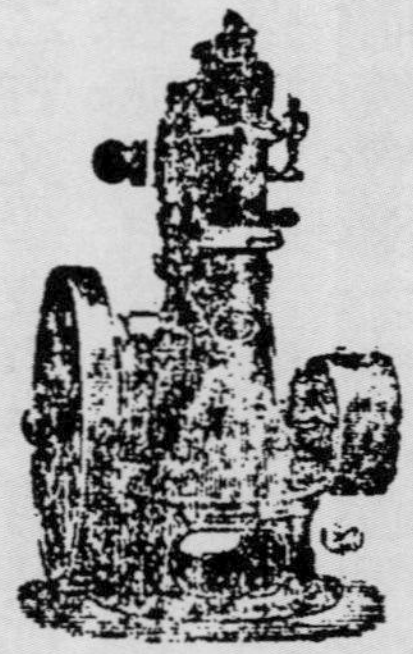

截耳重生之異聞

清康熙間閩省唐嶼節婦鄭氏。歸於林。夫死。有叔某素狂。語微侵鄭。鄭以爲辱。引刃自截其左耳。持以鳴之官。叔忿且暴語益穢褻。鄭復自截其右耳。撫軍卞某聞之。提案親訊。鄭出兩耳於袖中。觀者如堵。咸以爲難能。撫軍遂懲叔而奬鄭。逾一年。鄭兩耳竟重生。撫軍使人覘之。見左耳已全生。色白於面。右較左上短四分。下色微紅。近短處紅如血。馳報撫軍。撫軍大奇之。復以肩輿迎鄭。臨轅親驗。邑人爭來趨視。嘖嘖嗟嘆。咸以爲天所以報節烈云。　按此事得諸傳聞。非目親覩。不敢遽斷以爲確。惟因其有關於生理學。姑錄之以供參攷。(蓮伯識)

三百萬年前之古動物

美國喜路古列地方之掘石者。近於石中掘出上古時代之動物骨。狀類龜蛇之屬。骨高二丈五尺。全體長四丈有奇。牙較骨長四尺。眼眶中可容一人頭。下頷可容兩幼童之坐。蓋三百萬年前之古動物也。或謂此物生時。性極兇很。專食肉類。一啖必吞兩人云。今其全骨已送入紐約博物院陳設矣。

樹葉之電

有人在印度深山絕壑間，覓得一種奇樹。其葉蓄電氣甚多。以手觸之。與握着千人震無異。其電力尤以午時爲最强。至夜半則絕無之。雨天亦然。此樹又與攝石大有影響。在七十英尺以內。置一羅盤針。則搖動不止云。

鷄卵殼之功效

近有德國醫生二人。其一爲研究虎列拉病之耶姆麥利稀氏。其一則其助手柳氏。謂食石灰質有益於健康。且能繁殖子孫。氏常出鷄卵於桌上。先去卵黃。次去卵白。而嚼其卵殼。旋嚥下之。因鷄卵第一養分在卵殼。其中所含之石灰質。可增人體組織之活力及重量。又能强壯心臟。治炎症。療脚部挫折。養腦髓。其功效甚大。人口減少之社會。可用鷄卵殼爲藥劑。據二氏之實驗。以石灰飼養白鼠八頭。未幾繁殖五十三頭。若用普通食料飼養之。同一時期。僅能繁殖九頭。試驗印度產豚。其結果亦同。鷄若缺乏石灰。則生卵較少。惟吾人徑食卵殼。殊非良法。宜將一茶匙硫酸石灰。溶解於玻璃杯之水中。每食飲此一杯。每日服三次。味稍澁然不失爲良藥。

腦筋作用之新機械

近有某發明家。研究人生之腦筋與思想。有種種之關係。特製成一種新器械。能令人之腦筋作用一一實現。孰爲愚者。孰爲智者。皆可於此機械决之其機械構造之大概。乃合愛克司光線、顯微鏡、活動寫眞器而成。先以愛克司光線撮人之腦細胞。復依活動寫眞器顯微鏡之術。放其影至五千倍。卽能使人之腦筋呈種種之作用。是誠科學界之奇觀也。

治病新法

某國有一女士患拘攣症。自六歲至今已閱十四年矣。近乃在沙龍得一奇妙之療治法。一日鄰家失火。垂及女室。女惶急間。驟從臥榻起立。疾奔至樓下。不覺所苦。自是而拘攣之症。竟霍然而愈。

賣腦之預約

美國亞曲埠西女丕梨。歷充師範學校教習。每有撰論。刋登教育界之報紙。見其文者咸謂其腦質敏銳。非尋常人所及。有某醫學校欲得其腦質驗之。將與丕梨訂約。給價四千金。俟至丕梨身死後。卽可任訂約之醫生剖腦試驗云。

電氣美顏術

日人松本久良子。新以電氣製成一種美顏術。蓋從皮膚解剖學中研究而出者。因常見白人皮膚之滑潤。非盡關於脂粉。故欲用電氣導引血液。助之循環。使皮膚自然豔麗。今已試驗有效。是則皮膚學家之一新紀元也。

卵中之含砒素

法蘭西有一博學家。頃發見卵中含有毒性之砒素。惟其分量極少。非集百七十八萬九千二百五十枚之鷄卵。則不能害一人之生命云。

嗜鹽奇俗

亞斐利加洲有忙帶苦斯人。酷嗜食鹽。幼兒尤甚。不啻我國小兒之嗜糖。若有以食鹽與平民者。卽稱其人爲富云。

世界最堪勞働之動物

世界最堪勞働之動物。首駱駝。次馬。馬與駱駝相較。馬力能運二百磅之物。於八時間。達十五哩之距離。然四五日不食。復被驅策。則必斃。駱駝三日不飲食。亦能負千磅之物。行沙漠地二十五哩。且駱駝可供五十年之用。馬僅十六年耳。是駱駝優於馬也。又一馬之勞力。等於五人之勞力。而人三時間之心的勞働。消費八時間體的勞働之細胞組織。人若每日自八時至十二時。從事於心的勞働。則比馬於駱駝爲尤勝矣。

TRADE MARK 'VAPOROLE' 商標

商 發帕兒 標

蝶鞍棚膏

（蝶背鞍棚之液）

PITUITARY (INFUNDIBULAR) EXTRACT

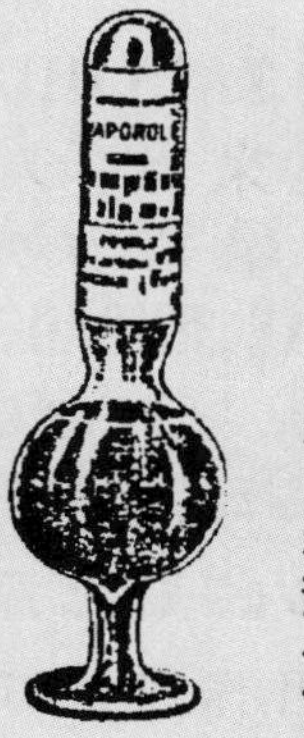

發帕兒蝶鞍棚膏之於腦力猝衰或脫失

此蝶鞍棚膏。用於外科施手術時。或既施後。及產後等所有腦力猝衰。此膏爲最妙反激品。其成效業已久著。能使血壓加增。心擊緩而有勁。其所發生效力。迅速而且堅持。此膏之所以得此美名。實在發帕兒蝶鞍棚膏之有信賴價值。

用法

外科腦力猝衰。或腦力脫失。一西西用空針注射肌內。隨後用盃射鹽水術。

心力軟弱。半西西至一西西空針射入肌內。後若需時再射。

子宮流血與子宮弛。一西西空針射入肌內。後若需時再射。

腸輕癱。一西西射入肌內。後若需時再射。

每支渾合玻葫蘆內有〇・五西西與一西西無稀流質。每盒內裝六支。各著名西藥房。均有出售。

寶威大藥行監製

英京　上海

厄米汀菲

與阿米巴痢

Emetine in Amœbic Dysentery

此藥之正確服量有良好之純粹與効力

TRADE MARK 'TABLOID' 商標

商大寶來標

厄米汀菲綠鹽

EMETINE HYDROCHLORIDE

Gr. ½ (0.03 Gm.)

半釐（〇.〇三瓦）

內服之扁丸也

裹以膠衣使其作用專施於腸內

每瓶貯二十五扁丸

TRADE MARK 'VAPOROLE' 商標

商發帕兒標

厄米汀菲綠鹽

EMETINE HYDROCHLORIDE

0.02 Gm. (Gr. ⅓) } in 1 c.c.
0.03 Gm. (Gr. ½) }

每一西西 { 〇.〇二瓦 / 〇.〇三瓦

此渾合玻葫蘆內之無穉藥消水作空針注射皮膚之用

每盒裝十玻葫蘆

TRADE MARK 'TABLOID' BRAND

HYPODERMIC EMETINE HYDROCHLORIDE

商大寶來標厄米汀菲綠鹽空針藥輪

釐三分之一(Gr. ⅓)與半釐(Gr. ½)

凡有妨礙或擾亂此藥作用之堅存實質蓋行解除

溶化迅速既化藥水亦可煮沸以滅穉

每支貯二十藥輪

以上數品乃治阿米巴痢用之最廣者

寶威大藥行

倫敦

紐約　蒙特利爾　悉尼　開普敦　米蘭　上海　阿根廷京城　孟買

中華民國二年八月出版

中西醫學報

第四年第一期

本期之目錄

本報全年十二冊本埠八角四分外埠九角六分上海派克路昌壽里斜對面丁氏醫院發行

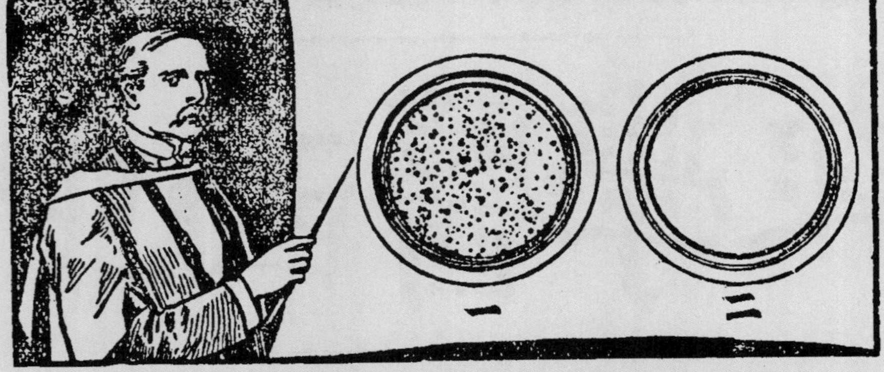

福美明達如何醫治喉痛

喉痛一症、諸醫皆知爲微生蟲之故也此種微生蟲浮沉於空氣中、最易吸入喉際、故欲療治或欲脫免此症之法、莫要於先殺滅此種微生蟲也、福美明達 Formamint 所有殺滅微生蟲獨步之功能、已常有人爲之作證、即如柏靈最著名之格致家、披阿可司該君、曾惠最新奇之證據、用圖說以表明之、其法以玻璃二片、均塗以微生蟲最蕃盛之物質、其中一片、再塗以福美明達所融化之口津、然後將兩片玻璃、露於空氣中、越二日後驗之、見第一片上所有使喉痛及傳染等病之微生蟲、其數倍增、而第二片上之微生蟲、毫無滋生、且所有之微生蟲、盡被福美明達所殺滅、此第二玻片、即表明凡服福美明達者、其口與喉所有之喉痛、及他種傳染症之微生蟲、亦若是之消滅殆盡也、然購者務須購買眞正華發大藥行之福美明達 Formamint 蓋天下惟有此藥、有如是之功效、此藥爲倫敦華發大藥行所獨製、

每瓶五十片、整瓶出售、並不零賣、

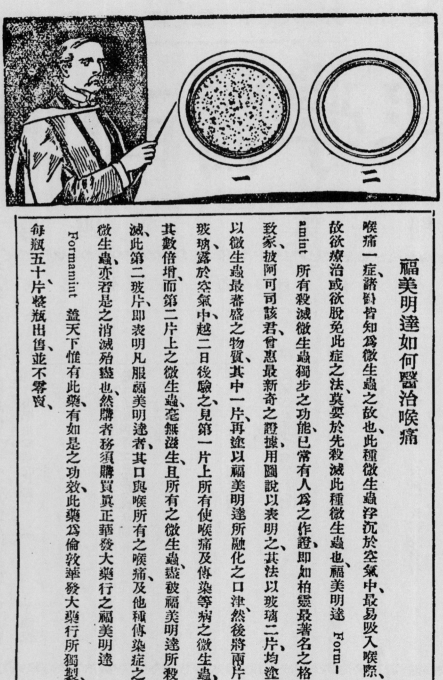

最著之證書

最著之證書

馮雷騰醫學博士、爲栢靈醫學大學堂內第一醫學講習所之掌教也、馮雷騰醫學博士、於內科用藥一道、研究最爲專精、故其所致與製造散拿吐瑾延年益壽粉主人之保證書、於閱報諸君覽之、最有裨益焉、其言曰余在醫院診疾、或出外行醫、常最喜用散拿吐瑾 Sanatogen 延年益壽粉、與身體軟弱之病人服之所奏功效非常滿意、

馮雷騰頓首

散拿吐瑾 Sanatogen 延年益壽粉各藥房均有出售

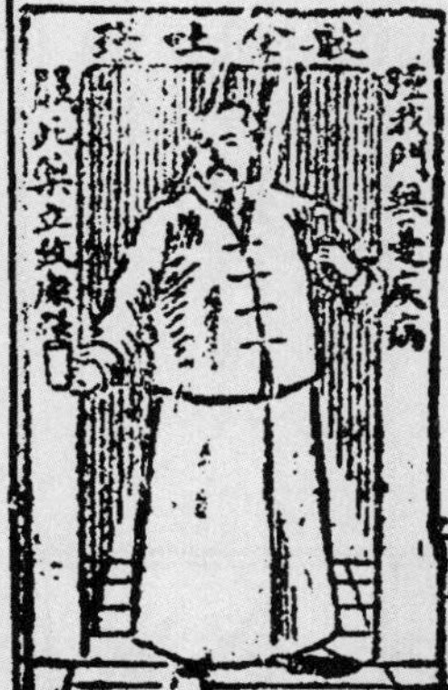

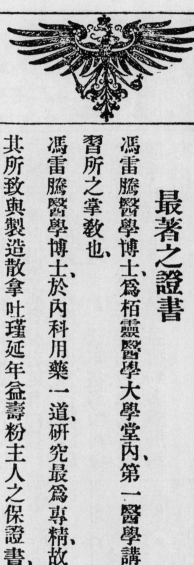

散拿吐瑾延年益壽粉

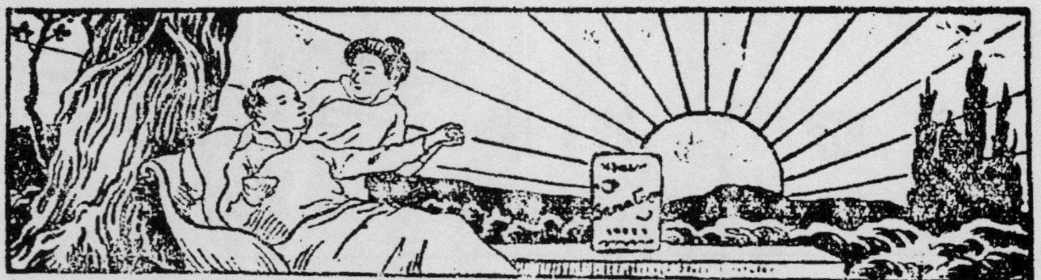

飼養病人

世界名醫皆核定散拿吐瑾Sanatogen延年益壽粉、爲無論病勢輕重、及患病初愈者、無上之食品也、其藥係用最純潔滋補之食物、與最有力滋補之藥料所修合、而實成爲補益腦部、及全體腦筋所必需之質料、所以散拿吐瑾延年益壽粉、有滋補調養之功、而能扶助病人速得復原也、　藍色脫新聞紙云、曾有許多證據、以證明散拿吐瑾延年益壽粉、爲使病人身體復原之食品、凡患諸虛百損等症者、服之更有裨益、　馮雷騰醫學博士云、余在醫院診疾、或出外行醫、常最喜用散拿吐瑾、Sanatogen延年益壽粉、與身體軟弱之病人服之、所奏功效、非常滿意、散拿吐瑾Sanatogen延年益壽粉各藥房均有出售、

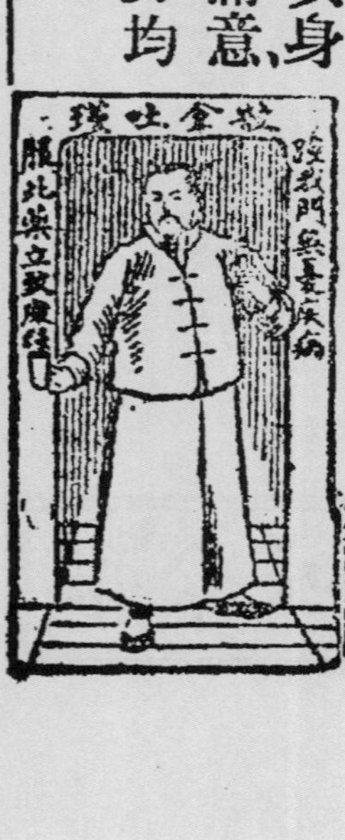

散拿吐瑾延年益壽粉

商愛蘭百利標

牛肉汁

夫牛肉汁、固爲補養之食品世人皆知然配煉不精殊難得其補益何也蓋市上所售之牛肉汁、大抵用熱力製成惟熱力所製者、多致變質欲知其所以然當取牛肉一片而細究之夫牛肉有肌絲無數狀如細管、管內含有肉液、形似蛋白、一入腸胃、旋卽容納而補養身軀、若以熱力加之、則其中肉液、變成堅硬難化之物、譬如熟雞蛋然此人所共知也、惟愛蘭百利牛肉汁則不同、蓋其精製得法、厥有五端、(一)富於易消化之蛋白質、(二)瓶塞不壞、則可久存不變、(三)內無礙衛生之防腐藥品、(四)色鮮明而味適口、(五)最濃最補之牛肉汁、全用壓力製成、非用熱力也、舉凡精神疲困、腎經虧損、腸胃乏力、病後失調、小孩荏弱、以及癆瘵、血枯、腸熱等症、服之無不靈驗、暑天以此一茶匙、和嗬囒水一杯飲之、大爲有益、且能解暑、誠一舉而兩得也、本公司創設英京倫敦、已將二百年、故歐美各國、無不爭購樂用、今特設分行於上海北京路郵局對門八號、以便各醫院藥房就近購辦、賜顧諸君、請認明犂耙商標爲記、庶不致誤○每瓶價洋一元七角半

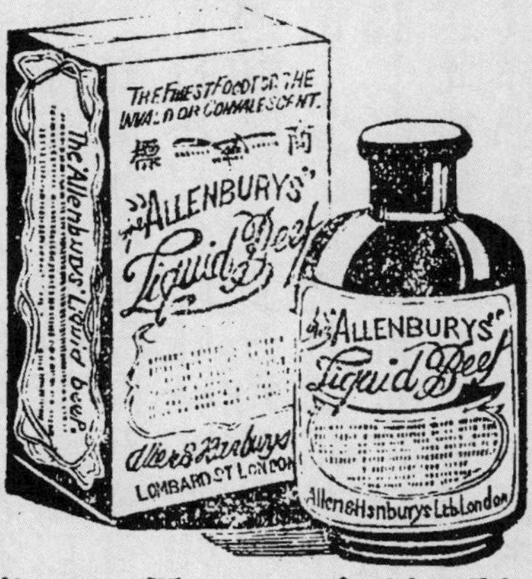

各大藥房均有出售　總行英京　分行上海　愛蘭漢百利西藥公司謹啟

敬告育兒諸家

本公司創設英京倫敦已將二百年所製代乳粉久已風行歐美各國都人士莫不贊揚此粉配製精美滋養富厚與天然之人乳無甚差別自前年開設分行於上海蒙　各界歡迎故銷路日益推廣各處多時有證書小照寄來不勝登載今將鄭姚二君來書至囑登入報章俾供衆覽茲節錄於下上海英界安康里十三世專門婦幼科鄭樂山醫生來函云鄙人時多乏乳之孩就診頗爲棘手故囑其服　貴公司代乳粉不特用藥有效而且日臻强健洵保赤之仙丹爲衛生之至寶敬贊數語以彰代乳粉之功效請即登報以供育兒家之採用　安徽休寧南三區五城省愆齋主姚湘泉先生來函云鄙人因拙荆體弱乏乳故小兒常呱呱待哺屢用罐頭牛乳服之無效而且疾病叢生適敝友吳君過訪囑用　貴公司代乳粉於是按法照服竟覺體魄壯健較前大相懸殊足徵　貴公司之乳粉用於中西嬰兒莫不盡善盡美鄙人感德過深無以奉報謹具證書登報俾世之乏乳者得以問津焉　本公司另有育兒寶鑑一書奉送此書最講求育兒並治理各種疾病之善法便捷詳明瞭如指掌如有欲得其詳細者請於函內附寄本埠郵票一分外埠郵票二分半至上海北京路郵局對門八號本公司即將此書寄奉須注明住址爲要如貴處藥房未有此乳粉出售請示明該藥房牌號以便託伊代售俾就近之人可購取也茲將代售各地列下上海蘇州無錫常州鎮江南京松江蕪湖安慶九江武昌漢口杭州嘉興寧波紹興溫州廈門福州廣州汕頭香港濟南天津北京

總行英京　分行上海　愛蘭漢百利西藥公司謹啟

在吡嘞有成衣工頭患腹瀉五閱月自述如何服韋廉士大醫生紅色補丸而獲愈

凡腹瀉初起時亟宜設法調治切勿躭延自誤蓋一歲中惟此季肚腹最易受疾初則不過大便溏薄繼則纏綿腹瀉而成爲最劇之痢疾矣

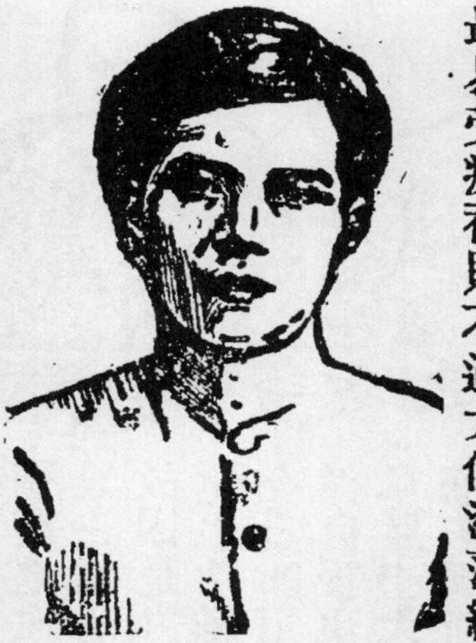

腹瀉之症此季最險

吡嘞普及成衣舖工頭張洪君曾患腹瀉而獲全愈茲將其保證書錄後云八月前余患腹瀉甚劇如此情形約五閱月每日腹瀉約七八次身體畏冷發顫不能用凉水沐浴胃甚疼痛面白肌瘦眼黃眶黑嘗試中西各藥毫不見效及至服韋廉士大醫生紅色補丸纔脫此厄自服是丸之後卽覺身體強健胃口復原夜能安睡腹瀉全愈今則胃部絕無痛楚身體強壯有力而享康健之樂矣韋廉士大醫生紅色補丸治疾之功因其能造稠紅潔淨之血滋補腦力使各部之軟弱得轉爲康強也凡患山林瘴氣諸虛百損皮膚各症風濕骨痛胃不消化陽萎不舉以及婦科諸症每日爲韋廉士大醫生紅色補丸所治愈者不可勝計矣

中國各處商店凡經售西藥者均有出售或直向上海四川路八十四號韋廉士醫生總藥局函購亦可每一瓶洋一元五角每六瓶洋八元郵費在內

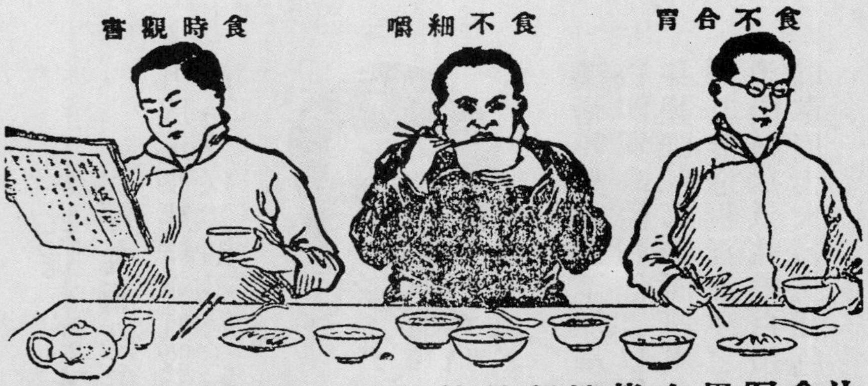

此三者皆致胃不消化之原由

治之當　用滋補之法

食時觀書乃最壞之弊病每致患胃不消化之劇症食不細嚼囫圇吞嚥有時每致胃部經年受慘痛之苦擇不化之物而與胃不合者食之每致胃部反常而不安寧雖曰傷風咳嗽受寒血薄憂慮精神困疲皆能使胃有不消化之患而以上三者實皆致胃不消化之常病也或以爲胃病可以瀉藥治之此乃愚拙之見耳爾若受胃痛之苦須用滋補之物其物維何卽天然稠紅之血能使消化部有力腦筋强健得以筦理胃部者也然最正當治胃弱之法莫若服韋廉士大醫生紅色補丸此何以故因是丸能使血復生新力使胃部滋補胃口强健有進益消化之功輔助胃部易司其職也爾有患胃不消化之病乎宜於今日卽用韋廉士大醫生紅色補丸滋補之法以治之切勿因循自誤也是幸

韋廉士大醫生紅色補丸爲醫治一切凡由血不潔軟弱或腦筋失調所致之艮藥卽如　血薄氣衰　諸虛百損　陽萎不舉　胃部失調　風濕骨痛　臀尻痠痛　胸部軟弱　皮膚炸裂　以及婦科經水不調各症服之莫不立奏奇功也中國各處商店凡經售西藥者均有出售或直向上海四川路八十四號韋廉士醫生總藥局函購亦可每一瓶洋一元五角每六瓶洋八元郵費在內

羅馬萬國衛生賽會金牌紀念大贈品廣告

謹啟者鄙人譯刊丁氏醫學叢書百餘種陳列於羅馬萬國衛生賽會各國新醫書之陳列者亦有數千種之多、經審查員詳細評定甲乙鄙人醫學叢書幸獲最優等獎憑昨由駐義代表吳挹清先生又遞到特別獎牌一面、值金一百五十佛郎獎借逾恆殊深慚戢特備新舊書籍二千元舉行羅馬獎牌紀念大贈品自七月起凡定閱中西醫學報一份者（凡報費未還清者不可索贈書）可索贈書一元若勸人定閱醫報一二份者可索贈書二三元若熱心竭力推廣醫報者可索贈書念元所贈各書其書目如左凡書目中無名者一概不贈每書一部定價若干郵費若干亦注明於下凡索書者書價不必寄來而寄書郵費則必寄下凡無郵費者一概不贈竊恐二千元贈品一索即罄閱報諸君倘祈從速為荷丁福保謹啟

謹贈各書書目如下

書名	原定價洋	郵費
高等小學修身教科書	一角	三分
初等小學國文讀本	七角五分	八分
初等小學本國地理教本	二角五分	三分
最新蒙學理科讀本	二角	三分
蒙學博物教科書	二角	三分
蒙學化學教科書	二角	三分
普通體操教科書	三角	三分
高等草書習字帖	五角	八分
最新世界商業地理教科書	四角	八分
東西洋歷史教科書	九角	一角五分

書名	原定價洋	郵費
中等西洋史教科書	五角	五分
中等西洋史地圖	六角	五分
新出國文典	六角	八分
普通學速成法普通學綱要	二角	三分
普通學速成法家政學	二角	三分
普通學速成法生理衛生學	二角	三分
普通學速成法物理學	二角	三分
普通學速成法化學	二角	三分
普通學速成法輿地學、普通學速成法史學	二角	三分

普通學速成法代數學	二角三分
普通學速成法算術	二角三分
普通學成速法動物學 普通學速成法植物學 普通學速成法礦物學 普通學速成法天文學 普通學速成法地文學	二角三分
普通學速成法憲法 普通學速成法警察學	二角三分
普通學速成法教授法 普通學速成法教育學	二角三分
普通學速成法學校管理法	二角三分
礦物學問答	五角五分
物理學問答	五角五分
普通警察法	九角八分
各種警察章程	一元八分
茶花女遺事	四角五分　五分
平面三角法講義	四角五分
初等算術講義	七角八分
初等算術講義詳草	一角三分
初等代數學講義續編	四角五分
初等代數學獨修書	八角五分　一角
初等代數學教科書	一元一角五分
代數學問答	五角五分
數學問題詳解	五角五分
突氏大代數學詳解	六角八分
普通新數學教科書	一元一角五分
普通新代數學教科書	九角一角五分
棣氏代數學十三卷	一元一角五分
形學備旨習題詳草	四角五分
形學備旨全草	一元一角五分
代微積拾級詳草	五角五分
新撰代數學講義	六角八分
中等代數學講義	二元三角
大代數學講義	九角一角五分
譯學館代數學講義	一元一角五分
物理學算法八卷	一元一角五分
簡明幾何學教科書	一角三分
簡明幾何畫法教科書	二角三分
無比例線新解 方圓闡函拾遺	三角三分

以上郵費指寄費而言如欲掛號須另加郵費五分

漢譯臨牀醫典

日本醫學博士筒井八百珠編纂、無錫丁福保譯述、全書分爲三十三門、一傳染病、二血行器疾患、三鼻腔疾患、四喉頭疾患、五氣管枝疾患、六肺臟疾患、七肋膜疾患、八口腔疾患、九食道疾患、十胃疾患、十一腸疾患、十二肝臟疾患、十三膵臟疾患、十四腹膜疾患、十五腎臟及副腎疾患、十六膀胱疾患、十七生殖器疾患、十八血液疾患、十九脾臟疾患、二十運動器疾患、二十一新陳代謝疾患、二十二末梢神經疾患、二十三脊髓疾患、二十四腦髓疾患、二十五官能的神經疾患、二十六中毒篇、二十七眼科、二十八耳科、二十九外科、三十皮膚病、三十一婦人科、三十二產科、三十三小兒、是書有三大特色、凡各病之原因、症候、診斷、豫後、療法及處方、皆提要鈎玄、言簡而意賅、診病時檢閱之最爲便利、特色一、每一病名、而以吾國固有之舊病名及舊譯名附注於下、漢醫讀之、知近時之所謂某某病、即古時之所謂某某病、特色二、凡病名之下、注有西文、使習醫者之參考、特色三、末附中外藥名對照表、無錫萬叔豪編纂、分上下二編、此表有三大優點、漢文之藥名列於上編、以筆畫之多少爲先後、日文之藥名列於下編、以日本之字母爲先後、檢查極便、優點一、漢文藥名下注以日文西文、向日本藥房購藥、可用日文、向西洋藥房購藥、可用西文、優點二、凡藥物之別名、及教會中舊譯名、與博醫會之新譯名、均詳列於下、優點三、（每部實洋二元二角）總發行所上海派克路昌壽里丁福保醫寓○寄售處各省文明書局中華書局○各省之買書者書款從郵局滙寄郵票不收

新撰解剖學講義

解剖學者。醫學之基礎也。醫生不知解剖學。雖謂其不知醫學。亦非過論。藏府位置不能明。病源所在不能辨。投方藥。未有不至僨事者。我國古時。非不尙解剖學。然謬誤之處。在在不免。肝居右而以爲居左。肺五葉而以爲六葉。心主血而以爲知覺所出。腎泌溺而以爲藏精之區。俗醫據此自足。不復推究。因循至今。遂爲外人所譏。苟長此以往。吾國醫學。必全失其信用。丁福保先生有鑒於此。東游日本。搜集解剖學書二十餘種。擇其尤者。迻譯付印。以爲同志研究解剖學之助。即此新撰解剖學講義是也。此書爲日本森田齊次氏所著。即慈惠醫院醫學專門學校之講義也。全書分爲八編。第一編爲上肢之解剖。第二編爲下肢之解剖。第三編爲背部之解剖。第四編爲頭頸部之解剖。第五編爲胸腹部之解剖。第六編爲外陰會陰部之解剖。以上各部之骨肉、韌帶、內臟、血管、神經。無不各隨其部位。分條縷述之。第七編爲感覺器及總被。詳記眼耳鼻舌及皮膚之構造。第八編爲中樞神經系。詳記脊髓腦髓腦脊髓膜及神經中之血管。附圖六百餘幅。精刻入微。學者隨讀隨解。隨處可以按圖實習。體例嚴整。學說緻密。過於舊譯之全體闡微、全體通考、體學新編等。不可以道里計。有志研究解剖學者。不可不一讀此書。　每部大洋八元

西藥實驗談

是書爲函授新醫學講義之一無錫丁福保編述共分十七節一序言二退熱劑三下劑四利尿劑五收斂劑六祛痰劑七麻醉劑八興奮劑九強壯劑十防腐消毒劑十一驅蟲劑十二變質劑十三清涼劑十四吐劑十五刺戟劑十六緩和劑十七附錄共載藥品八十九種每種分形狀應用貯法處方四項處方少則八九多則數十每方之下復註所治之病眉目清晰效驗如神按病調劑應手可愈醫家不可不各置一編　每部大洋一元六角

西洋醫學史緒言

丁福保

余譯述西洋醫學史二編。上編爲內科學史。下編爲外科學史。既脫稿。乃作緒言曰。

醫史學爲醫學中之一科。有獨立之資格。其種類甚夥。有醫學之經驗史、(Die empirische Geschischte) 實用史、(Die pragmatische Geschcihte) 批判史 (Die Kritische Geschichte) 等。醫學之經驗史者。敍述過去之醫學及醫事之變遷。卽所謂年代記或列傳體歷史。此實爲醫學之歷史的研究。十八世紀之泰尼衣爾列 (Daniel Leclere 一六〇六年至一七〇二年) 氏等之醫學史。卽屬此類。但是等之醫學史。僅列舉過去之事件。醫學上研究之意義甚少。時至今日。世間之醫學者。尙以是種之意義解醫史學。乃大謬也。實用史者。非以記述過去之醫事爲目的。隨實際上之必要而取捨之。此種之醫史學者。以史蒲崙 (Sprengel) 氏爲最著名。凡人類疾病之知識及治療之歷史。與實際上經過之變遷。皆一一敍述之。爲史氏著實用史之目的。批判史者。自批判上研究醫學之發達變遷。其結果偏於主觀的敍述。有超過歷史的事實之範圍之傾向。故可稱爲哲學的醫學史。海開兒 (A. F. Hehkcel) 氏、溫提 (Windischmann) 氏、格應旨曼(Quinzmann)氏等之著述。俱屬於此類。除上述外。又有所謂歷史的病理學。(Die historische Pathologie) 一作歷史地理病理學。(Die historish-geographische Pathologie) 其目的爲關於風土國民之特殊疾病之歷史的研究。自希屯哈謨 (Sydenham) 氏爲始。近今有海才兒(Haeser)氏、希 (Hirsch) 氏均研究之。又有歷史醫學者。爲嵐馥(Von Fossel)氏所命名。乃以科學上之研究法而研究晚近之醫學的歷史也。彼柏健羅(Pagel)氏、諾意盧(Neuburger)氏等之研究。俱屬於此類。

晚近醫史學之問題。可大別之爲三類。一爲醫學的知識之歷史。卽廣義之病理學及治療法之歷史。一爲關於醫家地位(對社會及國家而言)之歷史。一爲疾病之歷史。然吾人醫史之研究。須離主觀的敍述本諸始終正確之史料。否則往往失歷史上之事實。而陷於冥想之議論也。

吾人今日所有之科學知識。雖若生於最近之二三十年。然精密檢查之。爲數十年數百年歷史之結果者。亦屬不少。吾人若除去一切之歷史上之知識。則吾人自少而壯而老。其一生之中。無論其如何努力。而所得之知識。仍極微少。何則。蓋吾人現有之知識。決非盡得諸自身之經驗。其大部分得諸過去幾千年之古人。故吾人今日所有之科學的知識。皆賴先輩之失敗與努力。益趨於完全之域。(時或反有過誤)綿延至今。遂爲吾人之所有也。醫學與他種科學同。故醫學之醫史的知識實爲必需之學問。

考醫學之起源。本以簡單之經驗爲始。至人文進步之後。始具一定之目的與方法。而成一完全之科學。西洋之醫學。以歇撲克拉斯(Hyppokrates)氏爲鼻祖。歇撲克拉斯氏生於西曆紀元前四六〇年。卒時年八十三歲。在此以前非無醫術之經驗的知識。然未具一種學問之體系。至歇撲克拉斯氏。綜攬事實。明疾病之概念區別疾病之種類。更進而將觀察之事實。加以種種之說明。惟其所研究者。傾於疾病治療之目的。因之醫學有實際的科學之性質。對於斯學發達之歷史上。非常緊要者也。

歇撲克拉斯氏之後。歷五百年而有猻頼(Galenus西曆紀元後一三一年至二一〇年)氏出。當時之醫學。一若大成者然。雖知解剖學及生理學之知識。爲醫學上所必要。尚未脫歇撲克拉斯氏以來實際的目的之觀念。此數世紀間之希臘醫學。未十分發達。入中世期。始分爲三支派。即比參修醫學、亞拉比亞醫學、歐洲之醫學是也。中世紀之醫學。在文化史上論之。爲暗黑時代。絕無何等之進步及發展。經文藝復興時代而入近世期。始有發展之新機運焉。

近世醫學之發達。實際上與理論上。均有顯著之進步。自希臘以來。有勢力之掮賴氏醫學。以爲(Vesalius 一五一五年至一五六五年)氏、之指摘解剖學上之缺點爲始。其後法洛批(Vallopio 一五二三年至一五六二年)氏、沃伊司(Eustachio 一五七四年歿)氏相繼出世而破壞之。又因阿謨布路亞、白累(Pare 一五〇九年至一五九〇年)氏等發明外科學。是科乃對內科而言。頗爲驚神奪目之舉。當此之時。科學勃興。有某種之極端醫學者。說明醫學之時。用物理學或化學。又受文藝復興之影響。取柏拉圖氏派之思想。於醫學上唱神秘主義者有之。前者爲流行於意大利之物理的醫學(Jatrophysiker 以三德Santro氏及濮雷里 Borelli 氏爲代表者)及流行於德國和蘭之化學的醫學。(Jatrochemikero 以希兒吳Sylvins氏爲代表者)後者胚胎於有名之巴(Paracelsus 一四三三年至一五四一年)氏而海爾孟託(Helmont 一五七八年至一六四四年)氏祖述之。但此種徒恃臆說。絕無經驗。失科學上之根據地。於是仍歸歇撲克拉斯氏之古醫法。以求達實際的目的。英國之希屯哈謨(Sydenham 一六二四年至一六八〇年)氏極抱此主義。當此之時。關於生理學、解剖學之實驗的研究。日形進步。而哈斐(Harvey 一六七八年至一六五七年)氏之發明血液循環。麻爾

(Malpghi 一六二八年至一八九四年)氏之發明毛細管及血球。倔里(Glisson 一五七九年至一六七一年) 氏之研究肝臟。丕利尼 (Tellini 一六四三年至一七〇四年) 氏之研究腎臟。拿克(Nuck 一六五〇年至一六九二年)氏之研究淋巴系統。雷胡恩(Van Leeuwenhoek 一六三二年至一七二三年)氏之將顯微鏡的研究以應用於生物學。薄痕(Bohn 一六四〇年至一七一八年)氏之研究消化作用等。皆鷹揚虎視於醫學界中。爲空前絕後之大發明家矣。

入十八世紀。哈爾列魯(Haller 一七〇八年至一七七七年) 氏出。結合解剖學與生理學。立實驗生理學之基礎。莫兒迦尼 (Morgagni 一六八二年至一七七一年) 氏發明解剖學。畢內(Pinel 一七五五年至一八二八年)氏發明精神病學。皮解(Bichet 一七七一年至一八〇二年) 氏發明組織學。又爲病理學總論之鼻祖。當此之時。打診法爲亞烏恩(Auenbrugger 一七二二年至一八〇九年) 氏所發明。聽診法爲靈納克(Laennec 一七七一年至一八二六年) 氏所發明。而診斷法之基礎賴以立。

十九世紀之初。德國有毓彭涅氏、苗氏、(Johannes Müller 一八〇一年至一八五八年)遏路(Helmholtz 一八二一年至一八九四年)氏、局濮亞賴(Duboi Reymond 一八一八年至一八九六年）氏等。法國有裴爾那兒(Bernard 一八一三年至一八七八年）氏、蒲魯迦(Broca 一八二四年至一八七八年)氏等。英國有霍路 (Hall 一七九〇年至一八五七年）氏、不賴伍曼(Browmann 一八一六年至一八九二年)氏等。有是等學者之研究。而實驗生理學之基礎以立。生理化學於十八世紀之末葉。自拉灰阿極氏爲始。至十九世紀之中葉。有里皮歇氏、可內氏、霍路丕氏等之研究。以成獨立之一科學。十八世紀之後半期。莫兒迦尼(Morgagni 一六八二年至一七七一年)氏始着手於病理解剖學。尚未有獨立之意義。本學科之得獨立者。至十九世紀之中葉。賴洛(Rokitansky 一八〇四年至一八七八年）氏及威(Virchow 一八二一年至一九〇二年）氏之力也。又有實驗的病理學(一作病理的生理學)在十八世紀之醫學家。雖已稍見端倪。然能組織而成一學科者。乃威氏及其門人之功績。至十九世紀之末葉。有巴斯德(Pasteur 一八二二年至一八九五年)氏、古弗 (Koch 一八四三年至一九一〇年）氏等出。細菌學遂爲實驗病理學中之一部。而成獨立之一科。醫學先自簡單之經驗爲始。其後實際的醫學(專以治療疾病爲目的)漸發達。隨自然科學之進步。理論的醫學亦發達。終至實驗與理論相合。成一厖然之大體系也。

醫生與藥學之關係(錄中華醫報)

陳則參

醫之爲道大矣哉。其療治病人之術。有用藥者。有不用藥者。以平常而論。大抵以用藥者爲多數。亦視所治之疾爲何疾耳。醫者之於病人。每有憂其憂。樂其樂。視之如家人。痛苦如身受。病人之於醫者。亦每有聞其才。仰其德。觀其行。感其誠。而令疾苦能速於痊愈者。此無他。其信仰心之感動有以致之。但疾病之種類不一。其疾病必須服藥之人。固賴有信仰醫者之心。但毋使其有輕視藥物之念。嘗見有期限之病症。每日所服之藥物。均有貴林(卽桂拿磺養三)一味。服至數日。病人卽起輕視之心。其不明病之轉機及愈期未屆。而以每日所服之藥。大約相同。幷無奇特。致疑病不能速瘳。或由於此。是故有明病人心理之醫生。如每日應用五西釐之貴林。則今日用散一包明日用丸一粒。後日或用丸五粒。其形式雖不同。但其藥味重數則一。照此法而行。其病須仍依時期漸愈。亦無速之功效。惟可去其因輕視心所生出棄藥不服之弊。及可加其每日希望之心。不但此也。有見藥之外觀而生信心者。如市上之藥丸。其能製成圓亮美滿。可望其消流較廣。其製法歪斜扁陷。材料雖佳。亦不能强人樂於消受。由此觀之。醫者雖具慈心。醫術高明。倘不能得藥物相助。亦恐徒勞無功而已。今畧舉一二藥物論列於後。配製藥水一事。亦非易易。須詳細審察。乃能收盡善盡美之效。蓋各藥互相和合。有金石之類者。有非金石之類者。不能不藉水以爲媒介。而與水相和。則各藥有種種化合之變動。故醫者對於此事。務宜留意。不能輕忽。否則顏色氣味更變。藥性亦或因之而改。甚至猛烈之劑。沈墜樽底。初服上面藥水時。不能收用藥之功。及服至樽底之藥。則有藥力過重。成爲毒劑之弊。更有一種藥水。初製數日。功效如常。過此漸變酸腐。功用全失。或至臭惡不堪。今舉苦類動腸胃藥水一方列之如下。

龍膽草製酒一地廉。番木鼈酒一地廉。加林卑酒一地廉。汽水加足六安士。照此和勻製成。雖畧有微濁。但在於熱天。經過一星期之後。則由漸變色。初則混濁。繼則味變。發出酸氣。後見樽內成絨形之球。久之可變臭惡。倘或宜加入香輕三淡酒一味於方內者。則能久存。即配藥時加入香輕三淡酒二地廉。便能收良美之效。況此香輕三淡酒一藥。於老胃不消化等症。亦具有奇功也。此方配後。畧呈深黃。并帶少許微紫色。因香輕三淡酒與番木鼈酒之變化有以致之。惟藥味無變。功用不減。至保全藥水之變壞。仍有多種之方法。如甘油。如糖漿。均足以阻緩藥水之變動及渣滓墜底。惟用甘油爲尤佳。至煉白糖。如糖漿及藥漿。如樹膠漿、卡喇桿膠等漿。亦能抵托水酒不化之藥鹽類。而又能阻止藥水之變動。故凡遇有能變動及渣滓墜底之藥水。則用甘油或糖漿或藥漿類配之爲佳。至於藥丸一物。有宜於入胃即消化者。有宜於在腸內後行其功用者。製之法所貴鬆實得宜。其最忌之處。莫如用膠質太多。致令堅若灰砂。或在病者之胃腸。均不能消化。直至隨糞而出。又有主治之藥屬酸類或酸鹽類。以硬鹼末（即肥皂末）爲丸。日久其酸質與鹼末之鹼性。合成變化。則丸之功用盡失。此貴醫者之能審察。取其利而避其弊也。幸中國之醫生。均能早見及此。無不重視藥學。即粵中高等專門醫學校。如廣東公醫。如光華等。無不於藥學、藥劑學（即調劑學）嚴定課程。使與內外科及各種科學並重。皆因學子畢業以後。多有受遠方之聘。不能常聚省垣。故不能不自行配製藥物。非如省垣尚可開列一方。則有妥當藥房爲之配製。不獨此也。此學期內。更有實地練習。即輪流值日至附設醫院之藥房調劑。及派藥與病人等事。一如內外科之臨牀實習者也。更有進者。粵中有某某名醫數人。醫學精深。其所製之方藥。極其精美。能消流數省。至於外洋僑寓商人。亦多稱揚其美。或謂以診一症。則定一方爲妙。余亦極端贊成此說。但有道阻且長之地。雖十數年後。或尚無醫者之足跡。其奈遠方疾苦。顛連牀褥何。且病症亦有不必每日診視而後發藥者。余故謂爲是亦普及之一道。由此觀之。而謂醫生之未能精究於藥物學者。安望其能若是乎。醫生固貴精於藥學。即使藥學精通。而必事事盡假手於人。洵若此也。則仍未免或有隔膜之慮。今竊幸中國醫學日見昌明。醫材日盛。有畢業於外洋者。有畢業於內國者。其所學之地雖有不同。但其濟世之苦心則一。惟望不厭其煩。如遇緊要方藥。或親自配製。或親自監督。或交與謹慎小心之人調劑。亦無不可。因醫者之於藥物。其關係非小。質諸高明。以爲何如。芻蕘之獻。尚祈採擇。敢斷言曰。醫生與藥學之關係甚大。要非尋常之事所可比也。

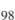

論十九周醫學之進步（錄大同報）　法學博士威廉歐斯樂原著

醫學總綱

古聖人往矣。舉凡十九世紀所成之事業。胥不得而聞見。其未墜之餘望以俟今茲者。與生當斯世關心世界之進步者。俱撫此人生之有疾病。人類有之死亡。尙未能離黑闇而進文明。兢兢焉先天下而憂也。夫以政治社會道德上觀之。似哲學可以明心理。宗敎可以濬睿思。於人羣之進步已優。而於小己之期望。則仍不能無缺憾。誠以醫學之猶資探討也。乃至相需甚殷之際。而忽有格致學者出現於世界。餉我無窮之幸福。實爲此一周人類進步之大紀念。而接踵而起者速於置郵。固知不久必有大利於民生者出也。故醫學之發明於現世界者。實以格致學爲其先導而輔助之耳。夫度世界之進步者。必以斯人所受幸福之多寡爲其繩尺。而吾人之意。尤必以物理之現狀度之者。誠以水汽電報機器之各適其用。其進步與社會之狀況有正比例。故開民智者端賴敎育之廣播。講道德者惟冀其將來益企於高尙。皆於社會有公益。而尤以醫學之進步。使男女老幼皆得以免災眚而卽幸福。宴然無疾痛慘怛之嬰於其身。斯爲公益之最溥被者。故以此爲十九周內最大之結果焉可也。

論十九周醫學之進步

新醫學之萌芽

十九周之開幕。關心時局者早知醫學將大有改革也。英人約翰渾德爾激發年少有志之士。究心解剖病理諸科。此外又有波哈費指點研究病者牀蓐呻吟之態。何勒則運動生理學之研究。發大動力。摩夾尼則於醫學中引進解剖學之理想。惟其時醫家於實驗醫道上。尙不免爲理想所拘。向謂人病之根原在乎精液。其後爲庫倫之理所破。乃申明神經病理學之原因。謂神經與病人爲最有關係焉。哀丁堡有卜勞恩者庫倫之友也。査出一切病症。分爲兩類。一由感激太多。一由激動太少。二者皆可醫治。就其多者減之少者增之而已。哈乃曼之學。實增當時醫家通行理想之抵力。然此學之流行。綫及一周。不過略有改變。其中所言之理。從下文雅谷弼之論哈乃曼學中可而知也。

雅谷弼云。醫者之職。若僅知其理而不能實用。亦屬無用。當診病之時。又當知此病之可醫與否。應用何藥。至於病證。則僅就表面之現相觀之。而未審其內部之變動若何。其內部必有變動。固未嘗知之。若能去之。則其病自除矣。然內變之影響。可由無病者借鑒而得之。一有此變。卽有此種病。而其外表病狀亦隨之而起。

若以全劑投無病人服之。則能顯出其病之證據。若以之醫病人。則嫌此劑太重。蓋藥之多少與功效之大小有反比例。若謂凡醫者能用藥少而使病人不自覺。則其人卽爲我之門徒。如小兒病臥而以藥丸移近身旁。將病者之手足撫摩扶持。而其宅心仁愛。則病亦可愈。因功效卽在其人之意想中也云云。哈乃曼之學說如此。而現在之學。則與其言大異。

十九周之初。法國學者卽被此種思想所提醒。一千八百零一年。有名畢歇者。著書發明解剖學。謂病根不在內部。祇在一部之肌肉腠理上云云。可使考求病理之變象者大有激動也。當十八周內摩爽尼已發起剖解病尸查看臟腑之事。現今歐洲考求此學者頗盛。勃羅衰所著書。可使考求學者格外切實。拉納克又尋出聽胸之法。以視心與肺之病。緣心與肺有病。則胸前之跳躍必有變象也。此法與當時醫學之進步頗有助力。亞文勃羅格又尋出叩胸聽聲之法。後經柯費沙益深究之。其時醫家之進步。概有效驗。拉納克考究心肺內部諸體之法。又爲近來醫學之根基。其後蒲拉哀脫發明考究腎經之書出。從此此種病之治法。始發端也。本周之前五十年內最要之事。爲分出各種熱症。如發斑熱症、痲瘖、玫瑰紅熱症、紅熱症、天花是也。又有瘴疫之熱症。亦易認出。惟尚有許多熱症。雖分辨已久。而尚未十分清楚。路易認出漏底傷寒。其門人美洲之格哈德史提羅沙脫克三人。辨出漏底傷寒與瘟熱傷寒不同之處。又有黃熱時症、荒熱症、熱瘟數種。亦經辨別清楚。是經特勃林之格來務斯、史多克斯、英格蘭之哲納爾勃特、美國之特來克迪克生富林得諸人之心思。幷集合法國醫生之心血。至一千八百六十年時。於診視熱症病勢一道。已大可恃也。

十九周內格致醫學最顯著者。卽考驗一端。起初考驗者不用新法。用新法自該倫始。繼之者有哈維亨德。至十九周之中。乃有考驗化學室多處。而醫學由考驗而有進步之關係。纔能顯著。其所考驗者。如人身各部平時之職司。與病時各職司顚倒之狀況。及當用何法以保護之。皆是關於生理學之研究。而使吾人賴以格外明瞭之事有四。一飮食消化。二血脈流通。三呼吸。四排泄。而尤奇者。以腦與腦筋之作用。胥可用格致理以研究之。不獨能知腦部之各職司及腦筋之傳遞知覺運動。幷能於療治此部各種病症別闢一新境界。而有數處極著靈效者。如解救之藥。有爲三十年前所未及料者也。

近五十年來。生理學病理學既經研究。凡從前醫家所定。目爲無可改易之律者。皆得釋放。而別闢一新徑。然此僅入門之初。其前程尙未可量也。

專家興起

醫家之盡心竭力於一門專科者。雖不無短處。然於推廣吾人之智識。則極有輔助也。專科雖不能貫通諸理。而於一科之內。其學術必更切實。現今研究專科。如皮眼耳喉牙婦科兒科等皆有之。故雖不無缺點。而實有極大之結果也。今之牙科眼科婦科。已受專家之培植。頗臻完備。此等專家。以美國人爲多。婦科之改良。大有裨益。不獨纖芥之疾爲然。卽極可危險之症。亦未嘗無之也。

此周之內。最奇而最有益之改革。莫如待癲狂病人之法。其時各醫家聯合考究癲狂病之緣由及解救之方法。此一端之改革。在英國以丢克爲始。美國以羅喜爲始。法國以披奈而及愛司吉魯二人爲始。在德國以雅谷弼哈瑟爲始。始則祇此數人。其後文明諸國皆襲用其法。經此番改革後。不僅待癲狂病人之法較善。并能澈究致此病之緣由。其益實非淺鮮也。

十九周初。美國習醫之處。不過三處。其尤要者。爲賓夕爾法尼亞大書院及哈佛大書院是也。病院止有二處。凡學習醫者。僅就行醫之諸醫士處習之。學習有年限爲期。若富人而欲格外研究醫理者。必在倫敦及哀丁堡二處也。醫學報不過兩三種。自著之書甚少。醫書概用美人之著作及法人所著而譯成英文者。醫學之藏書室。不過賓夕爾法尼亞書院及紐約醫院有之。其時最著名之臨診醫生。不過費里費亞之羅喜賚息克、紐約之何薩克密乞耳、抱斯敦之伽克生哇倫諸人而已。而在國中偏僻之處。亦有名家。如耶羅及大脫冒司醫學館之剏立人諾丹斯密但以利特雷克二人是也。一千八百三十年後。醫學中大有變動。因遊學之醫學生。從巴黎歸。以新理想輸入於美國故也。一千八百四十至七十年間。有許多醫學館剏立。初醫學之程度極低。美國昔時尚未到此地步。有許多小學堂。學習二年。即可給凴。故醫學程度之低。即因乎小學堂之爭競。濫招生徒也。至一千八百七十年。哈佛書院亟改此制。而後全國效之。乃有由書院設立醫學館者。於是管理大書院之人。乃知醫術為學術中最要之一門。當與格致及美術等視之。富者亦知欲增進人類之幸福。莫如開試驗室。研究各種病狀。并開病院以濟無力之病人為急。故醫學之得有今日之地位者。幸賴當時約翰霍金斯息姆斯范德卑諸人之善舉為之臂助也。

免病法之進步

衞生免病法之發起。亦爲十九周內極有聲譽之一事。公共衞生之法。濫觴於上古埃及。摩西律法中發明頗透。希臘羅馬皆講衞生。有公共潔水及浴室。今日衞生術之界限更廣。於受病之源。及在某某地位以某病爲最盛。皆詳加研究。纖悉無遺。蓋今日衞生之起原在十八周內。自哲納爾尋得種牛痘之法爲始。又有哈華托尋出數種熱症。皆由獄中發起。庫克及巴來恩二人。尋出可免青蓮病之理。免病法發起時。不能完全。不過探索而已。至黴菌學發明之後。乃始明瞭。今論免病法。尤不可不述黴菌學之發起也。

黴菌學

一千八百六十一年有巴斯德。一千八百七十一年有庫克及康。先後揭破從前所謂立時發酵之理。此實黴菌學之原起也。從前顯微鏡未精之時。凡黴菌學中之奧妙。皆爲此理所包涵。先是希臘羅馬人皆辨明此理。其著作中論微生物與人身疾病之關係。尤爲可觀。既有顯微鏡後。乃於考察微生物一道。方有實在進步。一千六百七十一年。有耶穌會教士寇葛用粗顯微鏡察看腐肉牛乳乳酥。彼謂此中有許多極小生蟲。後四年。有荷蘭布商鑾文漢克所用之顯微鏡稍精。於雨水及腐敗流質生物之腸胃與精液中。見有活動之小分子。即稱爲微生物。其時醫家乃以彼所尋出者從事研究。謂此即一切疾病之源。維也納之曾扁子考究各種流質。有腐敗者。有不腐敗者。於一千七百六十二年著書。謂人身疾病與生物流質之腐敗。皆以微生物之故。

雖然。於從前所謂立時發酵之理。仍爲世所推重。至巴斯德庫克康將此理之謬處證出後乃已。現在考究微生物致病之由。尙無止境。波嵩特及達萬二人之名。於此理上無可磨滅。彼二人於一千八百六十三年。考求牛瘟來由。尋出疾病中有微生物。不久又考出受傷之後。即易延染。

其後凡荒熱症、大痲風、漏底傷寒之微生物。不久皆尋出證據。蟬聯而下。至一千八百八十二年八十四年。路褒脫庫克又在各種癆瘵霍亂症中尋出微生物。此二端之得以證明者。關係頗巨。且非易事。

嗣後醫家又將肺體發炎、爛喉痧、鎖喉風、春溫及牛馬患病之原因證明之。宣告於格致世界中人咸聽焉。

既知黴菌之原由。又當知微生物之所以然。自常人視之。僅以微生物爲人目不及見之蟲類。與人類相抵敵者。欲乘間而入人身之內部。以致人之死。依格致理論之。則爲

病理學問答

丹徒陳邦賢也愚編纂

第二章 消化器病

問喉頭何故生加答兒。

答喉頭生加答兒。分急性慢性兩種。急性由於感冒冷飲高聲吸煙飲酒或瓦斯刺戟或因他加答兒之波及或急性傳染病之蔓延慢性或由急性轉來或聲音過勞或因徽毒結核等症

問急性傳染病及徽毒結核等症。何故能致喉頭生加答兒。

答因該病細菌毒素侵及喉頭。故喉頭生加答兒。

問喉頭何故發痒。

答喉頭發痒因粘膜充血滲潤刺戟知覺神經故也

問嚥下食物時。何故感覺疼痛。

答嚥下食物時會厭軟骨閉塞喉頭之際適壓迫炎症故感覺疼痛

問何故聲音嘶嗄或竟無聲。

答因聲帶之異常震動或聲門破壞不能縮張所致

問何故聲帶異常震動。

答因有多量之分泌液。沈着於聲帶之表面或因炎症滲潤之波及致聲帶異常震動

問何故聲門破壞不能縮張。

答因炎症侵蝕聲門。故破壞蔓延於喉頭筋故不能縮張

問何故食道狹窄。

答因食道壁之痙攣性收縮或瘢痕性收縮或食道及周圍組織腫瘍動脈瘤等之壓迫。皆能致食道狹窄者也

問食道壁何故起痙攣性收縮。

答歇私的里或恐水病每牽及於食道常起食道壁痙攣性收縮症狀

問何故食道起瘢痕性收縮。

答因服多量之鑛酸腐蝕所致。

問食道狹窄症。食後何故食道有異常感覺。或吐逆粘液樣物。

答由於食道壁之筋纖維强行收縮壓上食物而起

問何故食道壁之筋纖維强行收縮。

答因食物停滯於其狹窄之上部致食道中途感覺不快食道壁之筋纖維因是强行收縮。

問胃何故生加答兒。

答胃生加答兒有急性慢性兩種。急性由於食物之不攝生如食不消化之物與食過冷過熱之物器械的與化學的物質之刺戟及暴飲過量之酒等慢性有從急性轉移而來亦有從器械的與化學的物質之刺戟嗜飲肝病或門脈疾患等而起。

問肝病或門脈疾患何故能起胃加答兒。

答肝臟有同化含水炭素蛋白質之營養物機能每由腸管經門脈而輸入與消化食物有關係故能致胃生加答兒。

問何故嘔吐。

答嘔吐有因胃病而發者有因一種複雜反射運動而起者。

問何故胃病能致嘔吐。

答因有物質刺戟分布粘膜之迷走神經知覺纖維所致。

問何故刺戟分布粘膜之迷走神經知覺纖維。

答多量之食物腐敗醱酵性產物或硫酸銅吐根等一定之藥劑均能刺戟分布粘膜之迷走神經知覺纖維。

問何故起複雜反射運動而致嘔吐。

答精神感動或化學的物質刺戟或炎症性產物刺戟或其他知覺神經反射的刺戟均能起反射運動致延髓之嘔吐中樞亢奮而傳命於胃壁之運動神經及腹筋橫隔膜神經使此等筋纖維收縮壓迫胃部而嘔吐也。

問何故精神感動。

答如想像厭惡之食物或驚愕苦悶等均能致精神感動。

問何故起化學的物質刺戟。

答服亞剝莫爾比涅或吐劑所致。

問何故起炎症性產物刺戟。

答腦之新生物或其他炎症波及於胃故起炎症性產物的刺戟。

問何故起他知覺神經反射。

答凡舌根咽頭粘膜生殖器腹膜膽囊腎臟等發炎均能起他知覺神經反射而發者

問何故噯氣。

答噯氣每因食道來之空氣然於胃病有因食物而發者有因胃之收縮或胃受壓迫而發者

問何故食物致噯氣。

答因食物中之醱酵性分解而生炭酸水素沼氣等瓦斯所致

問何故胃受壓迫能致噯氣。

答橫膈膜屢爲吸氣性運動致胃受壓迫而生噯氣

問何故吞酸嘈雜。

答吞酸嘈雜爲遊離性之有機酸類上行於食道咽頭粘膜感受刺戟所致

問何故感受刺戟。

答因噯氣時少量之胃內容物亦同時上行故也

問何故胃部疼痛。

答胃部疼痛之原理有種種或以酸類之强刺戟或以胃知覺神經之知覺過敏或以

反射性胃壁筋層之攣縮楷氏則謂凡患脊髓癆者每發現胃痛症狀

問患脊髓癆者何故發胃痛。

答由迷走神經之變性而起大約該神經纖維變化時爲一種之刺戟遂起知覺性興奮而胃痛

問胃部何故有壓重膨滿之感。

答胃部壓重膨滿爲胃壁運動衰弱不能於正規時間輸送於腸所致

問何故不思飲食。

答胃內食物停滯起醱酵腐敗性分解故不思飲食

問何故口渴。

答口渴者胃中全不吸收水分故也

問何故呃逆。

答因胃病而呃逆者蓋爲橫膈膜起間代性痙攣也其他亦有因腸肝腹膜子宮等疾患爲反射性而發現者

問何故橫膈膜起間代性痙攣。

答因胃粘膜之刺戟反射性橫膈膜神經之興奮遂致發起者也。

問健康人亦屢發呃逆何故。

答健康人偶發呃逆乃專由胃粘膜反射刺戟而起。

問何故善飢。

答善飢者胃運動强盛致食物速送入於腸內也。

問何故食物速送入於腸內。

答食物速送入於腸內其故有二一胃與十二指腸交通如常而胃之蠕動强盛致食物速入於腸一幽門狹窄之際胃壁努力亢盛其運動務欲克勝狹窄部之抵抗故速輸送食物於腸部也。

問何故生胃潰瘍。

答胃中過賸之鹽酸積儲經久胃遂受其消化由是胃之一局部生潰瘍也然亦有因胃粘膜之動脈枝生血塞及栓塞起循環障礙所致但屬稀有

問何謂血塞。

答血液凝固於生活體之血管內而閉塞之曰血塞。

問何謂栓塞。

答固形物質自此部血管流入他部血管之區域內至不能通之狹隘局部卽嵌入其間而閉塞之曰栓塞

問胃潰瘍多生於胃之何處。

答幽門及小彎多爲胃潰瘍發生處也

問胃潰瘍何故在食後一時許發現胃痛。

答食後一時許正多量游離酸現出之際因胃壁起反射性痙攣故胃部起疼痛

問何故胃潰瘍發生於幽門及小彎。

答胃液酸多則起幽門壁之持續性攣縮恒使其部粘膜之循環異常足令其陷於潰瘍故也

問何故吐血。

答胃癌胃潰瘍月經閉止心肺肝等疾病之胃粘膜充血或嚥下腐蝕藥均能令胃出血而現吐血症狀也

問何故胃生癌腫。

答胃生癌腫者因胃內之被蓋上皮及腺上皮起違型性而成惡性腫瘍也

問何故胃之被蓋上皮及腺上皮起違型性而成癌腫。

答有因遺傳及素因者有因胃之化學的刺戟及器械的刺戟而促其發生者他如暴食過飲常爲其誘因孔氏則主張腫瘍迷第說後世有駁詰者

問何謂腫瘍迷第。

答腫瘍迷第爲孔氏所主張者謂吾人胎生之初本有一定之規則依各種細胞而構成各種組織以成人身倘胎生之初細胞誤入於異質之部卽爲腫瘍迷第發生之兆一經刺戟之誘因達於四十歲以上之年齡遂生癌腫

問胃之癌腫較他部常多者何故。

答因受日常之飲食物連續刺戟故也

問何故胃擴張。

答胃運動衰弱起一種變化卽續發胃擴張也但於第一度之胃運動衰弱無此變化

問胃運動衰弱何故能致胃擴張。

答一因於食物停滯一因於其醱酵分解而形成種種之瓦斯以致惹起胃內腔之擴

張也。

問何故胃運動衰弱。

答胃運動衰弱有二大別一因於胃內有解剖的變化而妨害食物輸入於腸之道路。一卽無如此障礙而發起運動衰弱者是也。

問何故有妨害食物輸送於腸之解剖的變化。

答由癌腫或潰瘍後之瘢痕形成而起之幽門狹窄爲最多又幽門閉鎖筋發起痙攣性收縮或與幽門之周圍組織相癒着以致起解剖的變化亦甚不少。

問何故不因解剖的變化而起運動衰弱。

答胃壁運動之衰減適同時攝取大量之飲食物使胃之負擔過重因是致胃之運動衰弱。

問何謂第一度之胃運動衰弱。

答胃運動衰弱者卽胃壁運動不能於正規時間輸送食物於腸也其食後經時已久而胃壁尚復運動輸送殘餘之食物於腸者是爲第一度之運動衰弱其或依然食物鬱滯於胃而不入於腸者是爲第二度之運動衰弱。

問何故生急性腸加答兒。

答急性腸加答兒每起於食物之不攝生或化學的器械的刺戟或腹部冷却或傳染病及鬱血心臟腎臟等疾患感冒又往往爲其誘因

問何故成慢性腸加答兒。

答慢性腸加答兒有從急性病移行而來者亦有發於刺戟之飲食物肝臟疾患心病肺病虛弱家等又有因門脈疾患而發生者

問何故下痢。

答下痢之原因有五一神經性刺戟二腸之器質的疾患三腸內容之異常四腸吸收機能之減失五腸分泌之異常亢進。

問何故神經性刺戟而起下痢。

答有因皮膚感受寒冷或精神感動而起下痢者此謂之神經性下痢蓋以反射的刺戟或神經中樞之刺戟而腸之運動神經中迷走神經交感神經興奮故也。

問腸之器質的疾患何故下痢。

答腸內有炎症及潰瘍等時對於其黏膜之感受性亢盛故其蠕動機頗强且於一方

腸之吸收力減失是以起下痢也

問腸內容之異常何故下痢

答未十分軟化粉碎之食物腐敗性物質腸內之醱酵腐敗性產物腸寄生蟲等皆能刺戟腸部亢進其運動因是下痢也

問何故腸吸收機能之減失而致下痢

答亞爾加里性及痲倔涅矢亞鹽類之藥品皆妨礙腸內吸收水分之作用故使大便稀薄又腸內絨毛血管起澱粉樣變性者腸之吸收機能大爲減弱久之遂起下痢

問腸分泌之異常亢進何故下痢

答腸有疾患其黏膜漏出多量之液分腸內容物至爲稀薄遂至下痢

問腸黏膜何故漏出液分

答液分漏出之原因有二一因腸黏膜之炎症而滲出漿液二卽腸黏膜之里培爾孟氏腺分泌亢進是也

問何故脊髓癆等亦起下痢

答脊髓癆等所起之發作性下痢乃由於腸神經或神經中樞之刺戟而起也

問下痢何故爲稀薄流動性之糞便。
答單純之大腸炎不能吸收水分故糞便多稀薄流動性也。
問何故下痢於稀薄流動性兼含有不消化性之食物。
答此爲大腸炎而兼患小腸炎也。
問下痢何故呈膽汁色。
答膽汁色素不甚分解故下痢之糞便呈膽汁色也。
問何故便秘。
答腸之蠕動機衰減腸內容物停滯於大腸內其水分吸收較通常爲多因是腸內容物硬固而成便秘。
問何故腸之蠕動機衰減腸內容物停滯。
答其原因有五一由於不適當之食物二由於腸內容物水分減失三由於腸壁之興奮性消失四由於腸壁之强直性收縮五由於常習性。
問不適當食物何故能致便秘。
答因偏食動物或植物其攝取食物成分缺少誘起腸運動者故致便秘。

問何故腸內容物水分減失。

答因食乏水分之濃厚食物或胃擴張所致。

問胃擴張何以能致腸內容物水分減失。

答因水分鬱滯於胃故入腸中甚少也。

問何故腸壁之興奮性消失。

答有因於慢性腸加答兒及腸粘膜萎縮者有因於腹膜炎者有因於腸壁之筋層萎縮運動力殆至缺亡者。

問慢性腸加答兒及腸粘膜萎縮何故能致腸壁之興奮性消失。

答慢性腸加答兒及腸粘膜萎縮其粘膜對於刺戟之感受性大爲減退不能喚起腸之運動故也。

問腹膜炎何故能致腸壁之興奮性消失。

答因腹膜之炎性滲潤直波及於腸壁致筋層痲痺故也。

問何故腸壁起強直性收縮。

答腸壁收縮之原因蓋以腸運動神經爲高度之興奮也。

問腸壁起強直性收縮。能致何病。

答神經衰弱症、鬱憂狂及腦脊之器質的疾病、鉛中毒、腦膜炎等。多因腸壁起強直性收縮也。

問何故常習性便秘。

答常習性便秘因於腸筋層之先天性或後天性衰弱或因腸運動神經之興奮性減退。其以不適當之食物或運動缺亡等爲其原因者亦頗有之。

問便秘除此五原因尚有說否。

答有謂膽汁不灌入於腸內亦能發便秘症狀。

問膽汁不灌入於腸內。何故能致便秘。

答膽汁有刺戟腸壁促進其蠕動之性。故不灌入於腸中能致便秘。

問便秘可發危險症狀否。

答大腸內糞便滯積。其腐敗分解機轉固極亢盛。然苟無小腸疾患則全身決不致發危險症狀。

問何故便呈白色。

答便呈白色者示酸性反應也因有多量脂肪酸存在之故。

問何故有多量脂肪酸存在。

答因缺膽汁色素故便呈白色又謂之無膽汁性脂肪便。

問何故缺膽汁色素。

答膽汁色素缺乏因輸膽管開口部閉塞膽汁不能排泄於腸管之內鬱積而發起黃疸所致。

問何故輸膽管開口部閉塞。

答因十二指腸加答兒而起之粘膜腫脹及粘液或因膽道膽囊之加答兒膽石形成及腫瘍等所致。

問何故成膽石症。

答膽石症由石灰質多之飲食物膽道內凝血膽道及膽囊之加答兒性分泌物之鬱積分解美食逸居等而膽囊內發生膽石通過於輸膽管所致。

問何故成黃疸。

答黃疸者乃膽汁成分混入血液之內滲潤沈着於全身諸組織而使染黃色之症也。

問膽汁成分。何故混入血液。

答膽汁混入血液之原因雖種種不一。然其中單純而且屢屢實驗者則爲膽汁排泄障礙。

問黃疸之種類有幾。

答黃疸大別有四。曰加答兒性黃疸曰吸收性黃疸曰血液性黃疸曰交流性黃疸

問何謂加答兒性黃疸。

答加答兒性黃疸卽尋常之黃疸症也

問何謂吸收性黃疸。

答膽汁於排泄道路閉塞時移入於肝之淋巴管內經胸管而入於血液甚至有鬱滯高度不經淋巴管而逕入毛細血管者是謂吸收性黃疸又名鬱滯性黃疸

問何故膽汁移入於肝之淋巴管內。

答十二指腸起加答兒或膽囊管內形成結石或腫瘍所致

問何謂血液性黃疸。

答血液性黃疸卽血管內赤血球破壞其血色素直變化爲膽汁色素而發生此黃疸

也。是乃毫不發見膽汁鬱滯而發生之黃疸。每於中毒及傳染病之際見之。故又謂之傳染性黃疸。但現有駁此學理者。

問　何謂交流性黃疸。

答　交流性黃疸。即駁血液性黃疸學理之變稱也。據動物試驗之成績。乃膽汁濃稠乘因中毒及傳染而膽道粘膜發炎症性腫脹及肝細胞障礙所致也。

問　肝細胞障礙。何故能致黃疸。

答　此說有二。劉培氏等。謂肝細胞障礙時。不能抑留其分泌之膽汁。膽汁遂入於血液之內。恰如因腎臟之變化。血液之蛋白入於尿中云。閔氏則謂肝細胞障礙之時。其分泌之膽汁。不如常時向於膽管而分泌。反分泌於毛細管內。故發生黃疸云。

問　何故肝細胞障礙。

答　中毒傳染。使多量之赤血球崩壞。形成濃稠膽汁之際。同時併發膽道粘膜之炎症性腫脹。或膽汁之鬱滯達於高度。即由是而致肝細胞之障礙故也。

問　初生兒每發生黃疸何故。

答　有謂分娩後一時多量之赤血球崩壞。膽汁濃稠而生者。有謂亞倫氏靜脈管其時尚未閉鎖膽汁由腸管直接移入而生者迄今尚未有一定之說。

問何故生盲腸炎。

答盲腸炎爲釀病細菌侵入於突起中或結核潰瘍感冒近傍炎症之波及多發於蟲樣突起原發於盲腸者甚稀故又名蟲樣突起炎

問何故腸骨窩部劇痛。

答因神經敏覺所致

問何故疝痛。

答腸之蠕動亢盛腸壁起痙攣性收縮所致

問何故腸壁收縮能致疼痛。

答腸壁收縮時或收縮後惹起局所貧血刺戟作用知覺神經纖維興奮遂感疼痛

問何故腸壁起痙攣性收縮。

答原因有種種刺戟腸部之藥劑不適當之食物寒冷之飲料物及腸寄生蟲等之刺戟作用又或因腸炎疾患及鉛中毒等均能致腸壁起痙攣性收縮

問神經性疾患何故有發腸疝痛者。

答此為神經異常興奮所致故稱之為神經性腸痛。

問何故風氣疝痛。

答此症因腸內容物鬱滯腐敗醱酵機轉旺盛硫化水素安母尼亞炭酸水素等瓦斯體多量發生致腸內膨滿遂發疼痛。

問何故腸內容物鬱滯。

答腸內容物鬱滯者因腸管內發生多量瓦斯之際即有便秘腸閉塞及狹窄等症故也。

問腸內容物鬱滯何故能致疼痛。

答因腸壁欲驅出其鬱滯之腸內容物亢盛蠕動而運動攣縮遂感疼痛並非因多量瓦斯發生腐敗醱酵瓦斯之刺戟所致。

問何故腸道狹窄及閉塞。

答此症原因有三一生自腸內者二自外方作用及於腸壁者三腸壁自生者。

問生自腸內何故。

答因巨大之糞石異物及硬固之糞塊等所致

問腸壁自生何故。

答腸壁之痲痺腸潰瘍後之瘢痕性收縮腸疊積等所致

問自外方作用及於腸壁者何故。

答腹腔內之腫瘍滲出物之壓迫及腹膜炎症性癒着或索條而起之腸管屈曲絞榨以及其他之腸捻轉腸嵌頓等所致

問何故食物通過障礙。

答因腸壁痲痺所致

問何故吐糞。

答因小腸閉塞所致大腸閉塞者亦間有之特不如小腸閉塞之易且速耳

問腸閉塞何故能吐糞。

答因小腸之內容物增加向上方氾溢遂抉開幽門之禁逆入胃中而致嘔吐小腸中腐敗分解流動性內容物也

問腸閉塞何故發虛脫症狀。

答腸管絞約閉塞起反射性神經痲痺所致

問何故起反射性。
答腹腔之刺戟易起反射性作用
問何故鼓脹。
答因食物分解發生之瓦斯量增多而腸之擴張益甚所致
問何故腹膜炎。
答子宮炎之波及產褥熱之傳染感冒外傷胃及腸潰瘍之穿孔鄰近臟器炎症之波及傳染諸病腐敗性腎臟病壞血病腸嵌頓歇兒尼亞便秘結核等均能致腹膜炎
問十二指腸蟲病原因何在。
答由飲用含有本蟲卵子之水及幼蟲之侵入皮膚而起於熱地及卑濕之地爲多
問何故成絲蟲病。
答絲蟲寄生於腸內即成是病
問絲蟲之種類有幾。
答絲蟲之種類有三曰無鈎絲蟲曰有鈎絲蟲曰廣節裂頭絲蟲
問無鈎絲蟲之原因何在。

答因食生牛肉致蟲卵寄生於腸內所致。

問有鈎絛蟲之原因何在。

答因食生豚肉致蟲卵寄生於腸內所致。

問廣節裂頭絛蟲之原因何在。

答因生食或食半熟之鮭鱒致蟲卵寄生於腸內所致。

問蟲病何故乘發貧血症狀。

答蟲病乘發貧血症狀者乃蟲體所生有毒性產物之中毒作用也。

問蛔蟲之原因何在。

答由食混有蛔蟲卵之不潔食物或果菜野物而起。

問何故痔疾。

答痔疾由於妨礙肛門及直腸內靜脈之還流而起。

問何故妨礙肛門及直腸內之靜脈還流。

答因常習性便秘直腸加答兒子宮卵巢膀胱攝護腺等腫瘍子宮轉位妊娠肺心肝等諸病所致。

問化膿性肝臟炎之原因何在。

答由創傷骨折挫傷等之外傷或膽石膽道膽囊等之炎症或胃腸之潰瘍或膿毒熱等所致。

問肝臟癌腫之原因何在。

答有因遺傳素因者有因他種之癌腫而波及者

猩紅熱	痘瘡
(1)潛伏期不定。一日乃至七日。	六日乃至二十日。
(2)發疹二日。先於頸、胸等部分。漸次蔓延於全身。呈紅色結節狀。經七日後。有膜狀剝脫。	四日。現於口脣、前額等部分。一日起水泡。經八日而化膿。
(3)舌之狀態。呈覆盆子狀舌。爲本症之特徵。	有舌苔且肥大。邊緣呈紅色。
(4)熱候。爲稽留熱。	初期達四十度以上。漸次下降。至化膿期則再昇騰。

猩紅熱	風疹
(1)熱候。以俄然而昇騰。	漸次昇騰。
(2)本症之勢甚爲劇烈。	弱而不甚劇烈。
(3)發疹部位有特異徵。	多整齊。
(4)咽頭症狀頗强。	殆無咽頭症狀。

內科類症鑑別一覽表　十

猩紅熱	梅毒性發疹
(1)有瘙痒、灼熱。	無瘙痒、灼熱。
(2)與以沃度及水銀劑。初無何等之效果。	與以沃度及水銀劑有特效。
(3)無既往梅毒徵候。	有既往梅毒徵候。

實布的里亞

實布的里亞	格魯布
(1)病之原因同一。	同一。
(2)由於觸接傳染。	非由於觸接傳染。
(3)患實布的里亞一回之後。即可得免疫性。	患格魯布一回之後。往往增進再患之素質。
(4)主侵害咽頭、口蓋及扁桃腺。	主侵害喉頭、氣管。
(5)侵害顎下、頸部等之水脈腺。	不侵害顎下、頸部等之水脈腺。

與猩紅熱之鑑別　與本病甚爲類似。其所差異者。爲覆盆子舌、發疹、熱型等。

流行性感冒

與單純性或結核性腦膜炎之鑑別　以突然之發病、原因之缺如及小兒前額部存有頭痛等。而可以識別。

與間歇熱之鑑別　以熱狀及脾腫而可以判別。

與百日咳之鑑別　於初期欲辨別之頗覺困難。經過七日至八日以後。則呈特異之咳嗽。可由此而判別。

與肺炎之鑑別　由於胸部理學的診斷而可以辨別。

間歇熱

與敗血症及膿毒症之鑑別　以發作不規則之熱。與服規尼涅之不能奏效及其他部有膿毒之根源。而可以區別。

脚氣

脚氣	脊髓癆
(1)發生知覺麻痺。往往在於下腿之前外面、足背、上腿之前內面、下腹、口圍、指尖等各部分。	知覺麻痺之發生。則在於足蹠及手之尺骨側部分。

(2)步行時。足尖先着於地。其狀與馬足無異。	熟視地上。足蹠踏地。足尖往往向外下方。
(3)脚力往往減却。	能保存其脚力。
(4)腱反射減少或消失。	從初期而消失。
(5)起腓腸筋之壓痛。	下肢部發電擊狀之神經痛。
(6)血行器變常。心濁音增加。心悸亢進。收縮時雜音、肺動脈第二音亢進。	此等症狀缺如。
(7)脚起浮腫。	不起浮腫。
(8)眼不見其異常。	有强直性瞳孔。

與僧帽瓣閉鎖不全及大動脈瓣狹窄之鑑別　以不起筋痛與腱反射消失及知覺異常等。而可以明瞭。

與急性脊髓炎之鑑別　以不起心臟病及胃症候而可以區別。

癩病

與狼瘡之鑑別　以知覺之過敏或脫失、神經系之障害、四肢之萎縮、毛髮之脫落等。

而可以判別。

第三類　循環器病

大動脈瓣閉鎖不全	僧帽瓣閉鎖不全
(1)心濁音上方從下方增大。即左室肥大擴張。	右方擴張。即右室肥大擴張。
(2)心室擴張時。得以聽取雜音。	得以聽取收縮的雜音。
(3)心尖搏動。極爲強盛。而左下方之轉位及橈骨動脈之搏動強實。	蔓延於右方。其力強。脈正規。
大動脈瓣狹窄	僧帽瓣狹窄
(1)心尖搏動微弱或缺如。	心尖搏動強盛。而蔓延於右方。
(2)收縮時得以聽取騷鳴音。脈小微弱。	於收縮前與擴張時。得以聽取貓喘音。
(3)左室肥大擴張。	右室肥大擴張。
三尖瓣閉鎖不全	僧帽瓣閉鎖不全

(1)心濁音蔓延於右方。右房室擴張。	初期蔓延於左方。末期則蔓延於右方。
(2)三尖瓣部得以聽取收縮的雜音。	得於心尖部聽取收縮的雜音。
(3)肺動脈第二音微弱。	肺動脈第二音强盛。
(4)靜脈搏動較爲明顯。於頸靜脈、股靜脈得以聽取收縮時雜音。	無此等症狀。

心囊炎性摩擦音	心內膜炎性雜音
(1)摩擦音可以耳聽取其音聲有如摩擦。	遠鳴而如吹。
(2)聽取摩擦音。多在於心基底部。	在於心尖部。
(3)壓之則强盛。坐臥則否。	不然。
(4)關於心縮張。由呼吸而增盛。	與之相反。

心囊炎	心內膜炎
(1)滲出物若多量。則心部隆起。	決不能認。
(2)濁音部呈固有之形狀。	無變化。

(3)心尖搏動。濁音內其音微弱。	關於心尖搏動擴張度。心音強盛。

急性腐敗性心內膜炎

與汎發性粟粒結核之鑑別　以結核桿菌與脈絡膜結核而可以辨別。

與間歇熱之鑑別　間歇性熱之經過。稍類似內膜炎。其發作亦不規則。與存有心臟之症狀。然以內服規尼涅而奏效。與腎痛血尿等而可以判別。

心囊炎	心臟肥大
(1)心搏動微弱或消失。	心搏動強劇。
(2)濁音部初在高位。	上方概不變。
(3)經過多急劇。	經過多緩慢。

大動脈瘤

與心臟肥大之鑑別　動脈瘤不接近於心臟。濁音界為不整型。脈搏與心雜音不相關連。可以此而判別。

大動脈瘤	胸膜及縱隔內腫瘍
(1)得以聽取蔓延於瘤內之雜音。	不能聽取雜音。

(2)轉於手掌。則得以觸知其跳衝。	不能觸知其跳動。
(3)壓迫大動脈。則雜音強盛。	雜音不強盛。
(4)發作有間歇交代之現症。	依然如故。
腹部大動脈瘤	腎臟周圍炎
(1)腫瘍柔軟。	腫瘍硬固。其形小。
(2)搏動傳達於四方。	搏動僅在於上下而止。

第四類　呼吸器病

格魯布

格魯布	假性格魯布
(1)狹窄症狀。漸次發起。	突起於夜間。
(2)略痰。略出有相連之義膜。	多無之。
(3)有頸腺之腫脹。	頸腺之腫脹缺如。
(4)有劇甚之熱度。	熱度不高。
(5)無再發之患。	有再三之反覆。

第十一類　熱道衛生

一熱道氣候

熱道氣候之炎烈與外國人民工作上之感覺（如水土）

二人民居處

熱道房屋建築品之材料房屋及內容之佈置與器具消熱避雨祛病等之預防法

納凉室

存儲室除穢法

可移之居室（草營篷帳等）

三生計及滋養物品

食物保守法淨水飲料之預備

四衣服（如免烈日之傳熱及去酷熱之害）

五熱道病症

傳染病症　瘴氣　熱道痢　紅疵熱

黑熱病　黃熱　脚氣病　絲蟲病

癖病中毒（動物如蛇咬等植物）

本體病

精神病

第十二類　統計表

一戶口繁盛及增加之數

二人民受病不同之情形

常有之症

（甲）關於男性女性及年歲者

（乙）關於職業不同之故者

（丙）從他種病後而受影響者

意外事之統計表

殘廢人之統計表

精神病者之統計表

孱弱者之統計表

遺傳病及其衰敗之統計表

三凡關於人民病死之事項

人民死亡表及人民年歲平均表

人民殀壽不同之原因

(甲)因年歲及男女兩類而異者

(乙)因社會情形不同之故而異者

(丙)因職業優劣而異者

(丁)因歲入多寡及財產之有無而異者

(戊)因居住地土而異者

(己)因四時天氣不同而異者

(庚)因氣候反常及住址之高卑而異者

(辛)其他種種規則

死亡之原因

因他各種疾病而致死亡者

四於保護公共衛生一切費用款目之數

專門病症

第一類　結核病或癆症

(甲)結核之散佈

(子)時令及氣候之影響

(丑)緣種族年歲地位及人民之等級而流傳者

(乙)人類所患結核之形式

體內之結核病及屬於五官四肢

(丙)結核之病原

由體質之薄弱而凝成之結核(腺病質)結核之類別及病之性質(參觀第六類)

(丁)傳染之道及其原由

(子)由吸氣而致傳染者食品不潔而傳染者

(丑)結核之關係於動物者

(戊)易於感受及不易致病(體質強弱之等差)

(己)抵制之策

(子)察病之來原而預先區別

(丑)訓誡病人及與病人同處者

(寅)防嘔吐物不使外溢

(卯)特別治療法保衛病症之流傳

(辰)設養育院及療病所以安置病人　藥房及施藥局之責任

(巳)安置病人之已得結核重病者

(午)行政上施設如強迫奉行之訓令管理有癆症者及強行遏止傳染病等

第二類　耽酒病

(甲)酒精之影響

(子)生理學調劑學及毒物論上之關係

(丑)心理上之關係

(寅)酒精爲致病體弱及致死之原

(乙)耽酒病之歷史

(丙)酒精類之製造及其消耗

(丁)耽酒病之擴張

(戊)耽酒病關係於經濟學及社會學之原因及其效果

(己)抵制或挽救耽酒病之方法

(子)社會之轉移力

(丑)各團體之由國民自願而組織者

(寅)國家之遏阻

(一)禁止醉酒之法令

(二)重征酒稅

(三)酒精專賣法(由國家專售)

(四)規定消售酒精類之條例

(五)改良餐肆售賣酒精法

(六)地方之去取權

(七)禁止(狂飲酒精)

(八)學校中購用酒精之規例

(九)拯救耽於酒者

(十)設立療病所以安置染酒病者

第三類　花柳病

(甲)致病之原
(乙)該病之傳染
(子)由人傳人者
(丑)由物及人者
(丙)該病之傳播
(子)病之初現
(丑)病之散播
(寅)散播之界限
(一)由於地理的
(二)限於一種族的(如年歲男女人民等級之類別及其職業)
(卯)病之症候及其預後
(辰)貽害(及於個人的與種族的)
(巳)拯救之策
(子)療治法
(丑)預防法
(一)個人的
(二)公同的
(一)訓導之方
(二)關於衛生上之法令及社會之改良(指娼寮而言)

第四類　癌病

(甲)癌之發現於人體及動物者
(子)因人民或時令而流行於一方者
(丑)癌房

（寅）癌類

（乙）癌症之來原

（子）遺傳性（子孫得其祖若父之遺傳病者）

（丑）傳染之理論種族衰微之原理

（寅）癌症與職業之關係（如烟囱之區域蠟油染料砒霜等類）

（卯）人體癌症與動植物癌症之聯屬

（辰）食品及物質病之影響足爲癌症之來原

（巳）癌症與梅毒之比較

（午）癌症與偶觸傷損之關係

（丙）抵制癌症之方法

（子）防禦癌症流傳之籌畫（如強迫奉行之法令及強行遏止傳染方法）

（丑）療治法之成效解剖學之統計表早施手術之利益

（寅）利用他種療治法

（卯）安置難治病之方法

第五類　齒牙病

（甲）齒牙腐敗之緣由

（子）微生物

（丑）居處及飲食上習慣之影響

（寅）關係於人身通常之疾病

(卯)遺傳性

(乙)齒牙病之傳播

(子)因年歲男女性職業而異者

(丑)齲齒於種族健康上之關係

(丙)預治齒病法

(丁)預防齒病法

(子)學堂中之預防

(丑)軍隊中之預防

(寅)製造廠及別項公所之預防以求公衆之健全

(卯)依賴國家之保護

歷史部

一個人之生活

食品

(甲)食料(中分近世普通食料已廢弛而稀少之食料及饑荒時之食料)及飲料

(乙)興奮藥(如酒精鴉片厤膠檳榔子)各奢靡品及香料屬

(丙)食品之收獲預備存貯保護等法及烹調器

(丁)飲食之方法穀食美肴禮物食品應時食品及人工製造食品法

(戊)節食(如素食生食(不經烹調者)及食品之調劑法等)

(已)食品之貿易

衣服對於衛生方面而言

（甲）物質　組織　製造

（乙）衣裳　裏衣（如汗褂襪內肚兜胯圍帶吊胯帶等）外衣（如短褂外胯大褂等）靴鞋手套帽子及理髮術皆附焉

（丙）寢衣（如睡帽睡褂等）臥榻

（丁）整理衣服法

潔淨

（甲）洗滌法（中分用機器洗滌法及用化學洗滌法）

（乙）潔淨之習慣法澡身室游泳洗濯（如潔身盥洗濯足等）保護皮膚毛髮口齒牙等術及利用脂粉法

軀體之培養

（甲）使軀體結實者（如空氣氣候禿頂赤足等）

（乙）練身術及運動工作

（甲）體力之工作

（乙）心力之工作

（丙）數種工作之惡果

（丁）有序工作之發育

（戊）依男女類年歲部屬而分任之工作

（己）活潑軀體術（如各種游戲法）

（庚）睡眠

（辛）準定休養期

不飲水之鳥

倫敦動物園中有一小鸚鵡。已經一世之久。未嘗飲一滴水。人謂之不飲水鳥。

人生價値

美國有某統計家核算云。人之年齡苟達五十。分析之則眠睡六千日。勞働六千五百日。步三百日。費於快樂四千日。食千五百日。病五百日。更算其食物之分量則麵飽七萬九千磅。肉一萬六千磅。菜蔬鷄卵魚類等四千磅。其飲量則合水珈琲麥酒等類共七千加崙。蓋總計其飲料。有如深三尺廣三百尺之湖水。

砒石之肥體

英國一帆船到港。其船上人不知何故悉皆肥滿。有一人其體量至增一貫八百目。總船上人體量共增四十八貫。查船中曾載砒石三百箱。航行時。船上人依砒石箱起臥。砒石因太陽光線生蒸發氣。船上人吸收不絕。遂至身體肥滿云。

德國多女

德國某雜誌載德國人口。據最近調查。女子逾於男子總數。計有九萬人之多。然以十五年前之人口册較之。女子尚少於男子一萬八千人。而近日竟作一反比例者。其故蓋在生子者女多而男少。死亡者又男多而女少。事殊可異。各處生理學家正在研究其理焉。

傳染之疲勞病

凡人疲勞之故。係身體網膜內積聚一種無用之物。不必限己之網膜內。他人網膜內存在之物。通過不潔之空氣。呼吸之餘。亦令人感同樣之疲勞。如學校生徒及事務所人員。凡多人聚集之處。雖不爲何等勞働之事。其怠倦亦如勞働之人。蓋由傳染而成之疲勞病也。又如坐汽車長行之旅客。於己身毫不勞働。而已亦覺疲勞。蓋因密閉車中。呼吸他人網膜內之廢物故也。

人身生珠

甯陽聊民生瘍於頭中。有一珠取出始愈。珠色光亮。重三分許。明年瘍復生。又生一珠差小。重二分。夫人身何以能生珠。在研究醫學者亦不可不注意也。

植物受鐵之惠

植物受鐵之惠極大。今試舉一例以言之。染色用之藍玉。非由植物之葉而得乎。植物之葉何以適於染物。非由葉中含有銹沙乎。銹沙何由而成。非由含有鐵氣之沙之力而成乎。且就植物全體而言之。其葉色皆青。以悅吾人之目。而養吾人之神。而植物所以能保其青色者。亦全賴鐵之所賜也。蓋鐵爲葉綠體之主成分。而與青色於植物之葉。如無鐵則植物之葉不知變成何色。而植物恐亦不能保其生矣。然則植物受鐵之惠爲何如哉。

日本之奇樹

日本之佛樹。長不過八尺。然腰圍四抱。在二十五六尺之間。枝幹扶疏。下垂如鳥羽狀。色如吧嗟吉少紅。其氣味則近於我國之安南桂。葉上具有西藏文理。字體明確。葉大亦大。葉小亦小。是千古未有之奇植物。以此日本人皆稱之爲佛樹。然欲取其子以移植他處。則不能生活云。

指甲

人之指甲。每星期長一英寸之三十二分之一。一年中長一英寸半餘。夏季較冬令生長尤速。五指中中指之甲生長至速。拇指至遲。且右手之甲較左手之甲易長。指甲每四月半長足爲一次。生活至七十歲之人。當有一百八十六次新生之甲。若每次以半寸計。則每指當長甲七尺九寸。統十指而計之。當得七十七尺半。

報時花

萬壽菊花。可報晴雨。天晴則此花於早晨五六時開放。天氣不佳。則此花緊閉不開。

治口吃法

口吃之人。當耳語之時。幷無障礙。因此得發明治療之法。其法於先十日間。禁吃者談話。休養聲力。次十日間。僅許耳語。以後徐徐爲普通之談話。用此得治療者實不乏人。

香與聲音之關係

法國格致家言。驗得香味與聲音甚有關係。故敎唱歌者。嚴禁其徒用香水及香味之花。某曲師禁之最嚴。有揷蘭於襟者。卽屛之門外。據云以驗喉鏡察得蘭花之味。爲害最甚。其味能使喉中音線結瘤。

透明光鏡

愛克斯透光鏡。能照人肺腑。洞見各物。今某西人又得一新發明。名曰拉的幼模。其性透光。與愛克斯無異。唯價値極昂。每重一兩。値三萬七千七百九十六法郞。合華銀一萬七千餘兩。德國醫士龍丹氏曾攷究此物功用。謂其能使瞽目復明。俄國有瞽童二人用之其患若失。

TRADE MARK 'VAPOROLE' 商標

發帕兒商標

蝶鞍棚膏

（蝶骨鞍棚之液）

PITUITARY (INFUNDIBULAR) EXTRACT

發帕兒蝶鞍棚膏之於腦力猝衰或脫失

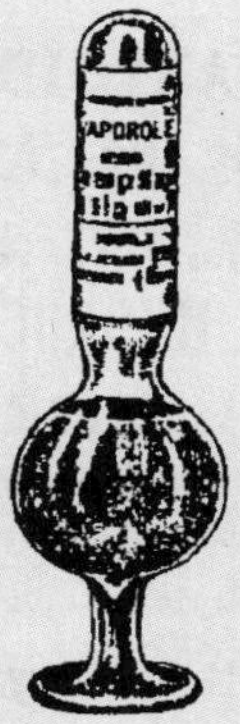

此蝶鞍棚膏用於外科施手術時。或既施後。及產後等所有腦力猝衰。此膏爲最妙反激品。其成效業已久著。能使血壓加增。心聲緩而有勁。其所發生效力。迅速而且堅持。此膏之所以得此美名。實在發帕兒蝶鞍棚膏之有信賴價值。

用法

外科腦力猝衰。或腦力脫失。一西西用空針注射肌內。隨後用盃射鹽水術。

心力軟弱。半西西至一西西空針射入肌內。後若需時再射。

殕流血與殕弛。一西西空針射入肌內。後若需時再射。

腸輕癱。一西西射入肌內。後若需時再射。

每支渾合玻葫蘆內有〇・五西西與一西西無稀流質。每盒內裝六支。各著名西藥房。均有出售。

英京　寶威大藥行監製　上海

厄米汀菲

與阿米巴痢

Emetine in Amœbic Dysentery

此藥之正確服量有良好之純粹與効力

TRADE MARK 'TABLOID' 商標
商標 大寶來
厄米汀菲綠鹽
EMETINE HYDROCHLORIDE
Gr. ½ (0.03 Gm.)
半釐(〇.〇三瓦)
內服之扁丸也
裹以膠衣使其作用專施於腸內
每瓶貯二十五扁丸

TRADE MARK 'VAPOROLE' 商標
商標 發帕兒
厄米汀菲綠鹽
EMETINE HYDROCHLORIDE
0.02 Gm. (Gr. ⅓) } in 1 c.c.
0.03 Gm. (Gr. ½) }
〇.〇二瓦 } 每一西西
〇.〇三瓦 }
此渾合玻葫蘆內之無穢藥消水作空針注射皮膚之用
每盒裝十玻葫蘆

TRADE MARK 'TABLOID' BRAND
HYPODERMIC EMETINE HYDROCHLORIDE
商標 大寶來 厄米汀菲綠鹽空針藥輪
釐三分之一(Gr. ⅓)與半釐(Gr. ½)
凡有妨礙或擾亂此藥作用之堅存實質盡行解除
溶化迅速既化藥水亦可煮沸以滅穢
每支貯十二藥輪
以上數品乃治阿米巴痢用之最廣者

寶威大藥行
倫敦
紐約 蒙特利爾 悉尼 開普敦 米蘭 上海 阿根廷京城 孟買

中華民國二年九月出版

中西醫學報

第四年第二期

本期之目錄

本報全年十二冊本埠八角四分外埠九角六分上海
派克路昌壽里斜對面丁氏醫院發行

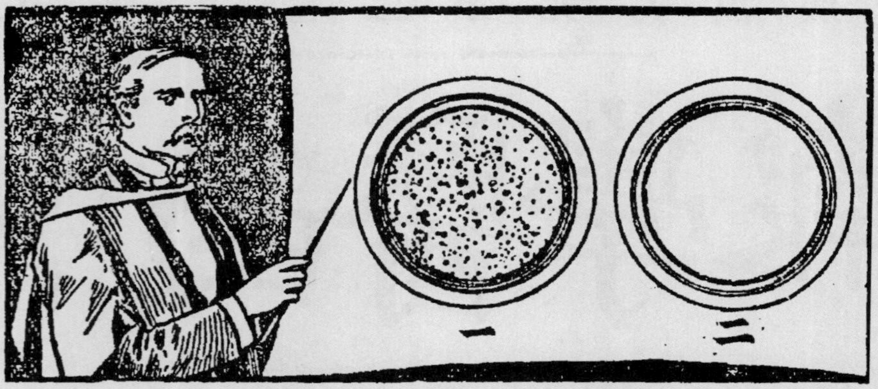

福美明達如何醫治喉痛

喉痛一症、諸醫皆知爲微生蟲之故也、此種微生蟲浮沉於空氣中、最易吸入喉際、故欲療治或欲脫免此症之法、莫要於先殺滅此種微生蟲也、福美明達 Formanint 所有殺滅微生蟲獨步之功能、已常有人爲之作證、即如柏靈最著名之格致家、披阿可司該君、會惠最新奇之證據、用圖說以表明之、其法以玻璃二片、均塗以微生蟲最蕃盛之物質、其中一片、再塗以福美明達所融化之口津、然後將兩片玻璃露於空氣中、越二日後驗之、見第一片上所有使喉痛及傳染等病之微生蟲、其數倍增、而第二片上之微生蟲、毫無滋生、且所有之微生蟲、悉被福美明達所殺滅、此第二玻片、即表明凡服福美明達者、其口與喉所有之喉痛、及他種傳染症之微生蟲、亦若是之消滅殆盡也、然購者務須購買眞正華發大藥行之福美明達 Formanint 蓋天下惟有此藥、有如是之功效、此藥爲倫敦華發大藥行所獨製、每瓶五十片、整瓶出售、並不零賣、

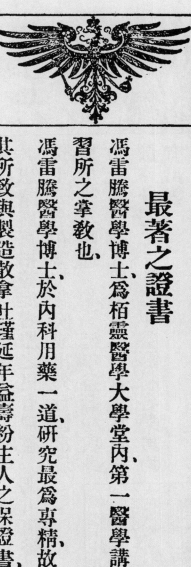

最著之證書

最著之證書

馮雷騰醫學博士、爲栢靈醫學大學堂內第一醫學講習所之掌教也、

馮雷騰醫學博士、於內科用藥一道、研究最爲專精、故其所致與製造散拿吐瑾延年益壽粉主人之保證書、於閱報諸君覽之最有裨益焉、其言曰、余在醫院診疾、或出外行醫、常最喜用散拿吐瑾 Sanatogen 延年益壽粉、與身體軟弱之病人服之所奏功效非常滿意、

馮雷騰頓首

散拿吐瑾Sanatogen延年益壽粉各藥房均有出售

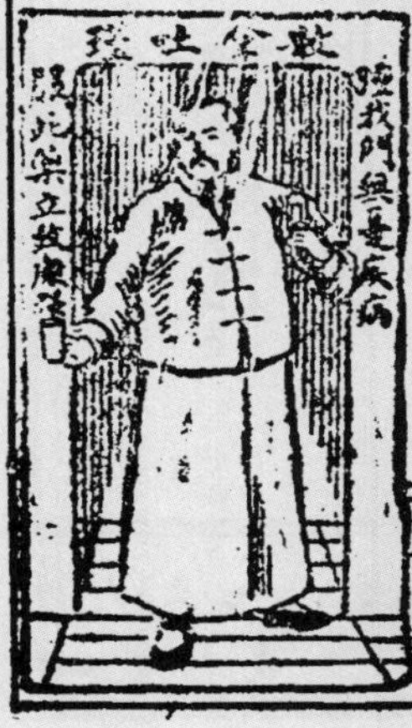

散拿吐瑾延年益壽粉

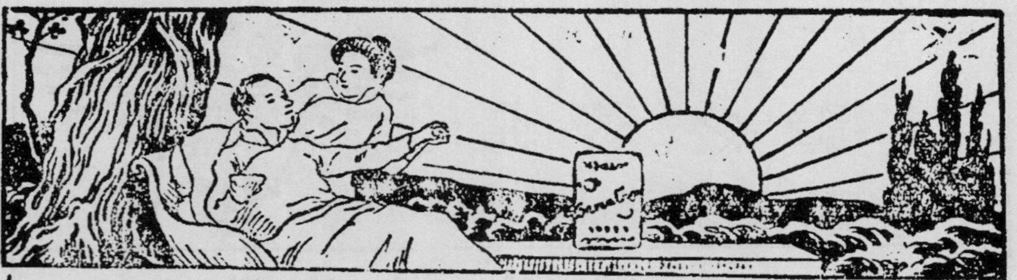

飼養病人

世界名醫皆核定散拿吐瑾Sanatogen延年益壽粉、爲無論病勢輕重及患病初愈者、無上之食品也、其藥係用最純潔滋補之食物、與最有力滋補之藥料所修合、而實成爲補益腦部、及全體腦筋所必需之質料、所以散拿吐瑾延年益壽粉、有滋補調養之功、而能扶助病人速得復原也、　藍色脫新聞紙云、曾有許多證據、以證明散拿吐瑾延年益壽粉、爲使病人身體復原之食品、凡患諸虛百損等症者、服之更有裨益、　馮雷騰醫學博士云、余在醫院診疾、或出外行醫、常最喜用散拿吐瑾Sanatogen延年益壽粉、與身體軟弱之病人服之、所奏功效、非常滿意、散拿吐瑾Sanatogen延年益壽粉、各藥房均有出售、

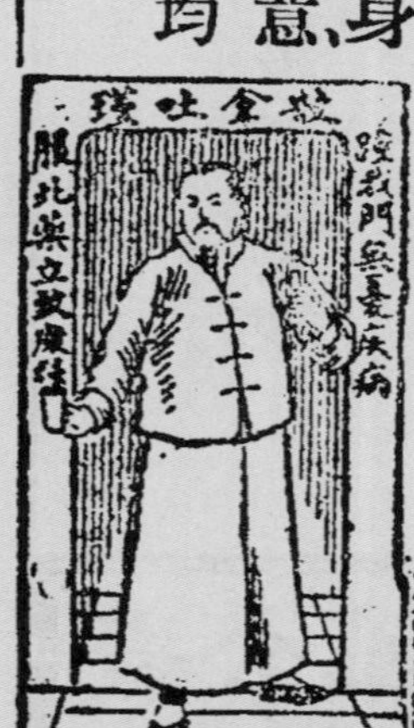

散拿吐瑾延年益壽粉

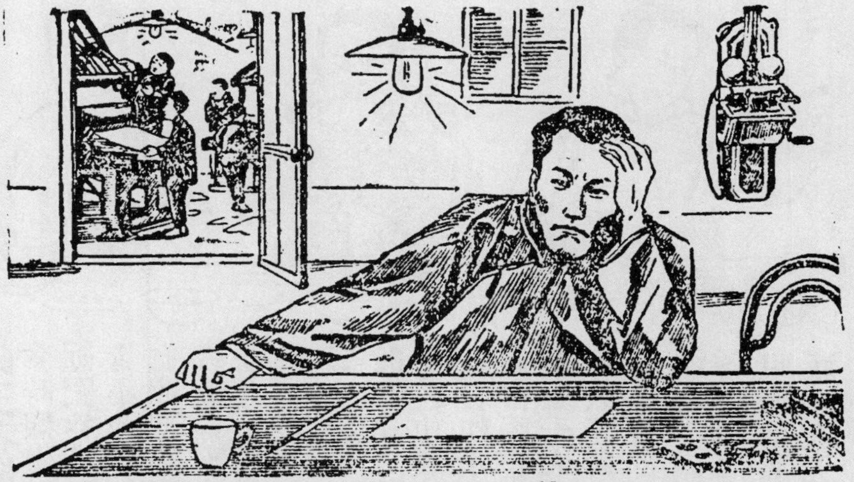

有法政學士自述因用腦力過度以致夜不成寐如何服韋廉士大醫生紅色補丸而得身體復原

此圖表明黑龍江時報館總理巴澤霖君在齊齊哈爾公事房辦事之情形也巴君爲法政畢業生領有法政學士文憑前因用功過度致患腦筋衰殘夜不成寐之症近嘗自述病狀約畧如左云

余前在東京學習法政因用腦力太過以致成爲腦筋衰殘夜不成寐之症曾延請名醫診治殊無效驗自覺腦筋失其天然之力昔則用功甚有興趣後則困苦不堪夜間不能安睡自維用功過度身體永將喪失矣正在憂急之間適有友人過訪勸余試服韋廉士大醫生紅色補丸一瓶甫罄卽覺大有轉機接連服之未及兩月腦力復原夜能安睡今則身體康健遠勝疇昔矣

中國各省凡用腦力之人嘗有來函示知所患之症大都相似皆服韋廉士大醫生紅色補丸而獲巨益者已不勝僂指又有患　腦筋衰殘　血薄氣衰　風濕骨痛　胃不消化　山林瘴氣　以及婦科諸症者亦莫不如巴君之同聲讚揚韋廉士大醫生紅色補丸所造稠紅潔淨之血治疾之奇功也是丸中國各處商店凡經售西藥者均有出售或直向上海四川路八十四號韋廉士醫生總藥局函購亦可每一瓶洋一元五角每六瓶洋八元郵費在內

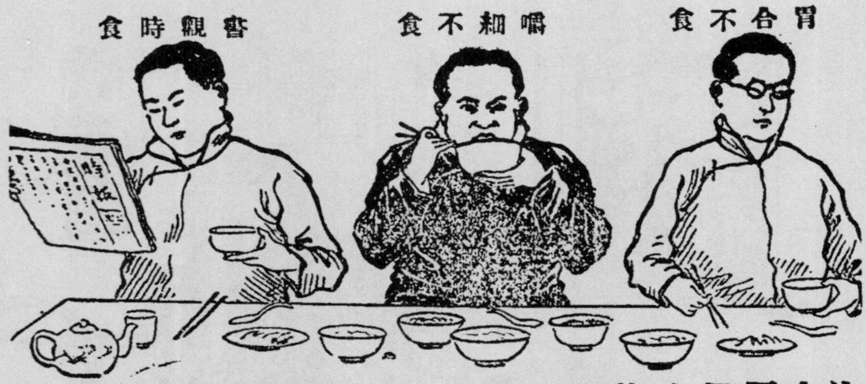

此三者皆致胃不消化之原由

治之當用滋補之法

食時觀書乃最壞之弊病每致患胃不消化之劇症食不細嚼囫圇吞嚥有時每致胃部經年受慘痛之苦擇不化之物而與胃不合者食之每致胃部反常而不安寧雖曰傷風咳嗽受寒血薄憂慮精神困疲皆能使胃有不消化之患而以上三者實皆致胃不消化之常病也或以爲胃病可以瀉藥治之此乃愚拙之見耳爾若受胃痛之苦須用滋補之物其物維何卽天然稠紅之血能使消化部有力腦筋強健得以筦理胃部者也然最正當治胃弱之法莫若服韋廉士大醫生紅色補丸此何以故因是丸能使血復生新力使胃部滋補胃口強健有進益消化之功輔助胃部易司其職也爾有患胃不消化之病乎宜於今日卽用韋廉士大醫生紅色補丸滋補之法以治之切勿因循自誤也是幸

韋廉士大醫生紅色補丸爲醫治一切凡由血不潔軟弱或腦筋失調所致之良藥卽如　血薄氣衰　諸虛百損　陽萎不舉　胃部失調　風濕骨痛　臀尻痠痛　胸部軟弱　皮膚炸裂　以及婦科經水不調各症服之莫不立奏奇功也中國各處商店凡經售西藥者均有出售或直向上海四川路八十四號韋廉士醫生總藥局函購亦可每一瓶洋一元五角每六瓶洋八元郵費在內

商（愛蘭百利）標

牛肉汁

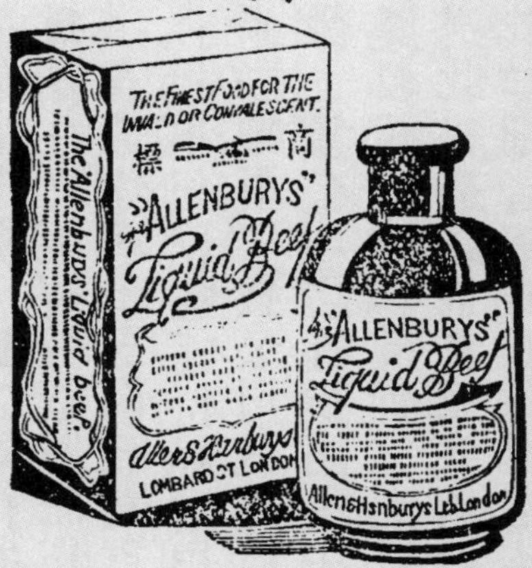

夫牛肉汁、固爲補養之食品世人皆知然配煉不精殊、難得其補益、何也蓋、市上所售之牛肉汁、大抵用熱力製成惟熱力所製者、多致變質欲知其所以然當取牛肉一片而細究之、夫牛肉有肌絲無數狀如細管、管內含有肉液、形似蛋白、一入腸胃、旋卽容納、而補養身軀、若以熱力加之、則其中肉液、變成堅硬難化之物、譬如熟鷄蛋然此人所共知也惟愛蘭百利牛肉汁則不同、蓋其精製得法、厥有五端(一)富於易消化之蛋白質、(二)瓶塞不壞、則可久存不變、(三)內無礙衛生之防腐藥品、(四)色鮮明而味適口、(五)最濃最補之牛肉汁、全用壓力製成、非用熱力也、舉凡精神疲困、腎經虧損、腸胃乏力、病後失調、小孩荏弱、以及癆瘵、血枯、腸熱等症、服之無不靈驗、暑天以此一茶匙、和嗬囒水一杯飲之、大爲有益、且能解暑、誠一舉而兩得也本公司創設英京倫敦已將二百年、故歐美各國、無不爭購、樂用今特設分行於上海北京路郵局對門八號、以便各醫院藥房就近購辦、賜顧諸君、請認明犂耙商標爲記、庶不致誤○每瓶價洋一元七角半各大藥房均有出售

總行英京　分行上海　愛蘭漢百利西藥公司謹啟

敬告育兒諸家

本公司創設英京倫敦已將二百年所製代乳粉久已風行歐美各國都人士莫不贊揚此粉配製精美滋養富厚與天然之人乳無甚差別自前年開設分行於上海蒙　各界歡迎故銷路日益推廣各處多時有證書小照寄來不勝登載今將鄭姚二君來書至囑登入報章俾供衆覽茲節錄於下上海英界安康里十三世專門婦幼科鄭樂山醫生來函云鄙人時多乏乳之孩就診頗爲棘手故囑其服　貴公司代乳粉不特用藥有效而且日臻强健洵保赤之仙丹爲衛生之至寶敬贊數語以彰代乳粉之功效請即登報以供育兒家之採用　安徽休寧南三區五城省愆齋主姚湘泉先生來函云鄙人因拙荊體弱乏乳故小兒常呱呱待哺屢用罐頭牛乳服之無效而且疾病叢生適敝友吳君過訪囑用　貴公司代乳粉於是按法照服竟覺體魄壯健較前大相懸殊足徵　貴公司之乳粉用於中西嬰兒莫不盡善盡美鄙人感德過深無以奉報謹具證書登報俾世之乏乳者得以問津焉　本公司另有育兒寶鑑一書奉送此書最講求育兒並治理各種疾病之善法便捷詳明瞭如指掌如有欲得其詳細者請於函內附寄本埠郵票一分外埠郵票二分半至上海北京路郵局對門八號本公司即將此書寄奉須注明住址爲要如貴處藥房未有此乳粉出售請示明該藥房牌號以便託伊代售俾就近之人可購取也茲將代售各地列下上海蘇州無錫常州鎭江南京松江蕪湖安慶九江武昌漢口杭州嘉興寗波紹興溫州廈門福州廣州汕頭香港濟南天津北京

總行英京　分行上海　愛蘭漢百利西藥公司謹啟

中西醫學報館啟事　敬啟者前承定閱中西醫學報業已期滿望即惠函續定以得見全豹爲快本報外觀內容隨時力求完美誠恐出版以後轉瞬告罄不便補寄故特先行通知希即從速將續訂報費惠付以便早日寄上所有前該報費亦希即惠下爲盼耑佈祇頌

時祉　上海派克路昌壽里斜對過十八號半中西醫學報館謹啟

養生叢書四種　無錫丁福保新著（一）肺癆病之天然療法 實價三分 郵費二分（二）近世長壽法 實價六分 郵費二分（三）心身強健之秘訣 實價二角 郵費二分（四）衛生學問答 實價二角 郵費二分 以上四種。皆本國連史紙印成。紙墨精良。照成本定價。毫無折扣。爲普及衛生起見。故定價極廉。○總發行所上海派克路昌壽里斜對過丁氏醫院○寄售處各省文明書局中華書局○各省購書者書款從郵局匯寄郵票不收

中外藥名對照表　無錫萬鈞編纂。分上下二編。此表有三大優點。漢文之藥名列於上編。以筆畫之多少爲先後。日文之藥名列於下編。以日本之字母爲先後。檢查極便。優點一。漢文藥名下注以日文西文。向日本藥房購藥。可用日文。向西洋藥房購藥。可用西文。優點二。凡藥物之別名及教會中舊譯名與博醫會之新譯名。均詳列於下。優點三。○每部實洋四角○總發行所上海派克路昌壽里斜對過丁氏醫院○寄售處各省文明書局中華書局○各省購書者書款從郵局匯寄郵票不收

簡明外科學　無錫萬鈞譯述。首炎症論。次創傷及創傷療法。次創傷傳染病論。次腫瘍論。次麻醉法。次組織離斷法及止血法。次創傷排膿法及組織結合法。次切斷法關節離斷法及切除法。次皮膚皮下結締織之損傷及疾病。次血管之損傷及疾病。次淋巴管之損傷及疾病。次骨之損傷及疾病。次關節之損傷及疾病。次筋腱腱鞘粘液囊之疾病。次神經之損傷及疾病。每一病症。必詳述其原因症候豫後療法。學說新穎。治療確實。爲外科學中最簡明而最有價值之書。○每部大洋一元○總發行所上海派克路昌壽里斜對過丁氏醫院○寄售處各省文明書局中華書局○各省購書者書款從郵局亦可匯寄郵票不收

再者各省購書及定報須匯現洋如郵匯不通之處萬不得已而用郵票每郵票一枚以一分至三分者爲率三分以上之郵票不收凡郵票概以九折計算

前清之龍頭郵票一概不收又及

新醫學報廣告　敬啟者本社醫報自出版以來因醫務忙迫兼謄寫乏人致屢次愆期殊深慚愧刻已出至第六期此後擬每兩月出報一册當不至再有延誤至報價每册仍售大洋五角六册二元五角十二册四元郵費在內空函訂閱無效

天津南馬路縣署西新醫學講習社啟

胎生學序

芸芸衆庶惟人爲靈溯厥元始執鑒其端曰、細胞哉細胞哉雖然細胞者一極微細元形質而成之簡單小體耳此元形質實爲精子卵子所構成而後循發育上之階級而全身之諸器官漸次以具西人名之曰胎生學斯學不明則其間生物發生之狀態無由知細胞變遷之階級無從尋而他項檢查研究之手續皆無可依據是則胎生學者誠醫學上重大之學科也

吾人欲明胎生學之特徵則當先言卵子之構成上天下地萬象森羅凡屬生體實起原於卵子卵子成熟而後得經輸卵管而達子宮而後使胚子分裂而脫出以爲精子攝入之路而後得有受精之現象焉其次則言胚葉之發生所以明卵子與男精合一後而成分溝之現象也其中經過分三期曰桑實期曰腔胞期曰小腹期經此三期而

後發生所謂胚葉胚葉有三曰外葉曰內葉曰中葉此三葉漸成變化遂形成各部器官之組織惟生殖器則因中葉變化發生之異同而有男女兩性之別耳此胎生組織之基礎也基礎既明而後進而攷察胎生之形態所以支柱全身者曰骨所以主身體之運動者曰筋有血管以司全身血液之循環有神經以司運動知覺之官能有呼吸消化排泄諸器官爲出納之府庫其他靭帶腱膜皮膚等以造成軀體此雖屬於解剖生理組織之範圍然窮江海者探其源樹拱木者植其芽解剖生理組織爲研究成長時代之資料而胎生學者記載人類發生之小歷史也

男女兩性之別距今百年前胎生學未發明時百家騰說無精確之學理近世胎生學家謂睾丸卵巢本爲同一之生殖腺經若干之時日乃漸次發育孰爲睾丸孰爲卵巢始各異其趣向而成特異之變化而同時在泌尿器經過中所現出之原腎管轉化爲男子之輸精管而在女子則由是分歧以成所謂繆爾列爾氏管而獨爲特異之發達

終至構成輸卵管子宮及膣而止兩性之別其說如此以視吾國醫書所謂右孕爲男左孕爲女者其精麤何如

吾國胎生學說徵諸載籍邈不可攷內難兩經雖間有述及而迷離神話不足爲吾人研究之資料男女構精成孕發育之說流俗人屢能言之然知其當然而不知其所以然故欲攷吾人之所自來則非求諸東西洋胎生學莫能得其梗概予友丁君仲祜邃於學而又雄於文十年以來新著醫書達百餘種大江南北識與不識罔不知其名今歲之春予自甬來杭過滬上君出所譯胎生學書徵予爲一言其書爲日本大澤岳太郎之原著共分七編首列緒論述人體胎生學與各科學之關係也次總論凡分二編第一編爲豫備發生之時期曰卵子曰精子曰受精現象第二編爲胚葉發生之時期曰分溝現象次各論凡分五編第一編曰骨系統第二編曰內臟系統第三編曰血管系統第四編曰神經系統第五編曰五官器系統終則殿以附錄其說繁其理精其筆

雅。其辭達。洋洋。乎大觀。也。我同。志。其。亦。有。志。斯。學。者。乎。盍求。是。書。而。讀。之。

中華民國二年癸丑六月四明張世鑣織孫譔序

近世內科全書序

日本愛知醫學專門學校　朱笏雲

內科學。有爲中國。所固有者。有自東西洋。輸入者。就時代。分爲三期。自上古迄前清道光間。爲古說統一時代。其著名之古籍。爲內經、傷寒、難經、脈經、千金方、外臺秘要等。自咸豐迄光緒甲午間。爲歐洲學說輸入時代。其通行之著述。爲合信氏之內科新說。嘉約翰之內科闡微、尹端模之醫理畧述、新陽趙氏之內科理法前後編。自光緒甲午迄今日。爲日本學說輸入時代。其書有內科學綱要、內科全書、漢譯臨牀醫典、及新刊之近世內科全書。皆丁先生仲祜所述也。蓋嘗論之。內科學者。以解剖學、生理學、病理學、細菌學爲體。以物理學、化學、藥物學、衛生學爲用。不通解剖學、生理學、病理學、細菌學。而治內科學。其內科學必不精。不通物理學、化學、藥物學、衛生學。而治內科學。其內科學亦必不精也。何則。一定之病。必於臟器呈一定之變態。如肺氣腫。則胸廓擴大。肺硬變則胸廓縮小。胃擴張則大彎達臍下。門脈血塞。則脾腫。心瓣膜閉鎖不全。或脈管口狹窄。則心室肥大。肋膜罹濕性炎症。則心被壓迫。而轉至右上方。或左下方。肝鬱血。則容積變大。而於右季肋部現隆起。腎癌腫。則重量增加。而向前下方轉位。是以欲習內科不可不先習解剖焉漢醫不習解剖故肺居中而以爲居右肝居右而以爲居左脾居左而以爲居右則誤其位置肺五葉而以爲六葉肝五葉而以爲七葉心四房而以爲有七孔膀胱上通溺管而以爲無上口則誤其形狀至膵與精囊則幷其名而不知夫臟器正常之位置形狀及名稱尚不能知疾病奚論焉此漢醫之內科不如西醫者一也人之所謂健康者謂其生活現象合於生理的規則耳若背於生理的規則則爲疾病如生理的體溫在腋窩中平均約三十七度則過於三十七度五分或不足三十六度者爲疾病生理的脈搏每分時平均約七十至八九十至以上或五六十至以下者爲疾病生理的尿量每晝夜間平均約千八百瓦則多於二千瓦或少至千瓦左右者爲疾病生理的意識消失惟於睡眠中見之則非睡眠時而失意識者爲疾病生理的充血惟消化食物時於肝臟及胃腸之粘膜見之則肺臟腦髓等之充血爲疾病匪特此也人之身體成於細胞則人之爲健康爲疾病皆爲細胞機能之發現而已細胞之機能正規則爲健康細胞之機能增進或減退則爲疾病欲知此等之生活現象則宜習生理學組織學漢醫不諳生理組織故於臟腑之作用有誤會者如心運血而謂爲神明之主腎製溺而謂爲藏精之府是有闕而不言者如睾丸之製精液腦之司

知覺運動是夫不知臟腑之生理作用而欲究其病變是猶伐本以求木茂塞源而欲流遠也此漢醫之內科不如西醫者二也若夫病理學與內科則關係尤密焉病有種種則病之症狀亦有種種不知體外之症狀則無以判斷病症此病理症候學所由來也觀察體外之症狀而未覩內部實質之變化則不知症狀所由來欲知症狀所由來則宜解剖生前有症狀之屍體此病理解剖學所自始也病理解剖學僅以肉眼探檢病的臟器故於組織細微之變化尚有不能明晰之憾欲補此缺陷非行顯微鏡的檢查不可則病理組織學有不可無者病理組織學僅就屍體及由生活體割下之病的組織而研究之故其所見之變化爲細胞之反應機轉已停止之變化而於生活時之病的機轉尚難得其眞相欲彌其缺憾非行動物試驗不可則試驗病理學有不可少者漢醫不知各種之病理學故所言病源多失諸荒誕如瘋顚爲腦髓病而醫者以爲痰迷心驚風爲腦膜炎而醫者以爲驚邪入心、入肝、入肺、入脾、入腎中風一症素靈仲景皆以爲風劉河間則以爲火朱丹溪則以爲痰濕李東垣則以爲氣虛外受風邪而不知其病源爲腦中出血此漢醫之內科不如西醫者三也至於細菌學又爲治內科者必脩之科焉均是喀血也有結核菌則爲結核有肺炎球菌則爲肺炎均是稽留熱也有腸窒扶斯菌則爲傷寒有結核菌則爲汎叢性粟粒結核均是腦膜炎也有結核菌則爲結核性腦膜炎無結核菌則爲化膿性腦膜炎是遇疑似之症有宜行細菌學的鑑別者漢醫不知細菌學故味於傳染病之原因如虎列拉菌之感染霍亂之原因也而素問則曰土鬱而發民病霍亂痲拉里亞菌之感染瘧疾之原因也而素問則曰夏傷於暑秋爲痎瘧赤痢菌之感染痢疾之原因也而吾國醫籍每曰赤痢屬熱實扶的里菌之感染白喉之原因也而吾國醫籍每以白喉爲痰火所致夫原因不明則療法皆誤此漢醫遇傳染病患者所以瞠目束手不知所措也此漢醫之內科不如西醫者四也研究內科有不可無理學的知識者血壓之高低脈波之長短體溫之昇降心音呼吸音之變性以及含氣器官中空氣之增減體腔中液體之多寡凡人之生活機轉有受外來之侵襲而起理學的變化者歐美醫界必本理學的原則製爲各種器械以診察之如以檢壓計檢血壓以檢脈計檢脈波以檢溫計檢體溫以聽診器診心音及呼吸音以打診器診含氣器官中之空氣及體腔中之液體均無絲毫之差焉漢醫不通物理僅恃切脈以偵探病情又以寸關尺三部強配臟腑謂按寸可知心肺之病按關可知肝脾之病按尺可知腎部之病焉不知一脈僅可驗週身之病強分脈爲數

部謂某部之脈可決某臟之病則斷無是理此漢醫之內科不如西醫者五也研究內科又有不可無化學的知識者血液屎尿成分之異常胃液中鹽酸過多或缺乏膽囊膵臟中膽汁膵液之鬱積均於人之生命爲害匪淺泰西各國近百年來醫用化學益精故診查疾病益形周密如血液中之色素及赤白血球糞中之食物殘滓尿中之糖分及蛋白質胃液中之鹽酸均可以定量分析法算定之膽汁膵液之鬱滯與流通可於尿糞中行膽汁脂肪等試驗以推知之漢醫不知化學故遇病之宜行化學的檢查者不能下精確之診斷而行適當之治療此漢醫之內科不如西醫者六也以言治療則因藥物之良否而成績迥殊爲實扶的里血清未發見以前各國之死於喉痧者百人中有八九十人而該血清發見以來死於白喉者百人中僅十餘人資佩爾苦林未發見以前初期結核之治癒者十人中約三人二期之治癒者十人中約一人而該藥發見以來初期結核之治癒者十人中有七八人二期之治癒者十人中有三四人又如赤痢治療液發見後而赤痢之豫後益佳破傷風血清發見後而破傷風之死者亦減此皆因藥物之進步而於治療上收佳良之效果者漢醫不識藥之性質故難盡藥之功用如同一遠志杏仁西醫以治咳嗽常獲佳效而漢醫用之其效不彰此因漢醫

之製劑不如西醫之精也同一水銀西醫以治黴毒百試百驗而漢醫用之常起中毒此因西醫製藥極精而漢醫不能也夫製法不精用量稍誤已難收藥之利益況本草所言舛錯甚多而駁雜之醫乃欲以之回生起死何其傎歟此漢醫之內科不如西醫者七也欲行完全之療法則衛生學不可不精焉歐美有療養院日本亦有肺病院然日本之肺病院不如療養院之著卓效者以日本之肺病院雖有各種衛生療法而其所設備不如歐美之完善也又徵諸吾國當滿洲之有鼠疫也日俄人之居該處者甚衆然染疫者甚少而吾國之死亡獨多者一因吾國官民不如日俄人之能講究公共衛生一因吾國醫員之學識經驗較日俄稍遜故吾之措置亦不如彼之得宜也夫治病者必具完全之衛生知識始能行完全之療法而收良好之結果則如彼漢醫毫無衛生知識者又烏能於治病時行完全之療法而收良好之結果乎此漢醫之內科不如西醫者八也漢醫之內科既不如西醫則治內科者宜舍漢醫而習西醫即宜舍內難等書而讀西醫之書也然合信氏等所譯內科遠者已五六十年近者亦三四十年矣而近時西醫內科之進化日新月異而歲不同自披爾開氏診斷法發明後而結核病之診法一變自六百零六號製成後而黴毒之療法一變自以外科手術治胃癌、盲腸炎、蟲樣突起炎及慢性頑固之胃潰瘍奏效者多而胃腸病之療法亦一變如此之類或爲舊譯各書所缺或舊譯各書雖有其說而今已大加改良者不勝枚舉此習西醫之內科者所以當舍合信氏等所譯各書而讀近出之內科學書也丁先生仲祜欲以最完善之內科學說餉吾國醫界因譯橋本節齋氏近世內科全書示余其第一章、曰血行器疾患第二章、曰呼吸器疾患第三章、曰消化器疾患第四章、曰泌尿器疾患第五章、曰生殖器疾患第六章、曰運動器疾患第七章、曰全身傳染病第八章、曰血液及脾臟疾患第九章、曰新陳代謝疾患第十章、曰神經系統疾患第十一章、附錄中毒篇予觀此書.之特色有四取諾托氏、里培爾孟氏、徐夏氏、溪氏、愛腓氏、斯托氏、斐爾紫氏、特而氏等之內科書、畜氏之脚氣及溫帶地方疾病論、柴里氏之臨牀檢查法、雅古氏之診斷書、靈哈氏之臨牀上顯微鏡及化學的檢查法、味氏及薈攝氏之診斷學、立培氏之處方書、配台氏之新藥書、日本藥局方等刪其繁複擇其最要者摘錄之故卷帙無多而包羅已極閎富讀此書者雖不閱以上諸書亦得以上諸書之益一也插圖甚衆圖亦精妙絕倫讀此書者將圖與說詳細參觀則各種疾病之狀態罔不瞭然於胷不啻取患者而實驗之二也吾國之體質與日本同故吾國人之疾病亦與日本同

近世內科全書序

此書於日本固有之疾病記載甚詳。故治吾國人之疾病亦以此書爲最宜。三也。配合禁忌藥及日本藥局方極量表亦附於卷末。讀此書者雖未研習藥物學與調劑學。而於藥之用量及配伍亦不至有誤。四也。是書之出。有裨於吾國醫界。斷非淺尠。顧吾懼吾國醫界仍墨守舊法而坐棄他人之長也。爰述中西內科之優劣及本書之內容如此。俾吾國醫界知習內科者宜舍漢醫而習西醫。而讀合信氏等所譯之內科書。又遠不如讀此書也。

衛生檢查講習所宣言

陳邦賢也愚擬述

生活之程度愈高。攝衛之講求愈切。歐西其初亦無所謂衛生學也。至一千八百十八年。配德可弗爾氏始研究之。埃及則於紀元前五百年間。發明埋葬、糞便排除法、蓄水池、癩病及傳染病之隔離等。希臘政治家及哲學家。則於紀元前八百年。注意浴場、飲料水、街衢、房屋、操場之使用法及建築法。羅馬於食物、排水管、溝渠、埋葬等事。尤爲美備。且設官吏監督之。中古之世。百斯篤盛行。適十字軍從征歸國。輸入癩病及黴毒。於是設立病院。自十九世紀之初。歐西各國。乃大注意衛生。自衛生法施設後。人民之死亡者日少。耶利薩伯朝英民之死於疫者。萬人中凡四十二人。而一千八百七十六年。約減其半。徵諸衛生學古史。文明國之不可不注重衛生也明矣。衛生中而尤以國家衛生。爲文明國家應有之設施。保護人類之健康。抵抗外界之侵害。豫防未發之疾病。若水、若空氣、若土壤及一切影響於人類之事事物物。或研究。或檢查。或取締。或禁止。是皆國家衛生範圍內唯一之主要問題。歐西各國自配德可弗爾氏出。擴大自來研究之範圍。自茲厥後。衛生樹幟。通儒碩彥。繼踵研究。白人之體育。於是一躍而爲全球冠。吾國地居溫帶。寒煖適中。而猶疾病顛連。死亡枕籍。一人染疫。殃及全城。揆厥從來。

衛生檢查講習所宣言

二

國家無衛生故耳。亦何怪外人目我國爲老大。誚我國民爲病夫耶。更何怪外人有越俎代謀擴張租界之議耶。嗚呼。國體更變。主權在民。民强國强。民弱國弱。往者不可諫。來者猶可追。亡羊補牢。時猶未晚。惟在國民有決心耳。夫研究一國衛生之道。實行一切衛生事務。若設衛生機關。市街河流之清潔。飲料水、土壤、空氣、飲食物、排泄物之檢查。醫師藥鋪之取締。煙酒之禁止。娼妓之節制。埋葬法之研究。屠獸場之管理。疫病之豫防。客民之檢病。以及輸入之限制。昔瑞典輸出之自來火。曾限以定數。日本有輸入鴉片者。處以重刑。無非爲國民謀健康起見。是皆吾國今日所不容緩者。但此項人才。百不獲一。而各地警察衛生。更無此知識。能肩此重任。是故各地設衛生機關。固爲當今急務。而倡始之際。養成一種衛生檢查專門人材。尤爲急務中之急務。邦賢爲國民中之一份子。目覩時艱。未忍坐視。是以投袂而起。組織衛生檢查講習所也。明知材力綿薄。事大不易。然九仞之山。基於壤土。千里之行。始於跬步。國民天職。義不容辭。吾國民苦於專制。無國家衛生久矣。因無國家衛生。而喪失主權者多矣。倘因是而多獲同志。歸來共策羣習。袪弊扶衰。興衛生。强種族。保主權。救中國。豈非今日之起點歟。

此事現由丁君仲祜譯日本最新檢查法作講義。從函授入手。繼以實習。後當通告

藥庫敘言

陳邦賢 也愚

民國二年雙十節日。邦賢過丁氏醫院。丁仲祜先生謂邦賢曰。人生不幸而染疾。染疾而延醫。延醫而莫能辨其良否。有本無病因求醫而致有病者。有輕病因誤醫而變爲重症者。此最可憫之事也。余擬以歷年經驗之方。擇其最普通而有特效者若干種。製成一藥箱。名曰家庭藥庫。又配合肺癆病藥庫、花柳病藥庫兩種。以補家庭藥庫之不足。俾重病者可以化爲輕病。輕病者化爲無病。既省延醫之煩。更獲便捷之益。即徐氏靈胎所謂療病淺近法也。邦賢聞之。力贊其說。丁仲祜先生遂集方歸類。歷歷示邦賢。並命邦賢作說明書以伸其意。邦賢盡一日之力而作畢。乃書之曰。

人之病也。病理病名。雖因解剖的物質的變化千端萬緒。而其病狀不過寒熱、頭痛、身痛、咳嗽、喘咳、喀痰、喀血、吐血、腹脹、瀉痢、便結、尿閉、浮腫、不眠、貧血等數十種而已。果施以對症療法。如發熱用退熱藥。喘咳喀痰用鎭咳袪痰藥。喀血吐血用止血藥。便結腹脹用瀉下藥。尿閉浮腫用下藥及利尿藥。瀉痢用下劑及止瀉藥。疼痛用鎭痛藥。不眠用安神藥。此外梅毒、淋病、肺癆病等。均有特效藥。凡此種種藥品。不能包括一切繁雜多數之疾病。然果能按說明書中各藥品之用法。已可治療一切普通病症矣。邦賢又

藥庫敍言

推尋藥庫便利之點約有十端藥品簡單便於檢尋其利一藥力和平效驗確實對症施治百無一誤其利二藥品多粉劑丸劑便於旅行其利三藥用普通分量每次服一包均已包好便於取用其利四藥品精良可以久藏不壞用完者可以添配其利五藥品功效用量服法附以說明書詳加解釋便於檢查其利六用量可以中秤秤之其利七小兒用量說明尤詳其利八說明書內附以攝生法以輔藥力不逮更附各種補藥之說明以備選擇其利九每藥一種可用三十次全庫藥品可用三百餘次而定價極廉以期普及其利十邦賢以爲此利器出現家庭以之爲衞生品也可學校工廠公署旅行等以之代醫員也可即近世中醫未窺西醫門徑以之爲療病品也亦無不可丁仲祜先生之監製各種藥庫意者其在斯歟意者其在斯歟

丁福保醫生製 家庭藥庫說明書

凡例

一此藥庫專爲便於家庭學校工廠及旅行等而設。凡遇一切普通疾病。可按方用藥。獲效無比。其猛烈藥非尋常人所可用者。概不列入。

一藥庫中所儲者。悉有特效。皆分類配製。如發熱用退熱藥。咳嗽用止咳藥。瘧疾用止瘧藥之類。餘倣此。

一某病兼患某病者。則宜服某類藥。兼服某藥。如發熱而兼咳嗽者。則服退熱藥兼服止咳藥之類。但服藥之時。或食前或食後。均詳細說明。

一每藥一種。可用三十次。惟第一種退熱藥。其用極繁。分量倍之。可用六十次。合計全庫藥品。可用三百三十餘次。

一用藥分量。概註明於書內。一、〇約中秤二分六釐許。書內按年歲之大小。以定藥量之多寡。用藥者須按法實行。不可任意多少。

一藥庫內之藥品。有用紙包好者。爲便利起見。小兒則用一包內幾分之幾。間有未包者。可以中國小秤秤之。

一書中間附攝生法。爲輔藥力所不逮起見。服者當力行之。獲效必更迅速。

一每庫藥品僅十餘種。凡一切普通病症。已可施治。此外又有花柳病藥庫及肺癆病藥庫。以備患者選擇。

一某種藥用完後。可至本處補購。藥價亦當從廉。

一先出家庭藥庫、肺癆病藥庫、花柳病藥庫三種。隨後當續出外科婦科等藥庫。

藥庫總發行所在上海派克路昌壽里斜對過丁福保醫院及上海棋盤街文明書局

至小之一種生物。是植物類。非動物類。其形體雖有一定。亦時時更變。其質彷彿似膠。膠之外有薄膜包裹。畧堅而密。蓋與木同類之原質也。

依微生物之形體觀之。可分三種。一爲球形微生物。一爲柱形微生物。一爲螺螄式之微生物。球形微生物之體爲圓形。其存活或單、或雙、或四、或八。集成一球或一串皆有之。此一種爲最小。其對徑不及十五萬分寸之一。柱形微生物。其體如柱。長形。各種大小不同。即在一種之中。亦有大小不同者。惟比球形者爲稍大。其長約自二萬五千分寸之一至四千分寸之一不等。其廣約自十二萬五千分寸之一至一萬六千分寸之一不等。螺螄形微生物。屈曲盤旋。如螺螄然。若引長之。約比柱形者爲長。一種最長者。有六百分寸之一。尋常視之。皆若無色。故於考驗時。概加藍靛。其生長之加增。或從一生二。或育子後漸漸長大。極爲繁雜焉。若所得之地位合宜。則生長極速。每一枚微生物。若在每一點鐘內分一次。則二十四點鐘後當分至十七兆。以後仍如此分長。則至第三日。不知其幾千萬兆也。其重量當有七千五百噸。

雖然微生物之生長。若是之速。而無食物資其餵養。斷無天然若此之速者。可見其所得於人身之地位。爲大有關係也。

微生物之分布極廣。吾人所呼吸之空氣與所飲之水及牛乳中皆有之。人畜肌膚之表面及內部亦莫不有之。在泥土中深至九尺爲止。亦皆有之。須上升至空氣稀薄之處及在冰川之中。方能絕迹。若在兩極及離陸地較遠之海面。則雖有此種微生物而不多。

微生物之賴以生長者有數因。最要者如濕氣、如空氣、如食物、如熱度、如光。皆不可少。一切微生物。皆依賴濕氣而生。若無濕氣。卽不發生。雖生卽死。惟力强者多存片刻耳。若空氣則爲數種所必需者。有數種則反因得空氣而致死。餘則可有可無也。其食物則有數種。以已死之動物質植物質充之者。有數種須以肌肉朘充之者。間有止食金類鹽質者。餘則止食空氣中之淡氣而已。最低之熱度至冰點。最高之熱度在法倫表一百七十度。微生物仍能孳生。雖然。自六十度至一百零四度之熱。實爲種種微生物最合宜之景況。能致人疾病之微生物。以九十八度零五分度之二之熱爲最相宜。光則平常散出之光。其有無皆不甚相干。惟直射之日光。可將種種微生物盡行殺死。

考究微生物之變態者。莫不目爲奇事。其存活不過數點鐘或數日。而其所演出之事變。則雖極著名之化學師。畢生不能窮其業。其功效能使田中收穫極豐。製牛乳油乳酥配合於用。分洩江河中汚穢之物。皆於人生有益。蓋微生物之足以致人患病而死者。祇爲一切微生物中之若干種。此亦不可不論之也。

近又於豆類植物之根上尋得一種微生物。能分析含淡氣之金類鹽粒。又能吸取空氣中之淡氣輸入豆類。乃得滋長蕃碩。若無此種微生物。則農夫雖欲如法爲之。恐非易事。且不獨豆類中有之。卽一切植物。亦皆賴有微生物而後能滋長。人與動物皆依賴植物而存活。可見微生物與人類及動物之關係也。苟無吸取淡氣之一種微生物。則地球上一切生物皆蔑有也。由此推之。知地球上方有生物之時。乃僅有此種植物類之微生物而已。苟得空氣中或鹽粒中之淡氣。卽不難蔓延而生矣。

醫學之中。微生物與疾病之關係爲最要。現以下諸端。卽知疾病之原由及微生物之如何傳染。傳染後之變態。因卽設法取生物之罹此疾而復元者。以作保護及解救之藥。

牛瘟　牛瘟以牛羊所患者居多。是一種杆形微生物之爲患。其入於獸身也。從皮膚碎處入。或於呼吸時。吸入微生物之子於肺內。或食微生物所傳染之物。此之原由。在一千八百四十九五十兩年。爲波崙特大范二人所查得者也。

大痲風　大痲風亦一種柱形微生物爲患。卽呼爲大痲風柱形微生物。爲漢生在一千八百七十九年所尋得者。惟此種微生物。究生於身體之表面或內部。則未可決定。其入於內部也。亦由肌膚碎處入而傳染匪易。惟尋常意見則概謂其易於傳染也。

嘟吡咖唎　嘟吡咖唎一類病症極多。癆病亦爲其一。要皆由似乎大痲風柱形微生物一類者而起。此病之原由。爲庫克在一千八百年至八十二年所查得者。卽名之嘟吡咖唎微生物。其傳染之由。因癆病人吐出之痰。乾燥後成虀粉。遂由他人呼吸而入於肺所致。或因食此種微生物所傳染之牛乳與肉而致病。

漏底傷寒　漏底傷寒乃爲屬於人類之病。病由乎一種傷寒柱形微生物而起。此理在一千八百八十年。爲愛伯所尋出。其入於人之腸胃也因食牛乳及水或他物中有此種物者所致。若因呼吸空氣而致疾者。殊不多見也。

爛喉痧　此病亦屬於人類。在一千八百八十三年八十四年。克勒布及羅弗鹿二人。尋出一種柱形微生物。卽爲此病之原由。因名爲爛喉痧柱形微生物。其病之緣起。因呼吸空氣或飲食中有此種物者所致。

霍亂　霍亂亦人患之病。在印度恒河旁多有之。庫克於一千八百八十四年時。即在該處尋得一種螺螄形微生物。其傳染之由。亦於飲食中得來。或無端相觸所致。

鎖喉風　此症人及馬狗皆有之。一切微生物中。以鎖喉風柱形微生物爲最危險。其入於人身也。概由皮膚傷處。在一千八百八十四年。爲尼哥拉爾尋出此理。

春瘟　春瘟乃一種最小之柱形微生物所致。在一千八百九十年。爲凱南法斐而二人所尋出。其傳染之由。從鼻管氣管吸入。患有此種病症之人之乾痰及涕。爲風所吹。而後致成此疾。

肺體發炎　此疾爲球形微生物所致。其形綴成一球。或兩兩相偶。其入於人身。概由呼吸而入。雖無病之人。亦有百分之二十。其口涎中有此種微生物者。即爲此病之原由。在一千八百八十六年。爲法蘭克耳所證明。

鼠疫　一千八百九十四年。吉他薩多越新在許多瘟疫症內。尋出一種較小之柱形微生物。證明此種微生物。即爲鼠疫病之原由。其入於人身也。概由皮膚受傷之處而入。或因患有此病之鼠身上之蚤蝨。齧人後而有此疾。故此種疫氣。多由鼠所分布者也。

黃熱症　此病之原由今日尙在辯論。未能決定。

以上種種傳染之疾。確知爲有微生物所致。而尙有數種疾病最易傳染者。如天痘、玫瑰紅熱症、痲痏、瘋犬咬等。尙未尋得其緣由。殆由微生物太小之故。雖最精之顯微鏡。尙難顯出歟。近今盧務及拿卡二人。在牛肺胞發炎病中。尋出極小之微生物。無從辨認。故如上所言數病。不能得其原由者。當亦因乎是。殆又出乎三大類微生物之外者乎。

傳染及傳染之結果

以上十一種病。皆由微生物所致。其傳染之因。亦既言之。然欲究其染入人身之後。其變象如何。其結果如何。則亦不可不反覆詳論之也。

微生物雖可乘隙而入。然體氣之强壯者。其內部有血輪。其抵抗力足以殺物。不使爲患。其抵抗力之大小。則視乎某部之肌肉腠。以及體氣之如何强壯與其年齒之長幼。故殺物之力。即各各不同。若其力減少者。自易受病也。

微生物既入而病狀尙未發現之時。但覺徧身不舒者。蓋血輪及肌肉腠。正與微生物交戰。而欲消剋之也。

微生物之生息布滿。其遲速不同。或初在一處生息而後布滿全體。或祇在一處蔓延生息。在肌肉腠內生息之時漸次增長。其毒亦自然加甚。使徧身皆有變象而病狀十分發露矣。

至徧身發病狀後。其內部之交戰猶未停息。在液管腺內及脾胃內之白血輪與肌肉腠。皆與微生物交戰而食之。或欲其死。然有效與無效不等。故人身之病仍不能免有時雖可復元。或竟不效而致於死也。

若人身既復元。而微生物之滅盡與否。此一問題。亦不能遽答。因其中頗爲繁賾。倘未明瞭。但即淺者言之耳。

微生物在人身。一有立足之地。其毒卽發。人身受毒之後。卽有病狀。如頭痛、胃惡、發熱、疼痛、神昏等皆是。於是白血輪與微生物交戰。其餘血輪。則初雖與之交戰。繼乃任其存留。使其毒氣之原質改變。別成一種液漿。與微生物之毒氣相反而有抵抗力者。或稱爲血淸。於是白血輪與微生物之交戰。彷彿增多一隊新兵而能戰勝之也。於是人身得以復元。不再被其傳染矣。

若能以此種液漿取出而加入患有此等病症之體內。卽能增長其抵抗力而剋除微生物。在各種病症上概可得救。而以格致理推之。亦見其效。於是醫術中多一新法。巴斯德及法人拉瑙在一千八百七十七七十八兩年內。留心此種新法。美國於一千八百八十六年。有沙們斯密二人。亦講求是理。拉瑙乃從患牛痘之小牛身上取出液漿。加於總受毒之小牛身上。其毒卽止而不發。巴斯德在患霍亂症之雞身上。取出最易傳染之微生物。加於同患一病之雞身上。病卽愈。如加於不患病之雞身上。卽不至再患病矣。沙們斯密又在患霍亂症之豬身上。取出液漿。加於不患病之豬身上。則必無後患矣。

一千八百九十二年。白令又尋出爛喉痧之尅毒液漿。而證明其功用。於是格致世界中人。於液漿醫病之法。不憚勤求矣。

此法初起時。頗有與之反對者。不獨不知者不以爲然。卽醫家亦不肯信用之。由乎不知新法之理。幷持虛假之格致思想而懷疑也。然篤信此法之人。依然煞費功夫。孜孜考究。故現今信從者衆。偏見已化。卽從前反對之人。亦皆以此法爲妙也。

自一千八百九十二年。貝令尋得液漿治爛喉痧之法後。於是患此症者減去一半。已將册上所載之謬處除去矣。

病理學問答

丹徒陳邦賢也愚編纂

第三章　呼吸器病

問何謂鼻加答兒。

答鼻加答兒有急性慢性兩種。急性者因感冒傳染病中毒及塵埃之刺戟而起慢性者多由急性轉來及腺病質塵埃瓦斯之吸入煙草過度黴毒等而起

問何故噴嚏。

答噴嚏者因鼻粘膜之知覺神經刺戟而發起之反射運動也

問何故發起此種反射運動。

答先營深吸氣一次或數次而後爲强度之呼氣閉鎖軟口蓋開放鼻咽頭腔由鼻口呼出空氣使異物向外排出故起此種運動而爲噴嚏

問何故鼻加答兒屢發噴嚏。

答鼻粘膜已罹病變對於刺戟感受性强大受僅微之刺戟卽發噴嚏患鼻加答兒屢發噴嚏者卽此故也

問何故鼻內分泌稀薄透明有鹹味之漿液。

答此乃充血之粘膜其血管中滲出之液分也。

問何故鼻內分泌膿狀帶綠色之漿液。

答此乃粘液之分泌增進而同時血管又增加多量膿球之滲出故也。

問何故言語帶鼻音。

答因鼻腔閉塞所致。

問鼻加答兒何故有淚漏、羞明及結膜發赤症狀。

答此乃炎症經鼻淚管而波及眼結膜也。

問鼻炎何故繼發腦膜炎。

答此乃鼻粘膜之淋巴管與硬腦膜下及蜘蛛膜下腔交通細菌可由淋巴管而進襲腦膜故也。

問何故鼻硬結腫。

答鼻硬結腫爲短小末端彎曲之桿菌所致。

問何故咳嗽。

答咳嗽者乃衝突性強劇之呼氣將閉塞之聲門壓開而呼出空氣之反射運動也

問何故起反射運動。

答中樞爲延髓位於呼吸中樞之近傍稍感刺戟便起反射運動

問刺戟何部便起咳嗽。

答刺戟身體種種之部均能致咳嗽最易致咳嗽者爲分布氣道粘膜之迷走神經知覺枝之刺戟也其餘如刺戟聲帶下之呼吸道粘膜及刺戟氣管之他部均致咳嗽肋膜之刺戟亦能發起咳嗽其他以胃肝脾及子宮之疾患亦有因反射性而起咳嗽者外聽道之刺戟鼻粘膜之接觸亦然又頸部迷走神經下喉頭神經及迷走神經中樞之刺戟亦能發起咳嗽更有以神經直接刺戟而頻發咳嗽者

問何故刺戟神經能致咳嗽。

答此種咳嗽名爲神經性咳嗽因迷走神經之異常興奮也

問咳嗽之種類有幾。

答咳嗽之種類大別有二卽乾咳濕咳是也

問何謂乾咳。

答分泌物十分粘稠不能喀出或極少量之時其咳嗽不發水泡音者曰乾咳。

問何謂濕咳。

答分泌物稀薄而混有一種水泡音者曰濕咳。

問何故天色將曙時多發劇咳。

答因睡眠間對於刺戟之知覺神經興奮性減弱故也。

問何故咳嗽有多寡之別。

答咳嗽多寡以氣道加答兒之强度及廣袤為比例加答兒增劇則咳嗽亢盛加答兒輕減則咳嗽減少。

問何謂氣管枝加答兒。

答氣管枝加答兒有急性慢性兩種急性由感冒器械之刺戟化學之刺戟熱性諸患所致慢性則由氣管枝粘膜受經久之刺戟或從急性病移行或從腎病肺氣腫心病等而來。

問何謂痙咳。

答頻發强劇之衝突性呼息於深吸氣而中絕之高度咳嗽者曰痙咳。

問何故喀痰。
答氣道生加答兒變化或肺生炎症所致
問病的喀痰與普通喀痰有異否。
答病的喀痰於氣道分泌之通常粘液外又由病的滲出物或組織之破壞產物而成者也。
問喀痰中有何有形成分。
答喀痰中之有形成分即白血球上皮細胞及細菌是也
問痰之種類有幾。
答痰之種類大別有三種曰粘液膿性痰曰純膿性喀痰曰血性喀痰
問何謂粘液膿性痰。
答白血球滲出多量之時其粘液之喀痰帶黃色而有如膿狀之性質者曰粘液膿性痰。
問何謂純膿性喀痰。
答喀痰爲黃綠色粘稠之液成純粹之膿性毫無牽縷之性其吐於盛水之唾壺內卽

向水底而沈降者曰純膿性喀痰。

問何謂血性喀痰。

答喀痰含有赤血球而血液爲線狀或點狀混於其中者曰血性喀痰其或喀出純血者曰喀血。

問何故有血性喀痰。

答因氣道或肺組織出血故也。

問何故喀血。

答喀血者由肺血管破壞而出也故又名肺出血。

問何故致肺出血。

答原因有種種有基於實性充血者有由於鬱血性者有因於破壞肺組織之種種疾患者有因大動脈瘤穿孔於氣管枝及肺組織者有特發於出血素質或月經代償性者更有因神經性疾患而生者。

問何故喀血帶鏽褐色。

答喀血帶鏽褐色者因血液暫時留滯於肺組織或空洞其遊離之血色素分解而成。

褐色色素顆粒故也。

問神經疾患何故咯血。

答此爲神經性出血蓋以迷走神經中樞核之變性遂致肺血管擴張而出血也。

問何故痰有臭味。

答此乃氣管枝擴張或肺空洞內咯痰停滯之時由外界進入之腐敗菌發育其中使之陷於腐敗分解也。

問何故聽診上發乾性水泡音。

答發乾性水泡音者因管腔內分泌物之增加或濃稠粘着管壁時管腔縊形狹隘故也。

問何謂乾性水泡音。

答卽聽出笛聲軋轢音陀螺音之類是也。

問何謂氣管枝喘息。

答氣管枝喘息者爲發生呼吸困難之特殊氣管枝病也。

問何故起呼吸困難。

答呼吸困難者。爲肺內瓦斯交換減少時發現之呼吸變化也。

問何故起呼吸變化。

答原因有五。一氣道狹窄。二胸廓及肺臟之運動不全。三肺臟呼吸面之縮小。四循環障礙。五空氣成分之變化。

問氣道狹窄何故能致呼吸困難。

答因喉頭氣管之狹窄障礙。空氣之輸入不易。故致呼吸困難。

問循環障礙何故能致呼吸困難。

答因圍擁肺胞之毛細管鬱滯擴張。向肺胞腔隆起。加以赤血球及血液漏出而滲潤肺胞。縮小呼吸之面積所致。亦有因肺氣腫及肺間質炎所致者。

問何故圍擁肺胞之毛細管鬱滯擴張。

答因僧帽瓣閉鎖不全及狹窄。而肺循環區域起鬱血所致。

問何謂肺滲潤。

答肺滲潤者。肺胞內液體及細胞成分。滲漏而充實肺胞也。

問肺氣腫之種類有幾。

答肺氣腫有生理的肺氣腫病理的肺氣腫之二種病理的有急性的肺氣腫慢性的肺氣腫之二種

問生理的肺氣腫何故

答此爲年老者肺組織之彈力減衰乏收縮性所致

問何故發急性的肺氣腫

答因肺胞壁擴張所致亦有因吸氣之亢進而生者

問何故肺胞壁擴張

答因空氣不能十分流出之結果所致

問病理的肺氣腫尚有他種否

答肺氣腫外尚有二種曰肺胞性肺氣腫曰組織間肺氣腫

問何謂肺胞性肺氣腫

答患肺氣腫者肺胞壁漸漸萎縮消耗互相交通融合形成一大肺胞者曰肺胞性肺氣腫

問何謂組織間肺氣腫

答若空氣破菲薄之肺胞壁竄入肺之小葉間結締織而至肋膜下組織內形成氣胞者曰組織間肺氣腫。

問肺間質炎之種類有幾。

答肺間質炎有續發性原發性二種。

問何故起原發性間質性肺炎。

答因誤吸入塵埃或炭末或鐵粉或石粉於肺中因是永沈着於肺組織喚起間質結締織之增殖是以起間質性肺炎。

問何故起續發性間質性肺炎。

答因加答兒性或格魯布性肺炎肺胞內有滲出物永久殘留所致亦有發生於肺空洞之周圍者。

問何謂肺炎。

答凡肺胞內析出炎症性滲出物而充實肺胞之疾患者總稱之曰肺炎又名之曰肺體發炎。

問肺炎之種類有幾。

答肺炎因解剖的變化大別有五種一加答兒性肺炎二格魯布性肺炎三化膿性肺炎四肺壞疽五出血性壞疽性肺炎。

問何謂加答兒性肺炎。

答肺胞及小氣管枝壁之血管滲出漿液白血球時又滲出多少之赤血球同時而肺胞上皮增殖剝脫者曰加答兒性肺炎。

問何謂格魯布性肺炎。

答肺胞內滲出多量之白血球及赤血球且纖維素之發現著明而致滲出物之凝固并發肺胞上皮之壞死者曰格魯布性肺炎又名纖維素性肺炎。

問何謂化膿性肺炎。

答肺胞內有多量之白血球滲出又肺組織液化溶解而化膿者曰化膿性肺炎其爲限局性而發生者曰肺膿瘍。

問何謂肺壞疽。

答肺組織之陷於腐敗壞死者曰肺壞疽。

問何謂出血性壞疽性肺炎。

答肺胞內析出出血性滲出物而乘肺組織死滅者曰出血性壞疽性肺炎。

問何故肺氣腫、肺間質炎有呼吸困難症狀。

答有二原因一因於持續性擴張之肺胞一因於間質結締織增殖而肺毛細管萎縮消耗故於瓦斯交換發起障礙引起呼吸困難。

問何故空氣成分變化而致呼吸困難。

答因炭酸（即炭氣）增加而酸素（即養氣）減少或血形已成爲酸化炭素血色素所致。

問何故炭酸增加酸素減少。

答外界空氣稀薄如高山之類或換氣未能充分如密閉之室衆人羣居之室之類因是炭酸增加而酸素減少也

問何故成酸化炭素血色素。

答吸入含有酸化炭素之空氣因是而赤血球遂與之抱合遂成爲酸化炭素血色素也。

問何故喘息。

答氣管枝粘膜起充血及加答兒與氣管枝筋之攣縮營共同作用使管腔非常狹窄所致。

問何故氣管枝筋攣縮。

答因迷走神經及副神經運動纖維興奮所致

問何故氣管枝粘膜充血及粘液分泌亢盛。

答此爲血管神經及分泌神經之作用

問他臟器之疾病何故喘息。

答因該部知覺神經之病的刺戟呈反射性而誘起氣管枝筋之攣縮者也

問何故起窒息。

答因血液中炭酸瓦斯增量呼吸中樞之興奮性減退而呼吸停止故起窒息

問何故血液中炭酸瓦斯增量。

答血液中炭酸瓦斯增量者因患呼吸困難症不能十分完全吸酸除炭之機能之故也。

問何故起聲門痙攣。

答本病。為一種。神經性。疾患。由中樞性。末梢性。反射性。原因而起。

問何故發生肺水腫。

答此為肺胞。及氣管枝內。漿液滲漏。而充塡之所致。有炎症性肺水腫。與鬱血性肺水腫。二種。

問何故發生炎症性肺水腫。

答此症因肺炎初期。血管內漿液滲漏。於肺胞中。或既發生之肺炎竈。其周圍細胞內。漿液滲漏之故。

問何故發生鬱血性肺水腫。

答多於瀕死時見之。因血液鬱積。於小循環區域。繼乃毛細管壁漿液漏出。而入肺胞。及氣管枝內。以充實之故也。

問何故血液鬱積於小循環區域。

答人當瀕死之際。心左室之運動。雖已麻痺。而右室則尚運動如故。注入靜脈血於肺動脈內。以此血液鬱積於小循環區域。

問何謂肺臟二口蟲病。

答有謂因肺血管擴張者有謂由肺組織軟化者有謂從氣管枝漸次發生而來者迄今尚無一定之學說但本蟲在肺之表在部構成小圓形空洞而居於其中者則一也。

問何謂肋膜炎。

答肋膜炎者因肋膜腔內起有漿液纖維性或膿性或出血性滲出物瀦溜其中以致肋膜腔擴張而成炎症也

問何謂胸水。

答肋膜腔異常擴張而壓迫近傍臟器之肺臟及心臟妨礙其官能者曰胸水又名水結胸

問何謂胸血。

答肋膜腔內有血液溢出瀦滯者曰胸血

問何故肋膜腔內有血液溢出瀦滯。

答肋膜腔內有血液溢出瀦滯者其原因係大動脈瘤向肋膜而破裂或因胸壁損傷而來

問何謂氣胸。

答肋膜腔空氣進入而擴張者曰氣胸。

問何故發生氣胸。

答此爲胸壁損傷外界空氣竄入於肋膜腔內而生或肺生空洞或胃食道之癌腫性腫瘍向於肋膜腔而穿孔破潰所致。

問何故肺生空洞。

答肺生空洞者因炎症滲潤竄變化爲乾酪狀致肺組織破壞頹廢缺損而形成空洞也。

六十九　哥囉仿謨 Chloroformium　內用爲治絲蟲、嘔吐等症。外用爲緩解神經痛、僂麻質斯性疼痛、齒痛、耳痛等症。本品主要之應用於施行外科手術時。爲麻醉藥是也。用量二滴至二十滴。和糖。

處方三十　哥囉仿謨　一五、〇

樟腦精　一五、〇

右外用。擦於痛處。一日數次。(治僂麻質斯性疼痛卽痛風)

七十　臭剝 Kalium Bromatum爲麻醉、鎭痙藥。於神經系統能呈鎭靜作用。故用於神經性諸病。又爲癲癇病之特效藥。於神經性不眠症、酒客譫妄等。爲催眠藥。此外又用於妊婦嘔吐、產婦急癇小兒之痙攣歇私的里性癲癇舞蹈病、破傷風、遺精等。又用於抑制男女之情慾。若長時連用。則發胃腸障礙。記憶減退。知覺鈍麻。粘膜炎症。皮膚發疹等之中毒症狀。用量一日數回。〇、五至二、〇。

處方三十一　臭剝　一〇、〇至一二、〇

苦味丁幾　四、〇

水　二〇〇、〇

右一日三回二日分服。(治心跳驚悸不眠遺精等症)

注意一　凡心跳驚悸不眠等症。以女人爲最多。以臭剝治之有特效。

注意二　凡大便乾燥者。宜加入加斯加拉流動越幾斯二、〇至三、〇。

七十一　臭曹 Natrium Bromatum 功效同臭剝。然本品不害心臟。較臭剝爲優。但害胃甚於臭剝。惟因其無副作用。故繼續內服。究以本品爲佳。向於小兒療法中。亦多用之。用量一日數回〇、五至二、〇。

處方三十二　臭曹　八、〇

右分四包。每夜服一包。開水化服。(治遺精)

七十二　抱水格魯拉兒 Chloralum Hydratum (一)爲催眠藥。用於各種之不眠症及欲促其睡眠者。最爲適宜。(二)爲沈靜藥。用於酒客譫妄及種種之亢奮症。殊有效。(三)爲鎭痙藥。用於各種之痙攣性病。如强直症、舞蹈病、癲癇、喘息、痙咳等。殊有效。而於治腦膜炎。最爲有效。因能痲醉大腦故也。然有心臟病者忌服。用量一日數回〇、五至二、〇。

興奮藥

七十三　實芰答利斯丁幾 Tinctura Digitalis 爲諸種水腫、心臟諸痛之特效藥。用量一日二、〇分數回服之。

七十四　咖啡涅 Caffeinum 與弗那攝精相混合則爲最良之頭痛方也。用量一日數回〇、〇五至〇、二。

七十五　斯篤落仿司丁幾 Tinctura Strophanthi 爲心臟强壯劑。用於慢性急性之心臟衰弱有良效。爲實芰答利斯之代用品。用量一日三回至五回。五滴至十滴。一日普通用一、〇。

七十六　纈草丁幾 Tinctura Valerianae 爲鎭痙藥。用於癲癇及歇私的里、神經官能的疾患等。用量一日數回一五滴至三十滴。

處方三十三

臭曹	一〇、〇
纈草丁幾	六、〇
單舍	二〇、〇
水	二〇〇、〇

右一日三回。二日分服。食後開水化服。

七十七　樟腦 Camphora　有殺菌力。能滅家具衣服書籍之昆蟲。又爲興奮劑。凡諸種熱性病之虛脫。麻醉藥之中毒。屢屢瀕於危險時。用本品有效。用量〇、一至〇、三。

外用藥

七十八　依比知阿兒 Ichthyol　爲防腐、收斂藥。兼有毒殺寄生物、鎭靜疼痛、制止瘙癢、消炎之功。凡患皮膚病。塗擦之立效。用量。塗布三〇至五〇%之溶液。或一〇至五〇%之軟膏。

按本品又名スルフオイヒチオール酸アムモニウム Ammonium Sulfoichthyolicum

處方三十四　依比知阿兒　一、〇

華設林　九、〇

右混和爲軟膏（治鱗屑癬、濕疹、匐行疹、苔癬等症）。

七十九　列曹兒 Lysol　本品多用於婦女之白帶。爲陰門洗滌料。又爲消毒藥。用量。〇、三%之溶液。

新解熱劑麻萊精（マレチン Maretin.）

無錫萬鈞叔豪譯述

麻萊精之解熱作用

麻萊精對於結核性消耗熱最有效。

麻萊精適於腸窒扶斯之解熱。

麻萊精於一般之熱性疾患。亦有佳良之效果。

麻萊精之爲解熱劑。最爲人所稱賞。不論其解熱作用之正確。即其熱度不急劇減退。因其持續時間之長。於一般麻萊精之奏功開始。以服用後四分之三時間。初下降緩慢。後遂迅速。而其持續時間。少則六時至八時。永久可亙至二十四時。其際以適當之方法。則毫不起發汗。至於呼吸、血行及消化器系統。初無何等之影響。而血液之性質亦不起變化。

麻萊精對於結核性消耗熱之賞用

肺癆患者之發熱。一日三十九度至四十度。體力減損。病勢進行。如與以麻萊精。能減退其熱度。往往下降至三十六度。因此之故。患者感心身爽快。振起食慾。體重增加。最初報告麻萊精之效果者。爲脫克篤魯、拔爾雅痕斯幾 Baryansky 氏。謂麻萊精之解熱速度。不如別臘密童之急劇。其效力之持續。爲九時至十五時間。而於血行、呼吸、消化、泌尿諸器。無何等之障害。故本品賞用於肺結核及其他之熱後疾患。撲痕（ポーン）醫科大學之脫克篤魯、加烏倍Kaupe氏、敎授守質氏。於賞用本品之下。施臨牀試驗。發表其成績如左。

與以麻萊精後。體溫顯著下降。常以三十九度至四十度之發熱。多下降至常溫以下。（三十六度）停留於三十七度五分至三十七度九分者甚少。

麻萊精之作用。約六時間至八時間。其作用有二十四時間之持續。副作用僅有一回之頭痛。無眩暈、吐氣等。又無呼吸、血行器之影響。且麻萊精無味而適於患者之服用。服後不第能解熱。兼能增進食慾。

在米游亨（ミュンヘン）國民治療所之脫克篤魯、愛爾根 Ilkan 氏。亦贊成拔爾雅痕斯幾氏之說。謂其解熱確實。毫無副作用。並無蓄積作用。其後脫克篤魯、海倫布 Helmbrecht 氏亦同聲稱賞。特氏謂以之治腺結核。則最有效力。

在日本試驗麻萊精。最初發明其功用者。爲京都醫科大學中西內科醫學士原榮氏也。

氏嘗以麻萊精應用於頑固之結核性消耗熱。不現副作用。而體溫徐徐下降。多不伴發汗。又用別臘密童、撒里必林等不能解熱時。用麻萊精亦效。更因應用麻萊精而見盜汗之減少。新附加觀察。氏遂依其結果而斷定之如左。

麻萊精者。較他種之解熱藥爲優。對於他種頑固之結核熱。呈一時的或永久的解熱作用。加適當之注意。則不見有何等之副作用。

名古屋好生館病院醫學博士佐藤近也氏。曾著書賞讚麻萊精之效力。即氏於三十例中。其十六例與以〇、五之麻萊精。一日後而奏效。熱度復於平溫。有一二患者前與以別臘密童而不見效。後與以麻萊精則均奏效。博士本自己之實驗而論定之如左。

麻萊精作用。爲正確。且持續善良之解熱藥。循環、呼吸及消化器官。不起惡作用。且於同時不害血液之組織。

靜岡醫學會總會席上。醫學士伴野秀堅氏。對於結核性消耗熱麻萊精之效力題下。就麻萊精之效力而說明之如左。

拜耳會社製造之麻萊精。其解熱作用。緩徐而確實。不如他種解熱劑之解熱急劇。

且可厭之發汗亦僅微。對於結核性消耗熱。洵爲最佳良之解熱藥。而持續長久。亦未見副作用。即應用於他種之熱性病。效果亦甚顯著。

依余之實驗。現時使用麻萊精。可推爲解熱藥中之最優等者。

醫學士竹中成憲氏曰。本邦於余之經驗地以南。四國之北。至北海道。悉有一種異樣之熱性病。其輕者誤稱之爲流行性感冒。重者稱之爲腸窒扶斯。余素不信其爲腸窒扶斯。因其發作有頓挫性。故假定其爲惡性麻剌利亞。普通一般之稱爲腸窒扶斯者。亦混於其中。至其本態。如得有他機。則當研究之。

余既假定其爲惡性麻剌利亞。但與以規尼涅而不能驅熱。混和規尼涅於別臘密童後。始知其經過與窒扶斯異。旋與以麻萊精而奏效。以此觀之。對於結核及此等難症。應用麻萊精。實較用別臘密童及他藥爲優。

醫學博士佐多愛彥氏。亦賞用麻萊精以治結核熱。依氏之觀察。謂解熱之急劇。雖較遜於別臘密童。而其持續效力。則麻萊精較優於別臘密童。且不現大發汗、虛脫等之副作用。

綜觀以上諸氏之實驗。麻萊精之對於第一期及第二期結核性發熱。確實且緩徐。恢復體溫。使患者覺有快感。并同時能使體重增加。振起食慾。

麻萊精對於腸窒扶斯流行性感冒等之作用

於腸窒扶斯試用麻萊精者。以拔爾雅痕斯幾氏爲嚆矢。氏嘗於熱性胃加答兒、傳染性黃疸、漿液纖維性肋膜炎、流行性感冒、敗血症等。用麻萊精治之。奏效亦均確實。次倫脫 Reuter 氏亦證明之。在日本試用麻萊精以治腸窒扶斯。而報告其治療之成績者。爲大阪桃山病院醫學士增山平信氏。

依氏之實驗之結果。則麻萊精宜賞用於腸窒扶斯者。以其解熱之效力確實。且其作用緩徐。持續性較優於別臘密童。如稽留性之熱型及發合併症者。用麻萊精最佳。

麻萊精之鎭痛作用

麻萊精之有鎭痛作用與否之問題。今日雖尙未解決。然大多數之醫家。則均謂其有鎭痛作用。對於僂麻質斯、神經痛。可與他之鎭痛劑同用。續倍倫氏謂治淋毒性關節炎雖無效。而於僂麻質斯性多發性關節炎並頭痛。則奏效確實。又以神經痛性障害之結果而起不眠症。與以麻萊精亦有效。克拉各 Kirkouie 氏則謂麻萊精治急性關節僂麻質斯。奏效確實。能速去其熱、腫脹及疼痛。然對於撒里矢爾酸之無發汗與神經痛、電擊性疼痛及頭痛最效。勃倫 Blanc 氏亦謂於急性關節僂麻質斯。有顯著之效力。於神經痛亦能奏效。洛衣梯兒氏以麻萊精治眼窩神經痛、流行性感冒之疼痛、僂麻質斯性、神經痛性、歇私的里性及月經困難等。均得收佳良之效果。游林、丕撒 Ulrich Pisarshi等諸氏嘗證明之。

關於麻萊精有多數之實驗醫學博士佐藤近也氏。近日於急性僂麻質斯。與以阿斯必林、諾華斯必林、播利克撒兒等無效。與以麻萊精〇、二。作一回之服量。後覺疼痛全去。又醫學士波松寅吉氏。亦得同一治療之成績。觀此則麻萊精之應用於僂麻質斯。其優於他種之鎮痛劑可知。而續倍倫氏亦嘗證明其說。

麻萊精之用量

依拔爾雅痕斯幾氏。謂麻萊精〇、二之用量。可增加至加烏倍氏之〇、五。佐藤近也氏一日用〇、七五。初無何等之障礙。原榮氏令患者三回分服。一回量超過〇、一五。不數回而奏效確實。草野春平氏則謂一回之用量〇、一。亦能奏效。其他一般之醫家處方用〇、二五至〇、五。於腸窒扶斯。增山氏本自已實驗之結果。謂一回之極量。可用〇、五。并推奬分服法。(一日四回至五回)

杜雷遂氏以定量的麻萊精令患者服用後。檢查其尿。觀察其一日排泄量之結果。規定麻萊精一日之極量爲〇、五。氏之說明如左。

與以麻萊精。一日之量爲〇、五。而不見解熱者。以麻萊精之不適用於其症。斯時如增加麻萊精之用量。恐起蓄積作用。以更換不服用爲佳。

麻萊精之使用時間。用於熱度上昇前一時乃至二時間爲最佳。何則。蓋使用一般解熱藥。均應在熱度上昇前。令其服用。庶解熱藥得收完全圓滿之結果。決不可輕視。達爾倫倍氏之說明如左。

多種之解熱藥。以肺結核患者。發汗爲起過度衰弱之證。然於熱度上昇前而與以解熱藥。則可得而避之。余投藥於結核患者。以體溫線期之二時間前。無缺點。無發汗。并能保持患者之健康。其結果能增進患者之食慾而得安睡。又謂一般患者至免熱時。不可停止服藥。故欲減少其高度之熱者。當以藥物療法爲主眼。

一般疾患之漸赴輕快者。使一日服用麻萊精一回至二回。用量〇、一至〇、二五。每回於午前及午後體溫上昇前一二時間服用。或一日之用量。〇、二至〇、四。使三回至四回分服亦可。結核患者。可由〇、一增量至〇、一五。

處方

痲萊精　〇、一

乳糖　〇、三

右爲一包。與以十包。每朝夕熱度上昇前服一包。

痲萊精　〇、一

阿依米度林　〇、〇〇一至〇、〇〇二五

乳糖　〇、三

右爲一包。與以十包。一日二回至三回。

最新發明之防病術（錄進步）

天翼

近世衞生學理。由治標而進於治本。治本者何。豫防病菌之侵入是也。蓋有病而後求治。不起者十居二三。幸而獲痊。其內質已虧。光陰金錢之損失已不知凡幾矣。苟能防患於未然。則無形中之保全。必較之療疾之功爲多。以是各國之研究醫理者。一變其方鍼。向惟注重診斷與藥劑。今則考察致病細菌之種類及消防之法。實開醫學界之新事業。準今日此術銳進之現象。以觀將來。腸熱喉痧瘧痢核疫等症。殆將絕迹人類。更當戰勝細菌。不再受其侵害。此則古人之所夢想不到者也。

以下詳述防病術之成效。願與衞生家逐條參究。以達明哲保身之目的。

一　天然痘與牛痘

防病術者。不外二法。（一）撲滅傳遞病菌之媒介。（二）在人身種入菌苗。抵制病菌是也。而種苗尤屬內治之必要。緣人身既種有某種病菌之苗。則雖有病菌來犯。亦不能爲害。其最普通者爲牛痘。先是各國患天然痘而死者。歲以千萬計。乃有德國什納氏始發明牛痘苗。知與天然痘發生之細菌。同一種類。然不爲人害。苟割開皮膚。以此菌種入之。則隨血液流行。布於全體。一遇天然痘之菌。即能抵抗之。不使爲患。種牛痘者。

除皮膚稍患痛楚及微有寒熱。此外絕無所苦。既種之後。可保數年內不患天痘。此種痘苗。先種於牛體。後乃移種人身。故稱牛痘。然馬豕羊等畜。亦可爲培養痘苗之用。若以細菌種入其身。然後取其血清。(一作漿)移植人身。即有抵制天痘之功用。初不限於牛類也。

二　豫防瘡疽及腫脹等症

空中有細菌曰葡萄狀菌。Staphylococcus 形圓似點。爲瘡疽腫脹等症之來原。此菌散布極廣。多於塵埃。室中空地及人身。無不有之。往往乘隙侵入肌膚。致生各種外症。幾有防不勝防之勢。然英國醫博士賴脫氏。竟發明一防禦之法。試之頗驗。賴氏嘗取葡萄狀菌一羣。種入煉淨之牛肉飲料中。逾二十四小時。卽蔓延發生。至數億兆之多。後加熱。入以加波力克酸一滴。使細菌失其生活力。次取飲料中之細菌測量之。則於飲料十五滴內。有葡萄狀菌約一百兆。復欲試驗此種死菌。有無排毒能力。乃取死菌爲苗。注入己身及他自願以身嘗試者。首次各種細菌五百兆。每逾十日。各種千兆。連種三次之後。驗得此種菌苗。竟能抵制生活之葡萄狀菌。且歷數年之久。不患瘡疽及他種皮膚症。今日世界各外科醫士。莫不知死葡萄菌。可以防免外症之萌發。而皮膚症專家。則皆藏有此種菌苗。備作不時之需。自此世界人類將減少肌膚上之疾痛。謂非出於賴氏之賜歟。

三　腸熱症避免

凡患腸熱症者多不起。因無善法療治之也。世界各國。歷來皆受其毒害。而終無術以制之。至一千八百九十六年。賴脫醫士始發明種苗之法。其時有軍士患腸熱症。賴氏乃取得病菌若干。種入於煮熟之肉羹中。未幾蔓延發生。多至數千兆。乃加熱使斃。分置玻璃細管中。每管約容五百兆。凡赴印度及南非充軍役者。各以此種已死病菌五百兆。注入體中。初行此法。雖未妥善。而受種之軍士。較之未種者。患腸熱症之數。約少一半。於是知其確有減少腸熱症之功用也。且既種者於三四年中。可無傳染之虞。賴氏業經試有成效。乃研求改良之法。計費七八年之心力。始臻完善。以前僅種苗一次。今則於種苗後約經十四日。須更種一次。即可杜絕後患。免於傳染矣。

今美日二國。凡隸軍籍者。皆強迫種苗。以防出征時猝染熱症故也。種時恒在午後四時。因於種後六小時內。恒覺稍有不快。頭痛臂腫。微發寒熱。逾八九小時始愈。愈後隔十日再種一次。再隔十日亦如之。前後種三次而止。當一千九百十一年冬。墨西哥內亂。美政府遣兵防戍赭勒茲。其地熱症素盛。各軍士於出發之前。均豫種菌苗。以故駐兵數月。竟無一傳染者。更舉二例。某醫院有看護婦九十一人。內惟三人未種菌苗。未幾三人中之一。竟染腸熱症而斃。其他八十八人則無一人傳染也。又一病院其看護婦皆種菌苗。後來八人則不然。八人入院後染熱症而死者三人。而其他已經種苗者。則絕無所患。是皆布種菌苗可防熱症之明證也。

發生腸熱之細菌。常居污水中。故水道不潔。亦爲腸熱症之一大來原。去年美國密西西比河。氾濫成災。近河各城之水道。多爲淹沒。盡成污水。有孟斐司城其居民因汲用不潔之水。腸熱症遂大盛。一日多至十餘起。地方有司。乃購菌苗。勸人布種。不收藥資。數星期中。自請種苗者。多至二萬五千人。其後出醫資者不過萬人。餘皆取給地方公款。計所費約一萬金圓。六星期後腸熱症遂絕迹焉。美國巴爾多摩城之公衆衛生局。亦多備此種菌苗。爲人布種。仿種痘之例。不取代價。將來各國人民。咸樂用此種菌苗。則可使腸熱症永不發見矣。

四　核疫菌之戰勝

鼠疫即核子瘟。又名黑死病。鼠類及獺等之嚙齒動物多患之。此疫由鼠身之蚤蝨爲媒。傳至人身。因患疫之鼠。其血液中皆有疫菌。蚤吸鼠血時。即將病菌吸入。迨至人身。肆其吮嘬。復以病菌吐入人身。人乃染得核疫。頸部兩腋或兩胯間。即生痛核。腫大如橘。全體發熱。高至一百四五度。逾三四日即死。此菌傳染於人。散布極速。前意大利及倫敦之黑死病。印度之核症。滿洲之鼠疫。名異實同。殺人無算。世界震慴。然從來防疫者。惟恃撲除鼠類。爲消弭疫菌之要鍵。近日始知施種菌苗。爲防疫最良之法。所用菌苗。爲哈甫根醫博士所發明。故稱哈甫根苗。其成效不減賴氏之腸熱症苗。法取核疫菌置牛肉汁中。逾六星期。加熱并入加波力克酸。殺死其菌。取而注入人身。每隔十日。注射一次。計種苗三次。其抵制疫菌之功用。可歷數年之久。此種菌苗既出。世界乃不復有黑死病之恐慌也。

五　腦膜炎症救治

腦膜炎症。西名 Meningitis。亦爲傳染病之一種。其病菌恒由健全者爲之傳布。故患者雖不多。而尋常健全之人。其體中藏有此種病菌者甚多。故隨時有發生此症之虞。發時極易傳染。一人患此。可傳四五人。不數日間。鄰里之患者無算。故有一城之中。同時罹此症而死者。百數十家焉。其危險酷烈。不亞於腸熱症。醫家每爲之束手。近有美國紐約城公衆衞生部蘇菲安醫士。因仿腸熱症之治法。發明一種專治腦膜炎之菌苗。數月前美國得克剎省。患此種流行病甚亟。蘇氏卽以已死腦膜炎菌爲苗。種入人身。竟獲奇效。然猶疑徼倖得之。法未盡妥也。爰於疫症止後。就南方醫學校爲實驗地。所採用之菌苗。乃自達剌司城某病者之脊髓中。取得若干。置於已經洗淨之玻璃器中。入以葡萄糖少許。逾十八小時取出。以清水洗下。用力搖撼之。約二十分時。次加熱約一小時。乃取死菌酌量數目。分貯備用。校中有醫學生十人。自請試種。因分之爲甲乙二組。甲組五人。各種菌苗五十萬。乙組五人。各種一千兆。(百萬爲兆)閱七日後再種。則甲組各種一千兆。乙組各種二千兆。又七日種第三次。則甲乙組每人各種二千兆。四日後。驗得種苗諸人。確有抵制病菌之能力。驗法先採病菌若干。用水洗滌。濾淨之。蒸之使斃。封藏器中。次取一冢之血及二羊之紅血輪與血清。又曾種菌苗者之人血數滴。乃以器中菌苗加入之。卽可證明曾種菌苗者。其血確能免疫也。且考得人身既種菌苗。約四小時內。必生反動。種苗處發炎紅腫。並覺微痛。再逾數日。勢益劇烈。腋核漲大。頭暈微熱。約逾二十四小時始瘥。亦有種後患頭痛甚劇。全身疲輭。嘔吐寒熱。狀如虛弱。或竟熱度高至一百三四度。歷數日始愈者。究其原因。則某醫士云。偶或由於所種菌苗較多故也。至種苗之後。其防免疫症之成績。據所調査。則近日美國干剎斯城花耳醫士。於疫症流行時。按此法代人布種。除醫士看護婦外。種者凡二百八十人。無一染疫者。蘇非安亦嘗爲一百人施種此苗。每人各種三次。其後亦皆無恙。另有看護婦二人。每人僅種二次。未幾竟染是症。然皆獲痊。可知種苗雖以不盡合法之故。致罹於疫。然種者無論多少。均有消疫之功。卽偶然染得。亦不劇烈。較之不種者究覺其安全也。

更有一例。大凡人身有腦膜炎菌寄生者。其口鼻及喉間。必有蹤形可尋。尋得後卽行種苗。則七日之後。喉鼻間之細菌。可期絕跡。不需他種治法。現蘇氏尙繼續研究。欲知種菌後效力之久暫。大約至短以一年爲期。

六　肺炎症之抵禦

肺炎亦爲劇症之一。患者恒致不起。美國舊金山醫士赫什斐。歷試各法。均無大效。後自患肺炎症者之體上。取得病菌若干。蓄之牛肉汁中。加入糖石灰及格里斯林（此係無色無臭之油狀黏液）少許。每日移種。使益繁殖。藉以考察此菌之毒性。知兎鼠等偶遇此菌。卽肺部發炎。死可立待。若欲抵制此毒。必有較强之菌苗。種入體中。赫氏乃着手採辦菌苗。法以生活之肺炎菌。和入胃汁及腸汁少許。後用巴史陡氏之漏斗濾淨。卽爲純性菌苗。赫氏以此苗一茶匙許。種入於兎身。另一兎則種苗一兩。逾十八日。赫氏以生活之肺炎菌。注入已種苗之二兎。更取未種苗之二兎。亦注入之。約逾四十八小時。二兎之未種苗者。卽患肺炎而死。剖驗其尸。發見無數肺炎病菌。而已種苗之二兎。則皆安然無恙也。乃以此菌苗布種十病人之體中。內七人於二十四小時間。其病象卽有轉機。餘三人則於三日間亦相繼告痊。從此肺炎病亦不患無治法矣。

七　結論

以上粗舉種苗防病之手續。尙有未能詳盡者。卽如喉痧及牙噤等症。無不可以種苗之法爲之防治。若以喉痧及牙噤等症之病菌。種入馬身。次取其頸間迴管中之血清。種入人身。卽無傳染喉痧之虞。此外則蜂螫可治風癱。響尾蛇可治癲癇。水赤練可卑辣(俱蛇名產印度等熱帶地)之毒。以之種入人畜體中。雖爲蛇所噬。爲瘋犬所嚙。亦無致命之憂。此等防病術發明未久。而成效已卓著。若是將來細菌學研考益精。有某種致病之菌。卽有某種防病之苗。隨時詳察病原。一一爲之防微杜漸。不使病魔畧施其伎倆。而人類各得優享其天年。世界上人類之幸福。尙有大於斯者乎。

二人身之圍繞物

空氣

(甲)須令空氣佈散屋內及寢室

(乙)保存空氣之清潔(如防禦烟瘴塵土穢物之類)

(丙)改良空氣法(如裝置洩氣管薰香及播種花草等法)

(丁)室外不潔之空氣(如烟塵埃瘴氣等)

(戊)風與各病之關係及防風法

光亮

(甲)光亮爲生命健康之要素　蔽日

(乙)蔽日法

(丙)室內之光線　務使室內及庭中有充足之光亮

(丁)人爲之光線(如燃燈裝置燈亮及使光耀反映等法)

地土及氣候

(甲)氣候之影響於人體之健康之率

(乙)防禦氣候不良之效果使免水土不服之病

(丙)地土之高卑生植物地面及地土原質皆與人體健康有影響(流行病水土病附焉)

水

(甲)雨水(可作飲料及洗濯之用)

泉水及河水與衛生之關係
改良不潔之水防生長不潔之質
浴泉可使軀體清潔結實及强壯
礦泉水（可作飲料及礦泉浴）

屋舍

（甲）古式屋舍
（乙）房屋
（子）寒煖風濕之防禦
（丑）屋舍之位置（如山谷河濱河或湖之中流等處）
（寅）建築之資料
（卯）室內之裝置（如墻隔墻地板棟樑天滿糊裱彩畫等）
（辰）窗戶之配置（如戶窗階梯

屋頂等物）
（丙）屋舍之結構
（子）休息室及寢室之佈置
（丑）庖廚貯藏室及地窖之構造
（寅）澡身室廚所馬廐
（卯）院場灰坑花圃等之支配
（丁）家用什物及器皿
（戊）取煖法
（子）燃料取煖法
（丑）取煖之器皿
（寅）取煖之方法
（卯）凉爽法
（己）居處之類別
（子）自建屋

(丑)賃居屋

(寅)瓦底樓房

(卯)寄舍

(庚)戶口之調查數

(辛)城市與鄉間之房舍

(壬)屋艇

(癸)修理房屋法

三公共之生活

邨鎮及城市

(甲)發達城市策及注意其衛生事等

(乙)地勢之選擇(參觀上節)並建築屋舍之預備(如湖濱屋舍及屋艇之類)

(丙)建築之款式

(子)街衢及公共紀念地

(丑)屋舍之高度

(寅)住所稠密處

(丁)特別建築所

(子)廟宇

(丑)浴堂

(寅)練身房

(卯)角力場

(辰)市場

(巳)劇場

(午)會場

(未)庵觀

(申)學校

（酉）監獄
（戌）屠宰場
（戊）地下之搆造
（子）溝渠建築法
（丑）放水法
（寅）暗渠通水法
（己）水利
（子）水池
（丑）井
（寅）導水漕
（卯）泉
（辰）川
（巳）河
（午）裏海

（未）吸水機之作用
（庚）清理街道及撤除穢物（如渣滓塵灰獸屍等物）
（辛）殯葬法
（子）屍之檢驗
（丑）收殮屍骸之器具及其方法（殯殮棺櫬瘞葬火葬等）
（寅）墓地佈置法
（卯）窀穸
（辰）公共墳地
交通
（甲）陸地交通應注意之事
（子）多人團集之時
（丑）公共之節令

(寅)有外人處

(卯)有游蕩子及無職業者之處

(乙)交通之利器

(子)車輛

(丑)騾車輛或馱載重物之獸類

(寅)肩輿

(卯)運貨車

(辰)雪車

(巳)鐵道

(丙)旅舍

(子)休息所

(丑)旅館

(寅)游僧留宿之寺院

(丁)城市與鄉邨之交通

(戊)交通之道路

(子)道路之便利

(丑)道路之清潔法

(己)水上交通

(子)舟艇及船塢之衛生事宜

(丑)水道上交通之衛生術

(庚)交通與食物之關係

(辛)交通與流行病之關係

(壬)交通與驛傳之關係

關於衛生之特別看護

(甲)看護嬰孩產婦之事宜(如育嬰堂嬰兒醫院產科醫院等)

(乙)子女之養育

(丙)教育上之衛生

(子)學校中之桌椅
(丑)學校中體操法
(寅)學校中之操場
(卯)學校中之浴室
(辰)休息放假日之旅行
(丁)保衛幼童
(戊)男女之交際
(己)娼妓
(子)妓院娼寮之限制
(丑)妓院娼寮之保衛法
(庚)工業與職業上之衛生
(辛)貧苦者之敎育
(壬)待遇奴婢及囚犯之法

免除疾病之法

(甲)考察疾病之根底及其他原因(如鬼祟傳染寄生物遺傳病等)
(乙)注意疫症之流行及病之屬於心理者(如巫術及神經病之療治法等)
(丙)挽救染病之方法及驅邪術
(丁)病人看護法
(子)家常調養法
(丑)雇用并受敎育之看護婦
(戊)保衛病人及免除疾病之規定計劃如敎育醫士藥劑師穩婆理髮匠等使具衛生上之智識
(己)禁止庸醫營業

(庚)藥料之利用及防毒物
(辛)處置病人（中分易痊及難瘳兩種）
(子)瘋人院
(丑)普通醫院
(寅)庵堂
(卯)特別醫院
(辰)輕病醫院
(巳)臨時醫院
(壬)救護生命之瀕於危者（如火患水災地震覆船礦裂等）及預防意外之虞
(癸)改良種族之進化
(子)屏除病人

(丑)消滅劣種
(寅)激勵強壯軀體事宜
(卯)防禦酒精病之盛行
(辰)防禦花柳病之傳染
(巳)防禦癆症及其傳染

軍事衛生

(甲)戰時衛生
(乙)平時衛生
(丙)陸地與水上之衛生

人類與他種物有衛生之關係

(甲)人類與他種動物有公同之傳染病
(乙)防禦含毒動物（如蛇蠍之類）
(丙)足以致病之動物（如毛蟲及

臟腑內之微蟲等)
(丁)動物之能傳染病症者(如鼠蠅蚊蝨蝕蝨之類)
(戊)家畜動物對於人類衛生之關係
(子)棲止所與飼物所不宜混雜在一處
四關於衛生之習慣沿革及法律(教律與民法)
(甲)食物(對於食品或戒食之定例)及食品之資料
(子)通俗屠宰法
(丑)肉類之檢察
(寅)管理食物之出品
(乙)禮節及軀體之潔淨
(丙)衣服及注意軀體之健康
(子)傳染疫病者之衣服
(丑)瘋人之衣
(寅)娼妓指定之服式
(丁)婚禮及男女交際上美果
(子)男女愛情
(丑)婚姻配合
(寅)娼妓(警察檢查)
(戊)工作及休憩
(子)關於宗教休憩日
(丑)禮拜日
(寅)尋常休沐日
(己)社會上之康寧(保衛奴婢工

人及下等社會中人）
（庚）貿易及商業（附建築章程及
城市衛生）
（辛）病症（如防禦疫病傳染禁止
船隻入口及消毒之法令）
（壬）注意病人之事
（子）禁止庸醫之法令
（丑）醫士須註册而後許營業
（寅）官用之醫士藥劑師看護婦
等
（卯）檢查藥舖及製藥方
（辰）病症之保險
（巳）萬國衛生章程

五健康與疾病統計表之發達

六衛生學與歷史上人類學之補纂

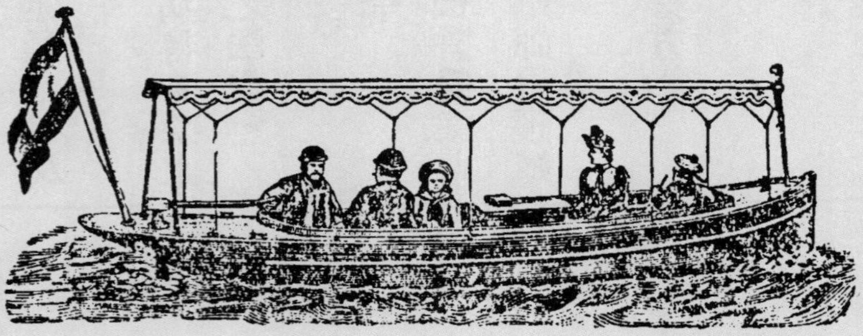

TRADE MARK ·VAPOROLE· 商標

發帕兒 商標

蝶鞍棚膏

（蝶胄鞍棚之液）

PITUITARY (INFUNDIBULAR) EXTRACT

發帕兒蝶鞍棚膏之於腦力猝衰或脫失

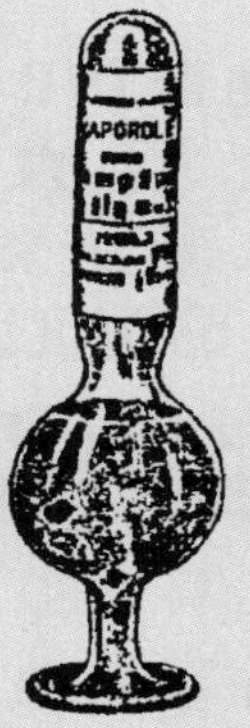

此蝶鞍棚膏。用於外科施手術時。或既施後。及產後等所有腦力猝衰。此膏為最妙反激品。其成效業已久著。能使血壓加增。心臟緩而有勁。其所發生效力。迅速而且堅持。此膏之所以得此美名。實在發帕兒蝶鞍棚膏之有信賴價值。

用法

外科腦力猝衰或腦力脫失。一西西用空針注射肌內。隨後用盂射鹽水術。

心力軟弱。半西西至一西西空針射入肌內。後若需時再射。

孡流血與孡弛。一西西空針射入肌內。後若需時再射。

腸輕癱。一西西射入肌內。後若需時再射。

每支渾合玻葫蘆內有〇・五西西與一西西無穉流質。每盒內裝六支。各著名西藥房。均有出售。

英京 上海 寶威大藥行監製

厄米汀那

與阿米巴痢

Emetine in Amœbic Dysentery

此藥之正確服量有良好之純粹與効力

TRADE MARK 'TABLOID' 商標

大寶來商標

厄米汀那綠鹽

EMETINE HYDROCHLORIDE

Gr. ½ (0.03 Gm.)

半釐(〇.〇三瓦)

內服之扁丸也

裹以膠衣使其作用專施於腸內

每瓶貯二十五扁丸

TRADE MARK 'VAPOROLE' 商標

發帕兒商標

厄米汀那綠鹽

EMETINE HYDROCHLORIDE

0.02 Gm. (Gr. ⅓)
0.03 Gm. (Gr. ½) } in 1 c.c.

〇.〇二瓦
〇.〇三瓦 } 每一西西

此渾合玻葫盧內之無穉藥消水作空針注射皮膚之用

每盒裝十玻葫盧

TRADE MARK 'TABLOID' BRAND

HYPODERMIC EMETINE HYDROCHLORIDE

大寶來商標厄米汀那綠鹽空針藥輪

釐三分之一(Gr. ⅓)與半釐(Gr. ½)

凡有妨礙或擾亂此藥作用之堅存實質盡行解除

溶化迅速旣化藥水亦可煮沸以滅穉

每支貯十二藥輪

以上數品乃治阿米巴痢用之最廣者

寶威大藥行

倫敦

紐約 蒙特利爾 悉尼 開普敦 米蘭 上海 阿根廷京城 孟買

中華民國二年十月出版

中西醫學報

第四年第三期

本期之目錄

本報全年十二冊本埠八角四分外埠九角六分上海
派克路昌壽里斜對過丁氏醫院發行

仁壽堂大藥房廣告

◉醫療用各種藥品◉醫療用各種器械◉工業用各種藥品◉棉花繃帶材料◉閨閣用各種化裝品◉代售各種靈藥

敬啓者本大藥房專向日本著名各大廠販運上等原封藥品並寄售仁丹　日月水　中將湯　胃活　靈效丸等著名靈藥茲値交易伊始特廉價發售以廣招徠　賜顧者請認明牌號庶不致誤此佈

上海虹口吳淞路〇字第一五〇號　仁壽堂大藥房謹啓

電話第四〇五七番

丁福保製 **半夏消痰丸**

功效　一治溫痰寒痰燥痰濕痰以及老年痰多等症　二治各種痰之不易吐出者能將氣管內分泌化薄故為祛痰藥　三治晨咳夜咳燥咳寒咳勞咳以及傷風咳嗽等症故為鎮咳藥　四治呼吸器病之喘息及心臟病之喘息故又為呼吸困難之緩解藥有此四端所以咽頭炎氣管支炎肺勞病百日咳流行性感冒氣管支喘息肺炎肋膜炎等皆可治之每瓶大洋一元〇總發行所上海派克路昌壽里斜對過丁氏醫院〇分售處棋盤街文明書局

丁福保製 **精製補血丸**

功效　一治貧血諸症　二治萎黃病　三治急性病後之衰弱　四治大出血後之衰弱　五治色慾過度　六治慢性下痢之衰弱　七治患瘰癧之衰弱者　八可為患瘧疾者之第一補品每瓶大洋一元〇總發行所上海派克路昌壽里斜對過丁氏醫院〇分售處棋盤街文明書局

丁福保製 **梅毒神效丸**

凡患梅毒者皆發頭痛喉痛周身酸痛及發紅色斑點等此丸治之有神效每洋一元買一百二十粒可服十三日其服法另有詳細仿單〇總發行所上海派克路昌壽里斜對過丁氏醫院〇分售處棋盤街文明書局

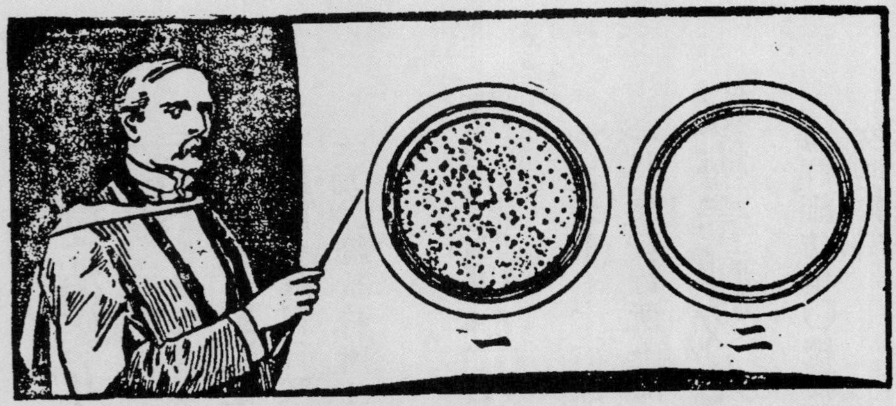

福美明達如何醫治喉痛

喉痛一症、諸醫皆知爲微生蟲之故也此種微生蟲浮沉於空氣中最易吸入喉際、故欲療治或欲脫免此症之法、莫要於先殺滅此種微生蟲也福美明達 Formamint 所有殺滅微生蟲獨步之功能、已常有人爲之作證、即如柏靈最著名之格致家、披阿可司該君、曾惠最新奇之證據、用圖說以表明之、其法以玻璃二片、均塗以微生蟲最蕃盛之物質、其中一片、再塗以福美明達所融化之口津、然後將兩片玻璃、露於空氣中、越二日後驗之見第一片上所有使喉痛及傳染等病之微生蟲、其數倍增、而第二片上之微生蟲毫無滋生、且所有之微生蟲、盡被福美明達所殺滅、此第二玻片、即表明凡服福美明達者、其口與喉所有之喉痛及他種傳染症之微生蟲、亦若是之消滅殆盡也然購者務須購買眞正華發大藥行之福美明達 Formamint 蓋天下惟有此藥有如是之功效、此藥爲倫敦華發大藥行所獨製、每瓶五十片、整瓶出售、並不零賣、

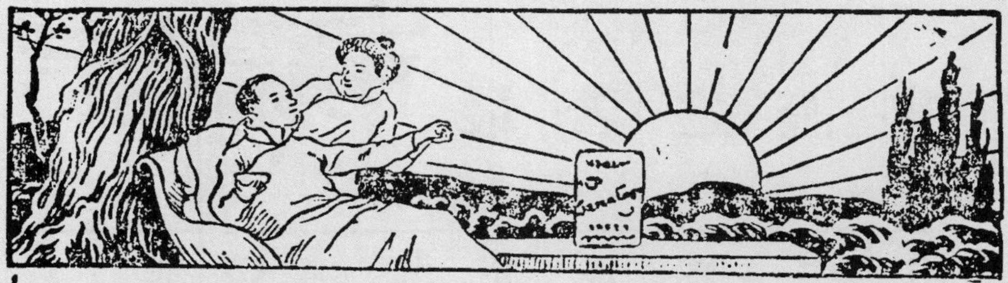

飼養病人

世界名醫皆核定散拿吐瑾Sanatogen延年益壽粉、爲無論病勢輕重、及患病初愈者、無上之食品也、其藥係用最純潔滋補之食物、與最有力滋補之藥料所修合、而實成爲補益腦部、及全體腦筋所必需之質料、所以散拿吐瑾延年益壽粉、有滋補調養之功、而能扶助病人速得復原也、　藍色脫新聞紙云、曾有許多證據、以證明散拿吐瑾延年益壽粉、爲使病人身體復原之食品、凡患諸虛百損等症者、服之更有裨益、　馮雷騰醫學博士云、余在醫院診疾、或出外行醫、常最喜用散拿吐瑾Sanatogen延年益壽粉、與身體軟弱之病人服之、所奏功效、非常滿意、散拿吐瑾Sanatogen延年益壽粉各藥房均有出售、

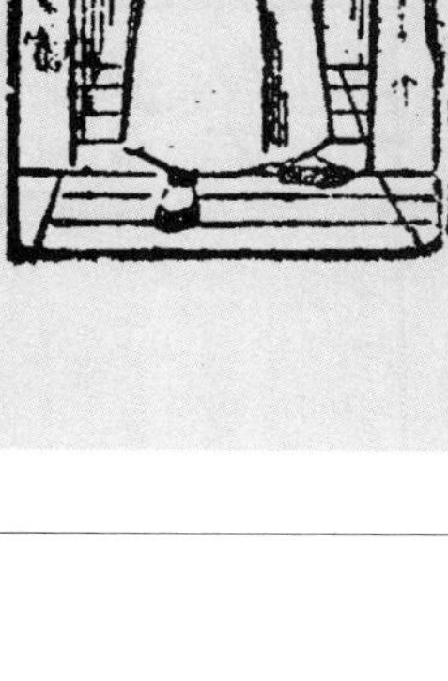

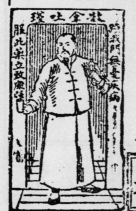

散拿吐瑾延年益壽粉

最著之證書

最著之證書

馮雷騰醫學博士、為栢靈醫學大學堂內第一醫學講習所之掌教也、

馮雷騰醫學博士、於內科用藥一道、研究最為專精、故其所致與製造散拿吐瑾延年益壽粉主人之保證書、於閱報諸君覽之、最有裨益焉、其言曰、余在醫院診疾、或出外行醫、常最喜用散拿吐瑾 Sanatogen 延年益壽粉、與身體軟弱之病人服之所奏功效、非常滿意、

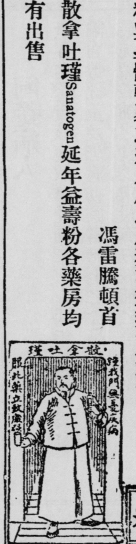

馮雷騰頓首

散拿吐瑾Sanatogen延年益壽粉各藥房均有出售

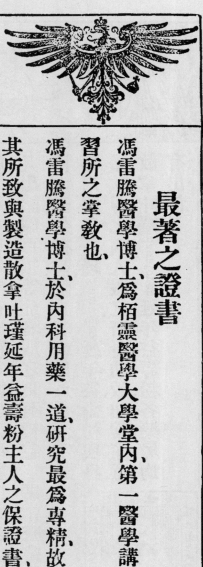

散拿吐瑾延年益壽粉

商（愛蘭百利）標

牛肉汁

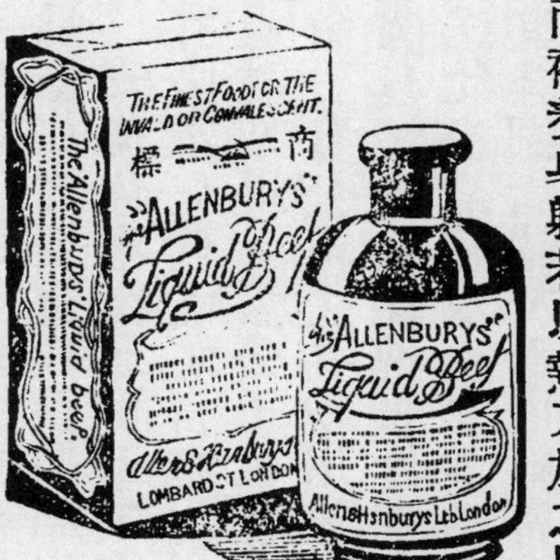

夫牛肉汁、固爲補養之食品、世人皆知、然配煉不精、殊難得其補益、何也、蓋市上所售之牛肉汁、大抵用熱力製成、惟熱力所製者、多致變質、欲知其所以然、當取牛肉一片而細究之、夫牛肉有肌絲無數、狀如細管、管內含有肉液、形似蛋白、一入腸胃、旋卽容納、而補養身軀、若以熱力加之、則其中肉液變成堅硬難化之物、譬如熟鷄蛋、然此人所共知也、惟愛蘭百利牛肉汁則不同、蓋其精製得法、厥有五端、(一)富於易消化之蛋白質、(二)瓶塞不壞、則可久存不變、(三)內無礙衛生之防腐藥品、(四)色鮮明而味適口、(五)最濃最補之牛肉汁、全用壓力製成、非用熱力也、舉凡精神疲困、胷經虧損、腸胃乏力、病後失調、小孩荏弱、以及癆瘵血枯、腸熱等症、服之無不靈驗、暑天以此一茶匙和嗬囒水一杯飲之、大爲有益、且能解暑、誠一舉而兩得也、本公司創設英京倫敦、已將二百年、故歐美各國、無不爭購樂用、今特設分行於上海北京路郵局對門八號、以便各醫院藥房就近購辦、賜顧諸君、請認明犂耙商標爲記、庶不致誤○每瓶價洋一元七角半

各大藥房均有出售　總行英京　分行上海　愛蘭漢百利西藥公司謹啟

敬告育兒諸家

本公司創設英京倫敦已將二百年所製代乳粉久已風行歐美各國都人士莫不贊揚此粉配製精美滋養富厚與天然之人乳無甚差別自前年開設分行於上海蒙　各界歡迎故銷路日益推廣各處多時有證書小照寄來不勝登載今將鄭姚二君來書至囑登入報章俾供衆覽玆節錄於下上海英界安康里十三世專門婦幼科鄭樂山醫生來函云鄙人時多乏乳之孩就診頗爲棘手故囑其服　貴公司代乳粉不特用藥有效而且日臻強健洵保赤之仙丹爲衞生之至寶敬贊數語以彰代乳粉之功效請即登報以供育兒家之採用　安徽休寧南三區五城省愆齋主姚湘泉先生來函云鄙人因拙荊體弱乏乳故小兒常呱呱待哺屢用罐頭牛乳服之無效而且疾病叢生適敝友吳君過訪囑用　貴公司代乳粉於是按法照服竟覺體魄壯健較前大相懸殊足徵　貴公司之乳粉用於中西嬰兒莫不盡善盡美鄙人感德過深無以奉報謹具證書登報俾世之乏乳者得以問津焉　本公司另有育兒寶鑑一書奉送此書最講求育兒並治理各種疾病之善法便捷詳明瞭如指掌如有欲得其詳細者請於函內附寄本埠郵票一分外埠郵票二分半至上海北京路郵局對門八號本公司即將此書寄奉須注明住址爲要如貴處藥房未有此乳粉出售請示明該藥房牌號以便託伊代售俾就近之人可購取也玆將代售各地列下上海蘇州無錫常州鎭江南京松江蕪湖安慶九江武昌漢口杭州嘉興寗波紹興溫州廈門福州廣州汕頭香港濟南天津北京

總行英京　分行上海　　愛蘭漢百利西藥公司謹啟

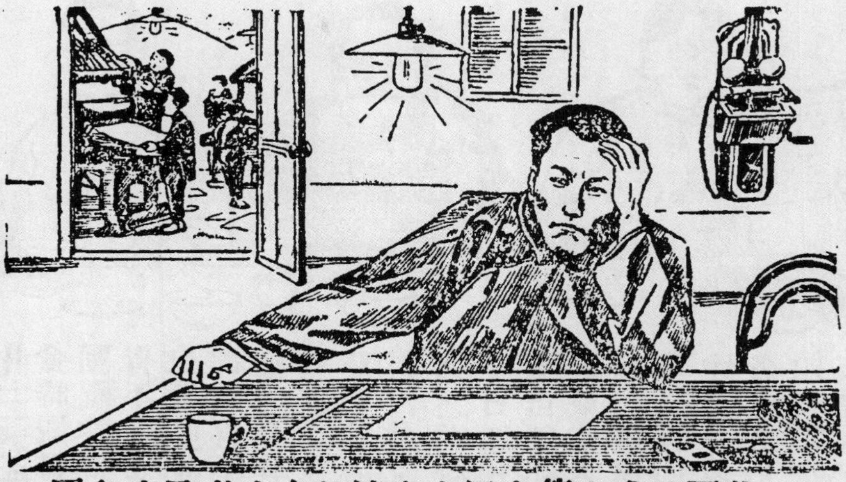

有法政學士自述因用腦力過度以致夜不成寐如何服韋廉士大醫生紅色補丸而得身體復原

此圖表明黑龍江時報館總理巴澤霖君在齊齊哈爾公事房辦事之情形也巴君爲法政畢業生領有法政學士文憑前因用功過度致患腦筋衰殘夜不成寐之症近嘗自述病狀約畧如左云

余前在東京學習法政因用腦力太過以致成爲腦筋衰殘夜不成寐之症曾延請名醫診治殊無效驗自覺腦筋失其天然之力昔則用功甚有興趣後則困苦不堪夜間不能安睡自維用功過度身體永將喪失矣正在憂急之間適有友人過訪勸余試服韋廉士大醫生紅色補丸一瓶甫罄卽覺大有轉機接連服之未及兩月腦力復原夜能安睡今則身體康健遠勝疇昔矣

中國各省凡用腦力之人嘗有來函示知所患之症大都相似皆服韋廉士大醫生紅色補丸而獲巨益者已不勝僂指又有患腦筋衰殘血薄氣衰風濕骨痛胃不消化山林瘴氣以及婦科諸症者亦莫不如巴君之同聲讚揚韋廉士大醫生紅色補丸所造稠紅潔淨之血治疾之奇功也是丸中國各處商店凡經售西藥者均有出售或直向上海四川路八十四號韋廉士醫生總藥局函購亦可每一瓶洋一元五角每六瓶洋八元郵費在內

食不合胃　食不細嚼　食時觀書

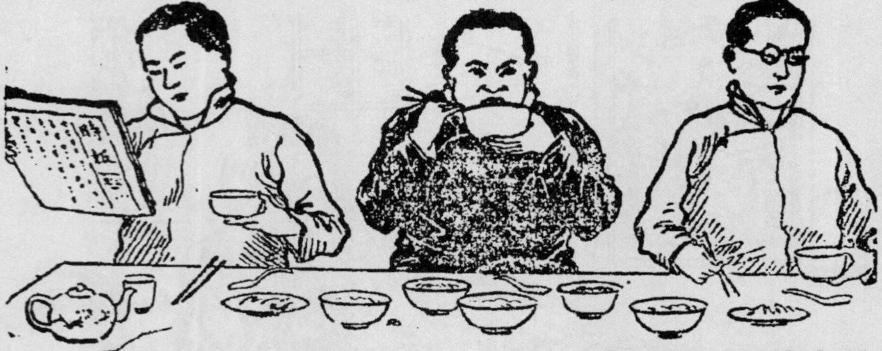

此三者皆致胃不消化之原由

治之當用滋補之法

食時觀書乃最壞之弊病每致患胃不消化之劇症食不細嚼囫圇吞嚥有時每致胃部經年受慘痛之苦擇不化之物而與胃不合者食之每致胃部反常而不安寧雖曰傷風咳嗽受寒血薄憂慮精神困疲皆能使胃有不消化之患而以上三者實皆致胃不消化之常病也或以爲胃病可以瀉藥治之此乃愚拙之見耳爾若受胃痛之苦須用滋補之物其物維何卽天然稠紅之血能使消化部有力腦筋強健得以筦理胃部者也然最正當治胃弱之法莫若服韋廉士大醫生紅色補丸此何以故因是丸能使血復生新力使胃部滋補胃口强健有進益消化之功輔助胃部易司其職也爾有患胃不消化之病乎宜於今日卽用韋廉士大醫生紅色補丸滋補之法以治之切勿因循自誤也是幸

韋廉士大醫生紅色補丸爲醫治一切凡由血不潔軟弱或腦筋失調所致之良藥卽如　血薄氣衰　諸虛百損　陽萎不舉　胃部失調　風濕骨痛　臀尻痠痛　胸部軟弱　皮膚炸裂　以及婦科經水不調各症服之莫不立奏奇功也中國各處商店凡經售西藥者均有出售或直向上海四川路八十四號韋廉士醫生總藥局函購亦可每一瓶洋一元五角每六瓶洋八元郵費在內

大贈品廣告

謹啓者。鄙人譯刊之丁氏醫學叢書。前在羅馬萬國衛生賽會。得最優等獎憑及獎牌。已舉行金牌紀念大贈品。（其廣告見第三年第十一期醫學報中）前月又從内務部遞到德國衛生博覽會所發給之最優等獎憑及獎牌各一件。再續備新舊書籍一千元。舉行德國金牌紀念大贈品。（其贈品書目見第三年之第十一期）凡閱本報者。不必限定閱看幾份。贈書若干。凡有志推廣本報者。皆可來索贈品各書自一元至二三十元不等。惟須將寄書之郵費（前清龍頭郵票不收須寄中華民國新郵票）寄來。敝處概不代付。閱報諸君尚祈諒諸。　丁福保謹啟

閱報諸君公鑒

敝報現已出至第四年。已爲吾國醫學報中之最長久者。本報經費無論如何竭蹶。鄙人當一律擔任。必不使半途中止。茲擬請　諸君推廣本報。勸貴同志多閱幾份。則敝社感荷無旣矣。　又報費若未交清者。亦祈從速寄下。想諸君亦表同情也。　丁福保謹啟

欲用西藥者鑒

本報中之西藥錄要。如能按法治病。皆有特效。每藥一種。價值若干。敝處已將藥目單印好。閱報諸君若欲索此藥目單者。函

索即得。信內乞置郵票二分。爲寄回件之用。

函授新醫學講習社告白

本社已改新章。刊登本報第四年第三期。擬招社員五十人爲足額。若有志入社者。祈從速報名爲荷。

中風之原因及治法

無錫丁福保譯述。中風爲腦髓疾患之一種。其起也出於俄然。若治療不得當。則腦中出血過多。遂陷於不可救。是書共八章。首緒論。次解剖豫說。次原因。次病理解剖的變化。次症候。次診斷。次豫後。次療法。次附錄。學說豐富。治療確實。對於中風發生之原因。記載尤詳。洵爲中風一症之專門書也。每部大洋五角〇總發行所上海派克路昌壽里斜對過十八號半丁氏醫院〇分售處各埠商務印書館各埠文明書局各埠中華書局

再者。各省凡購書及定報。須匯現洋。如郵匯不通之處而用郵票。須以九折計算。又須用中華民國新郵票。每郵票一枚。以一分至三分爲限。三分以上之郵票。概不收納。前清龍頭郵票不收。

家庭藥庫價目表

第一種	退熱藥	八角
第二種	止瘧藥	三角
第三種	半夏消痰丸	一元
第四種	緩下藥	三角
第五種	瀉鹽	三角
第六種	急救痧藥水	二角
第七種	安神藥	八角
第八種	止瀉藥	一元八角
第九種	立止吐血藥	七角
第十種	止痛藥	六角
第十一種	小兒萬應錠	五角
第十二種	洗眼料	三角

丁福保醫生製**家庭藥庫**

此藥庫專爲便於家庭學校工廠及旅行而設。凡遇一切普通疾病。如發熱、頭痛、瘧疾、痰多喘咳、筋骨酸痛、胃痛、喀血、吐血、便秘、發痧、浮腫、脚氣、瀉痢、不眠、心跳、驚悸、眼痛。以及小兒之吐乳、腹瀉等。皆可對症用藥。獲效無比。凡猛烈藥品。非尋常人所可運用者。概不列入。共藥十二種。可用三百三十餘次。共計大洋七元六角外加木箱四角郵費八角

丁福保醫生製**家庭藥庫小號**每箱三元外加木箱二角郵費五角

函授新醫學講習社新章

丁福保謹擬

第一條 仿實業函授學校之例。以通函教授法教授各科淺近普通新醫學。故定名爲函授新醫學講習社。

第二條 函授期限定爲一年。仿嚴有陵先生等發起之師範講習社之例。一年期滿。舉行通信試驗。及格者給予證書。

第三條 各學科之科目次第及書名價目開列於左。

第一期講義 生理解剖衛生及醫學總論

此期以新內經（實價九角八分）及醫學指南正續編（實價三角五分）爲講義。參考書用家庭侍疾法（五角六分）醫學綱要（八角四分）公民醫學必讀（一角四分）

第二期講義 病理學

此期以臨牀病理學（一元六角八分）爲講義。 參考書用病理學一夕談（二角一分）新撰病理學講義（二元八角）新脈學一夕談及發熱之原理。（二角八分）

第三期講義 藥物學及處方學

此期以西藥實驗談（一元三角二分）普通藥物學教科書（一元三角二分）實用經驗良方（二角八分）爲講義。 參考書用藥物學一夕談（四角二分）藥物學綱

要(二元零五分)藥物學大成(二元八角)新萬國藥方。(二元一角)

第四期講義　診斷學

此期以初等診斷學教科書(四角九分)爲講義。參考書用診斷學一夕談(二角八分)診斷學實地練習法(七角)診斷學大成。(二元八角)

第五期講義　內科學

此期以漢譯臨牀醫典(一元五角四分)爲講義。參考書用內科分類審症法(四角九分)內科全書(一元四角)內科學綱要(一元七角五分)內科學一夕談(四角二分)脚氣病之原因及治法(四角二分)神經衰弱之大研究(二角一分)

第六期講義　外科學

此期以外科學一夕談(二角一分)簡明外科學(七角)爲講義。參考書用創傷療法(九角八分)瘰癧之原因及治法(四角九分)

第七期講義　皮膚病學

此期以皮膚病學(一元五角四分)爲講義。

第八期講義　花柳病學

此期以花柳病療法(四角九分)爲講義。

第九期講義　傳染病學

此期以新撰急性傳染病講義(八角四分)爲講義。 參考書用傳染病之警告(二角八分)傳染病之大研究(三角五分)喉痧新論(一角四分)實扶垤里血清療法(三角五分)新傷寒論(三角五分)赤痢實驗談(二角八分)赤痢新論。(二角八分)

第十期講義　肺癆病學

此期以新撰虛癆講義(四角九分)爲講義。 參考書用肺癆病一夕談(二角一分)癆蟲戰爭記(二角八分)肺病救護法(四角二分)肺病預防法。(三角五分)

第十一期講義　兒科學及細菌學

此期以新纂兒科學(八角四分)免疫學一夕談(三角五分)爲講義。 參考書用育兒談(二角八分)病原細菌學。(已付印)

第十二期講義　產科

此期以姙娠生理篇(四角九分)分娩產褥生理篇合編(五角六分)爲講義。 參考書用產科學初步(四角九分)竹氏產婆學(四角二分)生殖譚(三角五分)不姙症及治法(二角八分)姙婦診察法。(二角一分)

第四條　講義中倘有疑義。可通函質問惟質問以講義爲限。(凡未入社者、雖買書籍無質問之權、)

第五條　如有質問疑義者。宜將疑義摘錄一紙。註明出處及頁數。每一問之後。須留空紙一行。以便就此註釋。將來卽以原紙寄還。

第六條　每期學費三元。講義費按期照算學費及講義費。均須按月繳清。如欲買參考書者。該款須與學費講義費同時寄下。

第七條　本社選爲講義之各書及引用之參考書。如各社員早已購備。此次可不必再買。惟每期寄學費時。須詳細說明。

第八條　西藥實驗談一書大都皆特効之方。屢試屢驗。方內所引用之藥品。可由敝處代購寄上。其如何用法服法。均詳載無遺。學者如已有此藥。則不寄。凡毒藥一概不寄。

第九條　無特効藥之疾病及疑難險症。用函授法。殊多隔膜。概從刪削。

第十條　程度以漢文清順者爲合格。年齡概不限制。

第十一條　學者試習一月。或以此法爲不善。或毫無心得。或別有事故。均可隨時退學。惟已繳之學費講義費。概不退還。

第十二條　報名時。須將姓名字號年歲籍貫職業及現在通信處。詳細示知。報名處在上海派克路昌壽里斜對過丁氏醫院。

注意　郵局可以匯寄款項。如郵匯不通之處。改寄郵票。須加一成。如洋一元。須寄郵票一元一角。餘類推。郵票每紙以一分三分爲合格。五分以上者不收。

保存國民健康論（錄進步）

天翼

天地發育萬物。固無歷久不磨之理。而於枯菀夭札。則恆誘啟其靈明，潛與以衛捍。使各葆其固有之天。是正造物者之仁心也。古昔聖王宜民善政。亦嘗兢兢於是。不以微瑣而忽置焉。網罟以時入川澤。斧斤以時入山林。而後魚鼈材木。挹取不窮。非無所見也。今世界文明各國。於其天然物產。罔不極意保存。懼其求過於供。終有匱乏之一日。如茂盛之森林。而旦旦以伐之。轉瞬即成濯濯牛山矣。寬大之湖。流而竭澤以漁之。轉瞬即爲枯鮒涸轍矣。且世界之天然物產。本世人所公有。非一二人所得而自私者也。猶空氣然。萬物莫不賴之以呼吸生養而競存於天壤。固非僅爲人類計焉。由是言之。可知天然物產之保存。誠仁政所必先矣。顧保存云者。非禁絕人之取求也。亦祇衡其多寡。量爲出入。冀此天然物產。不致絕跡於人間耳。彼夫江湖也。森林也。金石與美術也。何一非應加保存者。即如水力以及氣力。世且習見無異。漠然相對。幾忘其寶貴之價值。每處糜浪擲。不甚愛惜。使能保存而利用之。世界上無限之利益。將益廣被而無垠。至於國民之健康。其關係尤極重要。保存之計。曷其奈何弗先。

夫人之享期頤。葆康豫。非可私爲已有者也。人人具此五官。備此百體。就公理而論。固當共慶長年咸安康樂斯見健康之不可或私。然健康乃人生之能力。偏與全正未可同年而語。夫人而既得健康。則處事自無倦荼。莫不勝任而愉快。反是則健康有所欠缺。一歲之中。必棄擲無量之光陰。耗費多數之金錢。而無術以補救其金錢之耗費猶可也。以人之健康本不僅用於逐利之途與市儈挈衡長短。所最重要者方冀其克致全力博成一偉大轟烈之人物。或致身軍國。或殫精社會。罔弗盡其義務。以特異於碌碌餘子耳

於一國之健康。而不知所以保存之。將何以躋吾國民於康樂和親安平之界。而策其共肩此艱深創鉅之擔荷耶。是必知所先務已。夫健全之力。不同於機器之藉煤氣以鼓動也。以煤力火熄而自竭。人力則呼吸空氣。交換炭養。日日無所間輟。不致有匱缺之慮。故保其健康較之天然物產尤關重要。

曠觀世界各國。於保存國民健康莫不孜孜矻矻注意維殷。即如日俄戰役。日人所以占優勝者。因其體質健全。終年不甚患病。故無論何時。均可服櫜鞬以從戎事。他國之人或不及其強健。每戰時。挑選合格健兒。其優於劇鬭者。恒三不獲一。究厥原因。係由日人於兵隊出發之先。必分遣細菌學家及化學家豫赴戰地。攷驗其流水井泉。有無

毒素存在。能否供作飲料。分別加意識號。免致軍隊或受其害。卽此一端。已可蘄免疾病不少。至其餘各文明國。保存生民健康之政策。亦俱力競進行。方興未艾也。

今吾中華共和建設。已慶成功。然程度正極幼穉。百端待理。棼若散絲。凡屬國民。均有一分子應擔之責任。烏可自安自逸耶。工商軍學各界。何一非國中重要之人才。苟身體咸得健康。正可奮翼澠池。圖南萬里。若不知保存。日見尫弱。吾見其奄奄忽忽。終必歸於殲滅而後已。譬諸一孱瘠之病夫。方得以猛烈藥劑。挽轉生機。則此後之攝衞。正關鄭重。噓寒問暖。量飢節飽。祇賴侍疾者善爲看護。力相扶助。始克復其健康。而重爲完全之人。否或小有蹉失。觸發舊病。雖有良醫。莫可救藥矣。吾國民既有如此之重任。宜存如何之希望。必先力蘄健康。保全精神之强固。庶幾出而效用於社會。殫其智能。卽於國家盡其義務。强國基於强民。强民尤基於强身。健康之保存。悪可不加之意乎。用就各國所行之法則。逐一綴敘於次。以冀有生民之寄者。資爲印證。

一於各口岸設檢疫所也。傳染劇症。多由黴菌作媒介。已經各國醫界。攷驗得有確據。了無疑義。凡進口船隻。常挾病素。以俱來。所以檢查之舉。不可或緩。苟其船內有患傳染各病。如腸窒扶斯、(卽傷寒)實扶的里、(卽爛喉痧)虎列剌、(卽霍亂)核子瘟、

（即鼠疫）黃熱病、猩紅熱（即痧子）之屬。則概不許其登岸。送至醫院。嚴行隔離療治。必俟全痊。方可任其外出。庶幾外來之危險病菌不致流傳國內貽害人民。自從設立此種病院。各國之患傳染病者。數得殺減。是防範外來疫毒之第一機關也。

一於飲食品施查驗法也。市肆出售之飲食品。求其潔淨者艮難。必須加以查驗。方許出售。亦保存健康一要素。至於肉類尤宜詳慎。不獨於宰剝之後。須加查驗。尤須於未宰割時。令將牲畜牽請查驗。察其有無病症。分別許否售賣。其餘沽酒市脯。更宜設法禁止。俾無貽害。而不熟之果品、失時之蔬菜、餒魚敗肉。以及種種混雜無益之食品。均當嚴訂規例。逐加查驗。自無寃遭牽害之人矣。莫大功德。可不慎之。

一檢查舶來食物及其藥料也。外來之罐裝食品及丸散藥物。每因製造不精。叢生弊竇。吾國人少所經驗。惑於仿單之大言。耽於饕餮之慣習。輕率購用。其害匪細。攷諸各國定制。必使化學專家先將輸入各品詳細化驗。察其是否新鮮。有無僞雜。務於人身毫無關礙。方許消售。至於藥品。尤致謹慎其製法。能否精艮。藏儲能否合度。既驗其成分。復攷其功效。不稍忽畧。若有嗎啡鴉片哥根尼哥丁等毒質。則嚴行禁止。不令害人。即仿單所述功用。亦須究其實在名實相符。方准出而求售。以此之故不獨外來之贋鼎得以絕跡即本國人民之作僞者亦日益鮮少今吾中國於舶來各貨。尚未訂有定章。近年疫癘狂熾。多由不講衛生所致。各國既尊重人道日漸進步吾獨漠然轉致退化實政治上之缺點亦國民之羞亟當參仿西法逐一組織民之福即國之利焉

一規定勞働執業及其時間也。各國政府。於各廠工人。每日作工時間。無不依其年齡按其執業並廠屋之建造布置折中定其時刻須爲法律復遣專門家常川查察其注重勞働界之衞生可謂不遺餘力蓋其作工時間。日不過八九小時。年齡在十五歲以下者。不准入廠工作。孕婦亦然。尋常婦女。並不許作夜工。餘如煉鋼等項。與工人衞生尤有關係。均特設器具藉爲保衞而廠中屋宇凡所以通空氣得日光種種法則俱切切注意不使工人或因之而受病

一注重水道之清潔也。大凡不潔之物均爲胎育疾病之母水流足以滌除汚濁亦可以蘊含毒穢在市廛繁錯。人煙稠密之所。其居民恒昧於保護。將穢物任意傾倒。以致水流因而惡濁。一經汲飲無異置鴆腸窒扶斯等惡症。即間接而煽其狂燄。故水流不能清潔終無以杜疫癘之侵入嘗有人偶染腸窒扶斯。旋至一鄉之人同罹斯

症。初猶不知輸入之原因。迨經留心查驗。於相離四五十里之處。查見有人方患斯症。乃以紅色染料。投其井中。而驗諸本處之井水。亦見有紅水。方知兩井同源。雖迢隔。而水流仍相通也。因彼處之不潔。並此處亦蒙其害。是欲求水流之潔淨。大非容易。祇有聯合鄰省。協力講求。庶可收其效果。否則數里之內。或數百里之內。苟有一處不能清潔。源頭活水。流毒遙遠。將何以防之。是非開辦自來水不可。當以鐵管引遠處清水。灌入內地。嘗記四十年前。奧京維也納盛行腸窒扶斯。死亡枕藉。究其原因。以水流不潔所致。因從京城至阿爾卑斯山。設一鐵管。長至三百七十五里。以通水泉。嗣是迄今。未聞腸窒扶斯再肆其虐。此一確鑿之證也。又簡捷之法。可暫顧目前者。當勸導人民各用沙濾缸以濾清食飲之水。亦一免病計畫。惟執政者亟圖之。

一規定房屋之構制也。今世界至劇之病患。莫如肺結核為最。而致病之原。以少吸新鮮空氣為第一事。如房屋構制。不能合宜。日光少得照臨。清氣無從流通。以致潮溼黑暗。實為釀病之麴櫱。而且凡人之習慣。多以深居簡出。作卻病良方。蓋恐風寒侵入肌膚。或易致疾耳。不知肺結核之危險。萬倍於風寒感冒。避輕而就重。其傎甚矣。今有衛生之責者。可不於房屋構制及其布置之法。細心研究而規定之乎。

一建設公立病院也。中國醫學界狃於積習。其稍有聲望者。莫不奢索聘儀。不遂。不往診治。在貧病之家無力延致。有袖手待斃者矣。苟沾疫癘。恐一鄉之中將無或幸免。有心人能無惻然。故公立病院。亟當籌設。爲不可緩之圖。遇有病者。概令入院求治。貧苦之人。且免其醫藥等費。隱寓慈善性質於其間。吾知自此以後。人之幸慶生全者。當不知凡幾。以視近今名爲施醫捨藥之局所。不可以道里計矣。

一組織救生事業也。各國重視生命。規畫周至。凡屬海口。均特設救生船隻。拯援失險之商民。爲之設法救治。每年賴以全活者甚衆。又因煤礦易於爆裂。工人之被陷者比比。今由政府備具喘車。並發明新器。遇有失險者。立卽爲之救治。今而後工人之生命。可少一危機矣。此外如舟車各項。悉已改良製造。房屋構造。亦出以新法。於行旅之保衞。已無微不至。旣免風火之虞。亦無關河之險。誠亦保衞國民之一也。

一統計部須調查人口也。國家注重民生。歲必核其生死之數。及死由何症。以備攷察病癘之何症最劇。何處最盛。係何原因。由何流佈。庶以籌防範之策。及救治之方。意至善也。中國古制重視版圖。正亦同意。迨至近日。置爲具文。雖嘗歲報民數。要皆虛行故事。卽剏辦巡警。亦不能詳晰無遺。是必首加釐訂。毋稍疏畧。斯可已。

一各學堂宜加課衛生也。從來少年人於家居時。膈於習慣。恒於衛生事業。不甚措意。殊一缺點。今當由教育部。明定學堂規則。將衛生事理。列入事課。俾學生在校或家居時。必常事勤動。練習戶外生活。冀其身體健全。智識活潑。人人得沾衛生之功效。將來宜力社會。以及政界。皆綽有餘裕。强國之要。實基於是。

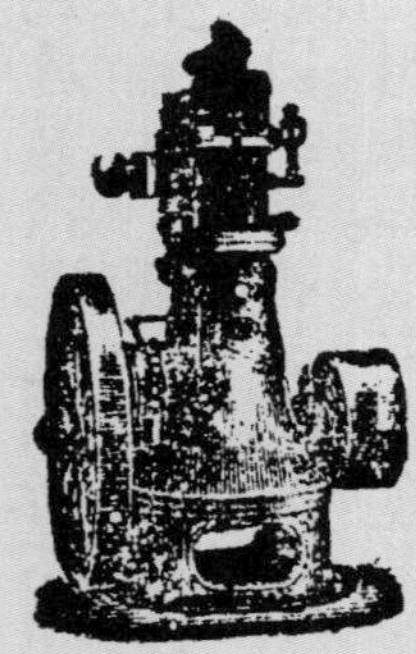

癆瘵病及其治療法

上海工部衛生局長　史騰利

余曩者。曾有二次在青年會演說衛生問題。今茲又來。自覺非常榮幸。今晚余所演述者。係一極大之問題。即癆瘵病及其治療法是也。夫癆瘵病者。何。有傳染性之肺症也此症。何以成。成於癆蟲。癆蟲者。一種極微細之植物。機體非用最精之顯微鏡。殊不易見。天氣暑熱時潮溼處。有一種綠色之黴。其形略似癆蟲。惟較大耳。如無此種癆蟲。我人。即不致有肺癆。無此病種。此症即不致於發生。猶之無穀種。不能得米也。故余得而斷言曰。無癆蟲斯無癆症。

肺癆一症。乃世界疾病中之最酷烈者。俗呼之為大白瘟病。誠以癆蟲之能殺人。較鎗彈尤烈。世界人類之死於最劇烈之戰陣中者。其數猶不及死於癆蟲之多。即如上海一埠。每年死於癆症者。何止千餘人。而全中國每年因此喪生者。約達二百萬。統計全世界死於是症者。七人中約得一人。時疫與霍亂較之。癆症猶屬細事也。然而往者我人對於此症。未嘗十分注意。何也。因視為常事故也。惟其視以為常。此症遂必不能免。及至輓近。始查知此種病原。及癆蟲之動作。後乃逐漸進步。而知其預防法。及治療法。至於今日。我人始深知肺癆一症。實極可預防。而為極可治療者。

癆瘵病及其治療法　二

十年以來天痘一症已絕跡於英德法美等國而癆症雖較天痘爲烈於五十年中余深望其於此數國內亦能絕跡也除天痘較之除癆症爲易故中國當先除去天痘爲入手辦法欲除天痘諸君當各種牛痘並使小孩亦種之至十二歲更當復種如是則上海一隅痘症自然止息諸君若有意爲此其法極易

我人何由而得癆症乎日自他人傳染而來耳癆蟲之傳播大概由病者之鼻中或喉間散布而出此蟲一入肺部而癆瘵以成蓋癆蟲侵肺部肺即腐爛由嗽時吐出凡有肺癆之人其口涎中含有無數之細菌最爲危險患肺癆者於咳嗽噴嚏或言語時其病菌即由其口涎之微滴中四散分布此即癆症最普通之傳染法也蓋病菌由病者口中出借他人呼吸之力而入其肺中於是其人亦患肺癆

患癆者之涕唾時當用痰盂紙囊或手帕否則涕唾滿地乾時即雜入飛塵隨處飄揚其中病菌即藉以傳播蓋癆蟲之爲物在乾燥之處極不易死若在暗室中則更易生活

肺癆猶植物也欲其胚種之發生必有相宜之地土而後可吾人如布穀種於乾地其種即不易發生故欲得米當先下種於合宜之地土癆症亦然如其病種傳入康健者

之肺部即難發育而成肺癆之惡果

癆瘵病者可稱文化之發生物也凡人如日間常在空氣中至晚又露宿戶外則萬不能致癆症因曠野獸類從未見有癆症是其明證如將獸閉諸籠中則因之而有肺癆即成爲最普通之病症矣故人棄鄉野而居城市實有冒患癆之險若居處黑暗房屋狹窄人羣嘈雜則其險更甚試看在田中作工者必不患癆而患癆者必在工廠或店鋪中執業者總之人煙稠密之區癆症之流行亦最盛

然則豫防之法安在。請略言之。

(一)起居行動須依正理

(二)安歇須早睡眠須足切勿消耗精神

(三)勿飲酒

(四)天氣無論若何寒冷臥房之窗終須大開如畏寒氣可多用被褥

(五)勿與他人同室而睡

(六)更不可與患癆者同睡

(七)勿與患癆者同室辦事

（八）如患咳嗽而身量頓減則須延醫調治

肺癆須聘良醫始可對證發藥因癆症初發時情況各有不同有逐漸而來者有猝然而至者有數星期即致命者有經數年而尚生存者其大概必有下述之症候發現

（一）乏力

（二）身量減輕

（三）咳嗽

（四）多痰痰中常帶血絲

（五）氣急

如遇咳嗽經月不止而精力逐漸衰弱至晚又有寒熱則必爲肺癆無疑

癆症如能及早察出則治療較易故如咳嗽不止不可不即延醫診治

如醫者言實係癆症則須從醫者之言而調養又須注意下列諸端

（一）痰唾以器盛之然後以火焚之或煮於沸水內除尋常痰盂外尚有特製之紙囊或手帕可用唾時如無痰盂等在傍則或向火爐內或向水溝中唾之亦可

（二）咳嗽或噴嚏時宜以布或紙一方掩於口鼻間後乃以火焚之或以水煮之

(三)咳嗽時不可向他人之面

(四)身居戶外愈久愈妙

(五)在戶外篷帳內睡眠

(六)如必須在戶內睡眠則窗戶當洞開

(七)日間室中當時使空氣流通

(八)獨睡

(九)睡時不可蒙首被中

(十)多食最佳之食品中國膳品均不宜於患癆之人蓋米荳菜蔬等類太多故也此等食品於胃強者食之固無妨而往往有因食太多而致胃弱症者患癆者宜少食米麥菓蔬而多食雞蛋牛乳如能消化則腐乾荳漿等亦良佳市上專售之藥品切不可服新聞紙上登有告白之藥品及食物均不可購用用之則未見其益恐先受其損耳

(十一)所用之盆箸手巾等不可與他人同用

(十二)須完全休息若晚間有寒熱則須睡於戶外空氣內

（十三）勿失望。癆症如尚未入膏肓。則尚可治療。初病者大半能痊癒。卽病甚而復原者亦間或有之。

（十四）房屋與身軀皆宜潔淨。

（十五）室中宜令空氣及陽光透入。陽光可於半小時內將癆蟲殺斃。故陽光為殺癆蟲最良之藥品。

（十六）不可睡於黑暗及潮溼之室中。

（十七）灑掃房屋時。不可使塵埃飛揚空中。應先灑以水。然後用布帚抹去之。

（十八）將以上諸事。敎導他人。並盡方襄助。使肺癆不致傳染。

肺癆無藥餌可治。能治此症者。祇有四物。曰休息。曰美食。曰清氣。曰陽光是也。

以上所述豫防及治療肺癆之法。祇為個人計。若為公衆計。則當有下述諸項。

（一）遇有肺癆發現。當及早報告於公立醫院。

（二）向公衆人演述此問題。

（三）設立癆蟲研究所。致患癆者可就而求助。

（四）設立初級病院。（初患癆者可就診）

（五）設立高級病院。（患癆已久者可就診）

（六）下流社會中人如有癆症則可使深明此病者至其家中指導一切。

（七）如一家之中家長患癆則當資助其家屬

（八）當爲患癆獲痊者謀合宜之職業。

至肺癆之病院當設在鄉間其作用在乎訓導患癆者使自知看護之法俾不致貽害他人療病之法則自不外乎休息美食清氣及陽光四物養病之期當以一年或數年不等然卽在院一月於病者亦大有益蓋一月間病者已深知治病之原理及一切看護之法也在此院內患癆而克奏痊癒之功者約居半數

癆蟲研究所於豫防一方面最關緊要其目的在乎使有病者可及早察出其病原及至患癆之各戶曉諭一切防備傳染之法且可分別輕重將病者送入初級或高級病院。

余演述已畢。而對於涕唾之惡習。請更進一言。癆症及他種劇烈之症爲涕唾所傳染者已無疑義且隨處涕唾最爲可厭之惡習慣患癆者之涕唾又極易使此症傳播於他人可不愼歟。

姙娠生理篇後序

顧大治

至奇者。不得目爲至常。而有時卽成至常之事。至常者。不得目爲至奇。而有時卽存至奇之理。姙娠本至奇也。常人習焉不察。視爲固然。至奇者。遂成至常之事矣。及經醫學家精究其理。乃知至常之中。實存至奇之理焉。吾國之論姙娠。向無專書。大抵散見於各醫書中。而言之多不精詳。求其剖析入微者。鮮矣。故於姙娠之理。大都知其然而不知其所以然也。日本今淵恒壽博士。醫學名家也。著姙娠生理篇。論姙娠之事頗詳明。凡婦人之如何成孕。自成孕以至分娩。如何狀況。如何衛生。胎兒在母體中如何發育。如何成長。醫者對於姙婦如何診斷。如何檢査。對於胎兒。如何鑒別其爲男爲女爲單胎爲雙胎。又如何鑒別其爲生爲死。爲頭位。爲臀位等。無不分別部居。詳備無遺。丁仲祜先生。以是書足補吾國婦科書之不足也。特與華純甫先生合譯之。梓以行世。出版後。丁仲祜先生以示治。治受而讀之。爰爲之敘述其大畧如斯。

今取出液漿之法已極發明。液漿又可從購買而得之。以保護人之受病。試於以下詳述之。

有一種爛喉痧杆形微生物。生於含鹻質之牛肉湯內。其發出之毒力甚大。在湯中十日或七日後。取出其液漿。定其毒力若干。貯於曾經火炙之器內。隨時可以取用。宜擇一種合宜之獸種入之。獸類中以馬爲最宜。若無病之馬。可受二十立方生的邁當。再加十或十五立方生的邁當液漿。分三次種之。每五日一次。種於馬之項上。或前半身。種三次後。將液漿增多或六日或八日種一次。至二個月之後。則如此劑數液漿。馬亦能耐受而無苦楚。若起初卽用此劑數。則萬難耐受。或竟欲死。此後馬之放血漸少。乃試驗能否發生極佳之抵毒液漿。若取之得手。則尚可種毒漿一個月。於是從馬身上取出之抵毒液漿。其力爲最大。

馬之放血不宜過多過少。放出後以血貯於火炙之器內。藏諸冰箱中。血卽凝結。其凝結之時。血與液漿分爲二。乃將液漿取出。攜往化學室試驗而配合分劑。加入防腐藥。裝於瓶內而售之。

鎖喉風之抵毒液漿。亦與此彷彿。近人喀麥德又製一種液漿。可以抵蛇咬之毒。其用法亦相似。即以蛇之毒種於馬之身上。其分劑數亦可徐徐加增。試驗之後。頗形得手。凡蛇咬之人皆能醫治。

由是觀之。考徽菌學之格致家。用盡平生之心血。受盡無數人之評論者。實能依賴新法而減少人之疾病。可謂其並非無益也。若由此理而推及其將來。再有無窮之奢望。亦未可知。

預防醫術

以下諸病。今皆爲預防醫術所箝制。試分論之。

天痘　天痘雖不如瘟疫霍亂之劇。而在十九周之初。則此症最盛。人多恐怖。凡人自幼至成人不染天痘者。蓋無幾也。現雖仍有人染此症。而郤爲種牛痘之法所箝制。種牛痘以預防天痘。其功效不能一定。或一年內或數年內可免不染此症。或永不再種。亦不再染。凡人曾種牛痘者。必不至因人而傳染。若種至兩次。則可永不傳染矣。德國兵營中人皆種牛痘。若以曾種牛痘者百人。驅至天痘盛行之地。則傳染者不過一人。雖傳染亦甚輕也。反是則百人中幸免者不過一人。而傳染至死者。恐有二十五人也。若謀預防之法。使天痘永不傳染。必先將種牛痘之次序及其章程。重加釐訂。盡善盡美。每人每隔數年。當種一次。則以後天痘微生物。可望其滅盡。即不種亦無妨也。然恐萬一有人不種。即以病根養成使微生物永存於世界。如一千八百八十五年曼提阿勒之事。是前車之可鑒者也。

在坎拿大之法國人。於十年之間。未立預防天痘之法。乃於一千八百八十五年二月二十八日。火車自翕開戈開行達坎拿大。其時翕開戈正天痘盛行。司車者亦患此症。即住於坎拿大之醫院內醫治。而其所居之室。未嘗與人隔絕。遂於四月一日。有僕人患天痘而死。死後院中執事人將各病人無天痘病狀者。悉送回其家。孰意其症之蔓延。如火之燎原。計歷九個月。死者已三千一百六十四人。將一城之冬日商業。敗壞一空。商家折閱不少。此事當可作爲殷鑒也。既有種痘法。不過當時小有不舒。而其後即永免他種毒症。

瘟熱傷寒　瘟熱傷寒自初至十九周中。各大城皆盛行。而牢獄、輪船及醫局等處。亦皆有之。比漏底傷寒爲尤甚。或謂瘟熱傷寒之全史。略如歐洲三百年之全史。凡一切易於傳染之症。惟瘟熱傷寒與污穢不潔不遵衛生章程爲最有關係。現在溝渠水竇等。皆已整頓。人之居室亦講衛生。故此症遂不恒見。從册報上觀之。惟大城中不講衛生之地仍有之。依下所列之數。即可知近六十年英國之進境矣。如一千八百三十八年。一兆人中。患傷寒而死者一千二百二十八人。二十年後。減至九百十八人。至一千八百七十八年。則每兆中患漏底傷寒死者三百零六人。患瘟熱傷寒死者三十六人。一千八百九十二年、每兆中患漏底傷寒死者一百三十七人。患瘟熱傷寒死者不過三人。

漏底傷寒　漏底傷寒一症。在預防醫術中亦有成效。特不如他病之顯著也。其致此病蔓延之原由。不甚明瞭。要皆由飲水食物中有傳染之物。故若水潔而溝渠暢通。則此病當可以免。奧京維也納自用自來水後。每萬人中患漏底傷寒死者有十二人。後減至一人。慕尼克之減少數爲尤奇。在一千八百五十七年時。萬人中有二十九人。至一千八百八十七年。則每一萬人中不過一人。而在英國則依然盛行。其故有二。一不但微生物有抵力。而且人患漏底傷寒既愈後。人雖復元。其微生物不能永息。仍可傳染於人。至因如何使微生物仍得存留長大。則尚未考出也。近來美國與西班牙交戰時。因考出屯聚無數人於一處。實爲異常危險之事。二因鄉間無合宜之衞生局。有許多小城。水不潔淨。或井水中有傳染之物。或牛乳房不能潔淨所致。

病理學問答

丹徒陳邦賢也愚編纂

第四章　血行器病

問何謂白血病。

答白血病者。為白血球增加。同時減少赤血球之一種獨立性疾患也。

問白血球增加之種類有幾。

答白血球增加有二種。其發於健康者曰生理的白血球增加。其發於病者曰病理的白血球增加。

問何故生理的白血球增加。

答生理的白血球增加。其故有四。一食後。二服苦味劑。三妊娠。四勞働及冷浴。但此種為眞正之增加。抑白血球集於皮膚血管。似增加而實未增加者。則尚未有確實之證明也。

問食後何故白血球增加。

答此因食物中所含之蛋白質。入於血液。將骨髓中之多核白血球。吸引而出。故曰消化性白血球增加。

問生理的白血球種類有幾。

答種類有六一淋巴球二大單核白血球三移行細胞四多核白血球五依亞精嗜好細胞核六饒肥細胞

問何謂淋巴球。

答淋巴球者製於淋巴腺與赤血球相等之一種球形也

問何謂大單核白血球。

答大單核白血球者爲一種製於骨髓比赤血球大二三倍核爲卵圓形之血球也乃移行細胞及多核白血球之母細胞

問何謂移行細胞。

答移行細胞者形狀同於前唯核形彎曲能爲中性色素染色也

問何謂多核白血球。

答多核白血球者爲一個核球自血管壁遊出時碎爲數個並有多數顆粒能爲中性色素所着色之血球也此球於白血球中最占多數一名多形核性中性色素嗜好

性白血球。

問何謂依亞精嗜好細胞核。

答此種製造地亦爲骨髓形狀與前無甚差異唯其中含有依亞精染作色素之粗大顆粒也。

問何謂依亞精。

答依亞精者卽酸性色素之意也。

問何謂饒肥細胞。

答此種細胞形狀與移行細胞及多形核白血球相同顆粒中能爲鹽基性色素所着色故一名鹽基色素嗜好性白血球。

問病理的白血球種類有幾。

答病理的白血球有三種一單核中性色素嗜好性白血球二單核依亞精嗜好性細胞三小中性色素嗜好性假性淋巴球。

問何謂單核中性色素嗜好性白血球。

答此種血球卽骨髓細胞與大單核白血球相似唯含有顆粒及中性色素所染色能

變。爲。多。形。核。中。性。色。素。嗜。好。性。細。胞。常見。於。患。骨。髓。性。白。血。病。者。與。惡。性。骨。腫。瘍。者。之。血。液。中。

問何謂單核依亞精嗜好性細胞。

答此。球。能。變。爲。依。亞。精。嗜。好。細。胞。見於。骨。髓。性。白。血。病。者。之。血。液。中一名。依。亞。精。嗜。好。性。骨。髓。細。胞。

問何謂小中性色素嗜好性假性淋巴球。

答此。爲。淋。巴。球。樣。細。胞。內有顆粒能爲中。性。色。素。所。着。色。多。核。白。血。球。之。分。體。也。

問病理的白血球增加之種類有幾。

答病。理。的。白。血。球。增。加。其種。類。有三。一多。核。中。性。色。素。嗜。好。性。白。血。球。增。加。二依。亞。精。嗜。好。性。白。血。球。增。加。三淋。巴。球。增。加。

問何故多核中性色素嗜好性白血球增加。

答此。種。增。加。常。發。於。腹。膜。炎。肋。膜。炎。腦。膜。炎。肺。炎。急。性。關。節。僂。痳。質。斯。丹。毒。等。炎。症。

問何故發現於是等炎症。

答因。細。菌。之。毒。素。吸。入。血。中。能。吸。引。多。核。白。血。球。於。骨。髓。之。外。故。也。

問何故依亞精嗜好性白血球增加。

答此種多發現於氣管支喘息腸寄生蟲病皮膚病及惡性腫瘍等症

問此種增加何故發現於此種症狀。

答因化學的物質吸入於血中後之吸引作用也

問何故淋巴球增加。

答多發於百日咳必魯加兒必涅賫佩爾苦林注射及腸窒扶斯等症

問何故淋巴球增加發現於是等症候。

答其原因雖爲菌毒素或化學的物質吸引淋巴球所致要亦淋巴腺起解剖的變化因之淋巴球汎溢於血中也

問白血病之種類有幾。

答白血病有二種其淋巴球增多者曰淋巴性白血病其因骨髓細胞之發現於血中者曰骨髓性白血病

問何故知爲骨髓細胞。

答卽血球內中性顆粒之單核白血球也

問除淋巴性骨髓性兩種外。尚有他種白血病否。

答有脾臟性白血病據近時研究因脾臟之於血球形成無何等關係遂删去之

問白血病於患者有何證據。

答其證據於乾燥之精液喘息患者之痰液十二指腸蟲病者之大便凡帶血液者含有沙氏結晶。

問何謂沙氏結晶。

答此結晶爲無色菱角形結晶從一種有機性原基與抱合之燐酸鹽而成

問何故發生沙氏結晶。

答據苗氏之說郎依亞精嗜好白血球產生之物質因該結晶易爲依亞精着色故也。

問何謂假性白血病。

答此病爲一種貧血症一名霍獨氏病

問假性白血病與白血病有何區別。

答假性白血病爲一種貧血症其白血球雖未增加而赤血球漸漸減少宛如白血球逐日加多之症且與白血病同時現脾臟淋巴腺腫大所異者骨髓不變化耳

問白血病之全身症狀。何故與貧血症狀無異。

答因赤血球亦同時減少故白血病亦得謂爲一種貧血症

問白血病與普通貧血症有何差異。

答爲製血器關之腫大與白血球絕不增加二者

問何謂貧血。

答所謂貧血者乃外觀患者之皮膚粘膜呈蒼白色而失其固有之顏色非血液量少之意也。

問何故皮膚粘膜呈蒼白色。

答因赤血球中之主要成分減少故也

問何爲赤血球中之主要成分。

答赤血球中之主要成分爲血色素

問何故貧血。

答因血色素減少故也凡血液之分量與赤血球之分量雖未減少而其中所含之血色素減少卽可謂之貧血

問血色素減少其血液當呈何狀。
答其血液呈稀薄淡赤色外觀類似肉水。
問何謂肉水。
答外觀似肉浸於水中多日之形狀者曰肉水。
問貧血之種類有幾。
答貧血當從其原因分爲續發性原發性二種又當從其經過分爲急性慢性二種。
問何故起急性續發性貧血。
答起急性續發性貧血其故有三一出血二急性中毒及傳染三高熱及低溫
問何故出血呈急性貧血。
答因外出血或內出血驟失多量之血液也。
問何謂外出血。
答因外傷出血者曰外出血。
問何謂內出血。
答因大動脈破裂心臟破裂肺結核性空洞腸窒扶斯胃圓形潰瘍等所發之出血者。

曰內出血。

問出血何故致死。

答因血管失去多量之血液血壓下降心臟運動停止故也。

問全身失血若干便能致死。

答全身失血三分之一乃至三分之二則致死。

問失血注入多量食鹽水於血管何故。

答用食鹽水注入者蓋使血管內腔之壓力復舊不失其平衡狀態藉以防心臟運動停止也。

問血中發見有核赤血球何故。

答因骨髓急於製造血球發育未全之有核赤血球不暇爲通常之赤血球卽入於血中故也。

問急性中毒何故貧血。

答因化學的物質使赤血球崩壞溶解爲赤血球減少症也。

問急性傳染病何故貧血。

答急性傳染病如痲刺利亞因其病原菌寄生於赤血球奪取血色素且使血球崩壞赤血球之量日就減少又如化膿性球菌破傷風菌之毒素亦有溶解赤血球之性質故此類急性傳染病往往起貧血症

問高熱及低溫何故貧血

答因身體中廣大之部分受異常溫熱或寒冷作用致赤血球崩壞故起貧血例如火傷及冰凍之時是也

問何故起慢性續發性貧血

答起慢性續發性貧血其故有三一出血頻繁不絕二赤血球破壞機轉亢盛三血液成分所必須之營養物質缺乏

問出血頻繁不絕何故貧血

答出血頻繁不絕者如肺空洞痔結節胃腸潰瘍等其製血機關雖備而其所生不敷所出卒之不得不陷於慢性貧血又如十二指腸蟲等寄生於腸粘膜吸食血液且粘膜因咬傷不絕出血因是出血頻繁而成貧血症者有之

問赤血球破壞機轉亢盛何故貧血

答因疾病的障礙致赤血球破壞不止血球數過少而無製血臟器以補給之故呈貧血。

問何故起赤血球破壞機轉。

答其故有三一慢性中毒傳染二腸寄生蟲三惡性腫瘍

問慢性中毒傳染何故起赤血球破壞機轉。

答水銀鉛銅等慢性中毒及痲剌利亞結核黴毒等慢性傳染病其毒素破壞血球故也。

問腸寄生蟲何故起赤血球破壞機轉。

答因廣節裂頭絛蟲蛔蟲之毒素吸入血中故也。

問惡性腫瘍何故起赤血球破壞機轉。

答因癌腫肉腫其細胞之異常新陳代謝作用生產一種化學的物質吸入血中爲赤血球破壞之原動力故貧血。

問何謂血液成分所必須之營養物質。

答血色素中含有鐵分之一種蛋白性物質是也。

問缺乏血液成分中所必須之營養物質何故貧血。

答因食物中鐵分缺乏或不足致血色素不能新生故也。

問何謂原發性貧血。

答原發性貧血爲骨髓障礙所生之慢性貧血症因赤血球性質之變化與數量之減少所致也。

問赤血球因疾病的變化其形狀有幾。

答疾病的赤血球之形狀其比通常小者曰小血球大者曰大血球其變形爲半月狀葉狀棍棒狀者統名曰變形血球。

問赤血球變性其種類有幾。

答約有二種曰雜色性變性曰顆粒變性。

問何謂雜色性變性。

答赤血球混合他種色素溶液變爲青色或紫色者曰雜色性變性。

問何謂顆粒變性。

答赤血球內有細顆粒能爲鹽基色素染作青色者曰顆粒變性。

問原發性貧血之種類有幾。

答原發性貧血有二種一萎黃病二進行性惡性貧血

問何故成萎黃病。

答萎黃病其原因雖不可知要必爲骨髓障礙所致也

問何故骨髓障礙能致萎黃病。

答女子每月所以能從生殖器排泄血液者其生殖器中必有特殊裝置能促進血液之製造若妙齡女子當發育成熟期生殖器有異常則影響及於製血器官（卽骨髓）而成萎黃病

問何故起局所貧血。

答局所貧血者多因輸入於身體一部分之動脈枝及毛細管內之血量減少所致

問局所貧血之種類有幾。

答有六種一壓迫性貧血二動脈枝閉塞三痙攣性貧血四反射性貧血五側枝性貧血六痲痺性貧血

問何謂壓迫性貧血。

答因强力作用於一臟器致毛細管及動脈枝之狹窄閉塞而生此種局所貧血者曰壓迫性貧血

問何故動脈枝閉塞。

答因血栓栓塞結紮動脈內膜炎等致動脈枝閉塞而末梢部之血行杜絕也

問何謂痙攣性貧血。

答因攣縮而管腔狹隘以致發起貧血者曰痙攣性貧血

問何故起痙攣性貧血。

答其故有二一爲直接作用於血管之刺戟一爲血管收縮神經之刺戟

問血管何故刺戟。

答因寒冷或化學的物質所致

問何謂血管收縮神經之刺戟。

答因毛細管壁受神經之感應致起收縮也

問何謂反射性貧血。

答反射性貧血因波羅氏挫滅腎臟副腎等見脊髓軟膜起反射貧血試驗而得者也

問何謂側枝性貧血。
答一臟器起强盛之充血則輸入他臟器之動脈血量必減少因而發生貧血者曰側枝性貧血

問何謂痲痹性貧血。
答四肢運動痲痹者其痲痹部輸入之血液必減少而呈輕微之貧血又如吸入哥羅仿謨等痲醉藥之動物其腦髓必呈强盛之貧血若是者曰痲痹性貧血

問何故身體厥冷。
答因赤血球或血色素減少酸素量不足分布於身體諸組織酸化燃燒作用不盛故其結果致身體厥冷也

問何故身體稍勞働卽呈呼吸促迫。
答亦因赤血球或血色素減少不能吸收多量酸素故也

問何故貧血病發生特異雜音。
答貧血病發生雜音之理由雖尚未有確實之證明然據撒里氏等之說謂貧血患者之血液稀薄少粘着於心臟與血管壁運行之速度加增故發雜音

問何故發生雜音。

答貧血患者心臟收縮加速血液流通容易其血液從廣闊之心腔驅逐至於狹隘之動脈管口時成一種盤渦運動遂發雜音其同樣流於頸靜脈內突入膨大之頸靜脈竇中時亦成一種盤渦運動遂發頸靜脈雜音。

問何故心臟收縮加速。

答因赤血球或血色素減少之結果心臟欲以多量血液供給於各部故其運動不得不加速俾循環益盛也。

問貧血病何故現頭痛、眩暈、耳鳴、視野昏暗等症狀。

答因貧血患者腦中血液不足故也。

問貧血病何故肺臟退縮。

答因血液空氣減少之故。

問貧血患者何故全身諸器官減退官能。

答其故有二一爲酸化作用減少新陳代謝有異常二爲實質臟器陷於脂肪變性。

問何謂實質臟器。

丁福保醫生製

家庭藥庫說明書

第一種　退熱藥　一瓶三六、〇（約九錢四分）

功用　（甲）退熱。凡一切發熱病。無論外感內傷。凡有發熱之症狀者。均可用之。爲解熱藥中之最普通者。（乙）鎭痛。凡一切頭痛、筋骨酸痛。均可用之。於各種風濕骨痛。尤有特效。久服無弊。

用量　一日三回。每回〇、六至一、〇（即一分六釐至二分六釐）

案、小兒自一歲至二歲。可以一分六釐分爲六小包。一日分服三小包。兩日服完。三歲以一分六釐分爲五小包。一日分服三小包。五歲以一分六釐分爲四小包。一日三次分服。八九歲以一分六釐分爲三小包。每日分服三包。十一十二歲以三分分爲三小包。一日分服三包。

又案、一歲當以足十二個月計算。凡未滿十二個月者。一包當分爲十二小包。一日分服三小包。譬如去年十二月生一小兒。至明年正月號稱三歲。不可用三歲之藥量。算其實數。僅十有四月。宜用一歲之藥量。餘類推。

服法 化於開水一杯。和糖服之。若以藥末置之口中。以開水送下。則有難服之弊。宜在食前服用。

實驗 江某年二十八。發熱甚重。頭痛。四肢無力。頗似流行性感冒。第一日令以退熱藥二、〇(卽五分二釐)分作三包。三次分服。第二日熱退其半。頭痛稍減。仍給此藥四、〇(卽一錢零四釐)分作六包。一日三次。二日分服。至第三日。頭痛亦清。惟熱尚有。第四日微覺惡寒。改服止瘧藥。第五日全愈。

宮幼年十歲。隨母至親戚家。偶感風寒。發熱。微咳。夜間尤甚。先服午時茶無效。次日來診。令以退熱藥一、二(卽三分二釐)分作六包。一日三次。兩日分服。次日來診。僅有餘熱。令續服此藥一日。遂愈。

瞿右年五十五歲。忽患筋骨疼痛。中醫令服痛風丸等藥。無效。且日加劇。次日來診。診斷爲急性僂麻質斯。遂令以此藥四、〇(卽一錢零四釐)分作六包。一日三包。三次分服。越兩日來診。疼痛大減。又給以一二、〇(卽三錢一分二釐)分作十八包。六日分服。服完竟愈。

王右年三十六歲。素患頭痛。每至春季必發。中醫多謂肝陽。服藥無效。今歲來診。診斷爲神經性頭痛。遂給以此藥八、〇(卽二錢零八釐)分作十二包。四日分服。並囑服散拿吐瑾、熊牌淡牛乳等滋養品。四日全愈。

徐左年三十一歲。每晚發熱。似近肺痨。服此藥二日。一日二、〇(卽五分二釐)分作三包。三次分服。熱勢漸退。繼服二日。熱全退淨。

第二種　止瘧藥　一瓶一〇、〇(卽二錢六分)

案、此藥卽金雞那霜。一作鹽規。

功用　凡發冷、發熱、出汗等之瘧疾。無論一日瘧、二日瘧、三日瘧、此藥均有特效。

用量　一日三回。每回〇、三九(約一分)

案、小兒一二歲。以一分分作八小包。一日分服三小包。三歲以一分分作五小包。一日分服三小包。五歲以二分分作六小包。一日分服三小包。八歲以二分分作五小包。一日分服三包。十一十二歲以二分分作四包。一日分服三包。

服法　化於開水中。和糖服之。宜在發冷之前。凡發高熱時不可服。待熱退服之爲是。

實驗　趙左年二十九歲。寒熱交作。每日一次。給以止瘧藥二、〇(約五分二釐)分作六包。一日三包。二日分服。次日寒熱卽止。

顧左年四十一歲。患瘧。熱多寒少。間日一次。時有咳嗽。令以止瘧藥六分分作六包。二日分服。又令兼服半夏消痰丸。未幾。瘧勢頓減。咳嗽亦止。又給止瘧藥三分。分作六包。二日分服。服罄全愈。

徐幼年十一歲。患急性傳染病後。微覺寒熱。給以止瘧藥三分。分作六包。一日三包。兩日分服。服盡全愈。

章右年二十四歲。患瘧。間日一次。發時頭痛作嘔。令以止瘧藥三分分作三包。次日稍減。又給四分分作六包令服二日。服盡頭痛作嘔均止。寒熱亦止。惟覺便秘腹脹。令改服緩下藥。越一日。遂愈。

第三種　半夏消痰丸　一瓶

功用　一治濕痰、寒痰、燥痰。以及老年痰多等症。　二治各種痰之不易吐出者。能將氣管內之分泌液化薄。故為祛痰藥。　三治晨咳、夜咳、燥咳、勞咳。以及傷風咳嗽等症。故為鎮咳藥。　四治呼吸器病之喘息。及心臟病之喘息。故又為呼吸困難之緩解藥。有此四端。所以咽頭炎、氣管支炎、肺癆病、百日咳、流行性感冒、氣管支喘息、肺炎、肋膜炎等。皆可用此藥治之。

用量及服法　每食後服三四粒。多至五六粒爲止。一日三次。用開水送下。凡小兒在一歲以內者。一粒研碎分爲三份。一日三次分服。二三歲者兩粒研碎分爲三份。一日作三次分服。五六歲者每次服一粒。一日可服三次。七八歲者以四粒研碎分爲三份。一日三次分服。八九歲者以五粒。研碎分爲三份。一日三次分服。十一二歲者每次服二粒。一日三次。若重症則每次服三粒。若有發熱、傷風等症狀者。宜兼服退熱藥。

衛生　房內空氣宜流通。嚴禁烟酒。宜習練深呼吸法。深呼吸者。在日光下。潔淨之空氣中。挺身直立。緊閉其口。將肺內之濁氣。從鼻孔。盡力。呼出。呼至不能再呼。於是將外面之淸空氣。從鼻孔。用力吸入。吸至不能再吸。第一次行完。後休息片時。再行第二次。每日朝暮。可作二回。每回可作十餘次。其效果能使肺臟擴張。肺內之容積變大。肺葉之尖。因深呼吸之鼓動。力亦能盡其功用。以營其深呼吸。豫防肺病之法。莫妙於此。

實驗　左某年四十五歲。咳嗽痰多。痰不易略出。令服半夏消痰丸。每日十五粒。三次分服。至四日。咳嗽減輕。痰化稀薄。容易略出。又四日。全愈。

汪左年二十七歲。自東三省歸。風塵嗆入氣管。咳嗽甚劇。入暮尤甚。中醫謂秋燥。服清燥救肺湯等方無效。來診。令服半夏消痰丸。一日三次。每次六粒。至五日。咳嗽頓減。旬日全愈。惟痰粘稠。又令服此丸。一日三次。每次三粒。並囑兼服楮野苦司以善其後。半月如常。

薛右年五十歲。素患喘息。入冬更劇。來診。給以半夏消痰丸一百二十粒。令服旬日。每日三次。每次四粒。服至三日。喘息驟減。繼服三日。幾近全愈。及至服完。病已霍然。

周幼年六歲。喉癢咳嗽。起痙攣性。咳聲呈吹笛雞鳴狀。並發微熱。先服中醫荆防蘇杏之類。無效。來診。診斷爲百日咳。症勢危險。令服半夏消痰丸。一日三次。每次一粒。兼服退熱藥。並囑伊兼行空氣療法。越二日來診。熱退。痰咳輕減。又令連服此藥。至旬日全愈。

侯右年二十八歲。素患肺病。一夕忽寒熱。熱度入暮尤甚。乾咳。肋間平坦。胸部刺痛劇甚。呼吸促迫。令服半夏消痰丸十五粒。一日三次分服。並兼服止瘧藥。次日來診。惡寒已止。咳嗽微輕。又給以此丸三十粒。兩日分服。並兼服退熱藥。越二日。熱退痛止。呼吸較平。咳嗽較減。又令連服此丸四日。僅餘微咳。繼服此丸。每日九粒。三次分服。並囑兼服麥精魚肝油。兩週全愈。

顏幼年四歲。傷風咳嗽。鼻塞痰多。似近鼻加答兒而兼咽頭炎者。給以半夏消痰丸四粒。研碎分六包。一日三包。越二日來診。病減其半。又令繼服兩日。全愈。

第四種　緩下藥　一瓶一五〇、〇（約三兩九錢）

功用　此藥爲瀉劑中之最普通者。瀉時不腹痛。不害消化。（甲）治各種胸塞、腹脹、便秘等症。（乙）治各種痢疾、泄瀉。（丙）治脚氣及四肢浮腫、腎囊腫大、一切水腫等症。

用量　一日三回。每回五、〇（一錢三分）或一五、〇（三錢九分）併作一次服。案、小兒五歲以前者不用此藥。宜用小兒萬應錠。八歲以二分六釐分作五小包。一日分服三包。十二歲以一分三釐分作兩包。每服一包。一日三次。

服法　化於開水一杯中服之。如遇痢疾、腹瀉等症。可將此藥四錢作一次化服。服後約三五時。大便通暢。腹中宿穢。可以瀉淸。再服止瀉藥。再隔二日。如痢猶未愈。宜再以緩下藥四錢。作一次服下。待腸內瀉淸後。再服止瀉藥數日。　脚氣病。宜連服此藥。少則十日。多則一月。

攝生 胸悶、腹脹、便秘及急性傳染病等症。宜注重飲食衛生。忌多食及食難消化之物。

痢疾不論何種。宜先用排害療法。即先服此種瀉藥。使積滯於腸內之有害物質。排除於體外。然後最用制痢防腐法。即瀉後用止瀉藥。收歛以止其下痢。防腐以防腸管腐敗更宜於此二法外行飢餓療法即絕食之謂因人之患痢腸中粘膜必有紅腫之處生出濃液則爲白痢其血管破爛流出血液則爲赤痢此時腸中之粘膜不宜再受刺戟宜忍飢耐餓平臥安靜以溫暖布包其腹部渴則飲沸過之溫水少許或飲淡茶及咖啡而於一切食物均禁入口如是者須一日其後則可略進流動性之滋養品如牛乳、粥、湯肉汁等每日之次數宜多每次之食量宜少二三日後可加食藕粉、百合粉、薄粥、濃煎之雞汁及饅首等物食量亦不宜多僅能充飢而已痢疾新愈後未熟之果實油類及一切之固形物而不易消化者均不宜入口其未愈者禁之尤嚴餘詳赤痢實驗譚不贅述

脚氣及水腫等症此藥爲主藥有特效可連服數十日。除服藥外宜平靜安臥避一切勞動其攝生法詳脚氣病之原因及治法

實驗　黃左年三十五歲。連日於親友赴宴。致傷食。胸塞腹脹。按之則痛。頭重作嘔。苦厚便秘。令以緩下藥四錢。一日三次分服。次日得暢利全愈。

蕭左年三十八歲。患痢。裏急後重。令行飢餓療法。並先以緩下藥四錢。作一次服。次晨暢瀉甚多。又給以止瀉藥。令服二日。服完痢尚未清。又給以緩下藥二錢。作一次服。未幾又得暢便。更令服止瀉藥三日。全愈。

郭右年四十歲。面及週身浮腫。中醫歷用發汗、行水、導濕等法。俱未獲效。給以緩下藥八錢。分六包。一日三包。三次分服。並令靜臥。越三日來診。腫亦消退。又令繼服緩下藥。每日三次。每次一錢三分。服至旬餘竟愈。

顧左年四十二歲。患脚氣甚重。浮腫。小便短少。步行困難。兩足痲痺。令服緩下藥一兩二錢。分九包。一日三包。三次分服。越三日來診。浮腫漸消。大便亦暢。更給以此藥。令服旬日。並囑靜臥。摒除一切勞動。越旬餘來診。步行如常。腫幾全退。又給此藥一兩二錢。令三日九次分服。服罄遂愈。

宋幼年十一歲。全身浮腫。尿甚少。陰囊亦腫。診斷爲急性腎臟炎。給以緩下藥四錢。分六包。一日三包。二日分服。令靜臥。專飲牛乳。逾二日來診。腫微消。又給以此藥。連服十日。腫全退。

錢右年五十三歲。因向食洋煙。遂成習慣性便秘。發時頭重、胸塞、腹脹痛。連服水菓及潤腸丸等。無效。來診。爲便秘之第三日。給以緩下藥四錢。分三包。一日三次分服。服盡。得暢便。遂愈。

徐左年三十一歲。泄瀉四日。中醫謂濕濁相干。完穀不化所致。連服淸陽、平胃、導濕等藥。無效。來診時。頭重微熱。腹痛雷鳴。下痢呈稀薄狀。而帶有不消化之食物。日痢二三十次。診斷爲急性腸加答兒。令行飢餓療法。並服緩下藥四錢。作一次服。又給以止瀉藥。囑俟腸中瀉淸後。繼服之。病者案法先服緩下藥。下痢頗暢。越半日。服止瀉藥。兩日竟愈。

案、下痢爲腸之疾患。屬大腸則利稀水。屬小腸則利雜物。而現頭重、微熱等全身症狀。若僅大腸起加答兒。斷不致下雜物而呈全身症狀。即便秘亦然。

周右年二十七歲。一日忽全身倦怠。頭重。食慾缺乏。睡眠不穩。便秘等。診斷似急性傳染病前驅期症狀。遂給以緩下藥四錢。一日三次分服。次日病頓減。閱一日全愈。

第五種　瀉鹽　一瓶一五〇、〇（約三兩九錢）

功用　治胃痛、黃疸、慢性胃加答兒有特效。能使胃內之物速送於腸。又能使胃液膽汁之分泌增加。又能中和過多之胃酸。服後能緩瀉。

用量　一日三次。每次五、〇。(卽一錢三分)或一次服一五、〇。(卽三錢九分)可連服十餘日。

用法　和於一杯開水內。食前一時服。開水宜多。以解淡其鹽味。

實驗　賈某患胃痛俗名肝氣。久不能治。余以瀉鹽治之。禁止食物兩日而小效。八日大效。連服半月。而病全愈。

張守彝先生之世兄發熱。兼患黃疸。余以退熱藥及瀉鹽治之。三日而熱退。而黃疸日益重。遂專服瀉鹽。日瀉三四次。連服半月而全治。

第三種　急救痧藥水　六小瓶

功用　此藥專治霍亂、吐瀉、絞腸、腹痛、一切痧症。以及手足厥冷。皮膚青白。卒然昏倒等各種險症。無不立見功效。凡居家、旅行、學校、工廠、水陸軍隊等。均宜豫備此藥。以防不虞。

服法　五歲以下。一滴至二滴。十歲以下。三滴至五滴。十五歲以下。六滴至十滴。十六歲以上。十滴至十五滴。

最重症照上分量加倍。用溫開水調服。

實驗　前年余乘小汽船赴無錫。行至中途。忽停輪。因船中有一搭客。患急痧將氣絕。舟子擬將病人棄之岸上。故停輪也。余告舟子且稍緩。令服急救痧藥水一小瓶。少頃。脈漸起。抽筋亦漸止。腹痛及吐瀉俱停。人亦蘇醒。舟子及諸客皆大喜。稱頌此藥之神奇不置。

朱某患腸霍亂吐瀉。病勢甚劇。服急救痧藥水半瓶而愈。

周某因食生冷諸物。忽患腹痛。服此藥半瓶而愈。

第七種　安神藥　一瓶一〇〇、〇（約二兩六錢）

功用　專治心跳、驚悸、不眠、心神不寧等症。凡女子患此等症者最多。用此藥治之。皆有特效。

治癲癇有特效。宜用大量。

凡生殖器之神經性興奮。此藥能減退其慾念。故又能治遺精。

用量　一日三次。每次一、〇至二、〇。（即二分六釐至五分二釐）若治不眠及遺精。

則臨臥服二、〇至三、〇。(卽五分二釐至七分八釐)

服法　以此藥化於一杯開水中。和糖服之。若不化於一茶杯開水中。徑以此藥投入口內。則有嘔吐之弊。且腐蝕消化器之粘膜。若開水太少。亦不能服下。

注意　服此藥者忌飲酒。

實驗　莊某心神不寧。聞聲驚悸。日夜不寐。病數月不愈。自以爲必死。服安神藥一日三次。每次五分二釐。連服四日。病愈十分之七。又服四日。病愈十分之九。後服補藥調理而愈。

李氏女患神經衰弱症。心跳頭暈。終日憂鬱。睡時易醒。服安神藥四日。其病若失。

張氏兒年十四歲。患癲癇。月必發二次。服安神藥。能數月不發。

趙某夜不能睡。臨臥服安神藥五分二釐。極效。

黃生年二十一歲。患遺精。臨臥服安神藥五分二釐。服數日。其病不發。

第八種　止瀉藥　一瓶七〇、〇(約一兩八錢二分)

案、此藥自次硝蒼三十瓦。タンナルビン三十瓦。阿片吐根散十瓦而成。

功用　有收斂防腐之效。又能被覆保護腸粘膜。又能減少腸之蠕動而使之鎭靜。故各種下痢。均可用之。

注意　凡各種痢疾。均宜先服瀉藥。待暢瀉以後。然後再服止瀉藥。病家每言病人瀉痢。日久虛弱已甚。萬萬不可再服瀉藥。宜速用止瀉藥。用藥者。萬不可爲此種言語所感。仍以先服瀉藥爲妥當。惟腸結核患者之瀉痢。不可先服瀉藥。宜徑用止瀉藥。凡各種瀉痢。其治法分三層。一先用瀉藥。二禁止一切食物。（飢餓一二日）三用止瀉藥。輕症則一日可愈。眞性赤痢。亦宜用此三層治法。惟此症甚險。且不能速愈。

用量及用法　輕症一日三次。每次二、五。（約六分五釐）重症一日六次。每次二、〇。（約八分）開水調服。

實驗　鄭某因食物過多。致腹痛而瀉。先服緩下藥。三錢九分。連瀉四五次。將腸內之腐敗物瀉清。腹已不痛。遂服止瀉藥。每次六分。僅服二次而愈。

陸某患重痢症。痢疾已及二週。先服緩下藥。三錢九分。俟瀉清後。再服止瀉藥。每四小時服一次。每次服六分。再服二日。病已大愈。以後仍服止瀉藥。一日分服三次。連服數日而愈。

第九種　立止吐血藥　二十四包

功効　專治肺胃出血。無論痰中帶血。或滿口鮮血。或吐出紫血等。此藥均效。

用法　一日分服三包。以開水之已冷者冲服。食後服。

衛生　宜平臥。以安靜爲要。胸部用冷水罨法。禁食熱物。戒酒色及精神興奮。宜用空氣療法。宜食滋養品。(卽牛乳及鷄蛋等)大小便宜在牀上。不可坐起。尤忌用力猛掙。宜服輕瀉藥以通利之。

咯血多時。以三錢五分食鹽。化冷開水食之。有止血之效。或食小冰塊亦佳。

實驗　邢某年三十歲。忽患咳嗽咯痰。痰中有鮮血。來診。與以止血藥六包。一日三包。作兩日分服。囑以安靜仰臥。禁止固形食物。專飲熊牌淡牛乳。閱兩日。血已止。惟有咳嗽咯痰。遂給服半夏消痰丸。連服數日。遂愈。

褚右。患胃出血。胃部壓重疼痛。嘔吐。吐出之血色黑而有食物殘渣。與以止血藥六包。作二日分服。并禁止運動。飲流動性滋養品。越兩日。血止。後服瀉鹽而愈。

陳壽康之兄。一日在校中運動。猝然吐出紫血。諸敎員驚慌無措。來寓請余往診。余卽給以止血藥六包。一日三回。兩日分服。并令以冷水罨於胃部。禁止一切食物。安臥靜養。閱三日遂愈。

第十種　止痛藥　十八包

功効　專治胃氣痛、肝氣痛、心頭痛等病。雖發痙發厥。痛不可忍者。服一包即能見効。

用法　各種肝胃氣痛發作時。一日分服三包。以開水冲服。

衛生　食物要細嚼。禁食鹹肉、鹹魚、臘腸等難消化之物。

實驗　顏瑞和之妻。素患肝氣痛。某日因過慮小事。致舊病復發。痛時發痙發厥。來診。余即以止痛藥三包。作一日分服。兼服瀉鹽。禁食物。越日。其痛若失。某日應余友之請。至其家赴筵。忽聞有呼心頭痛之聲不絕。詢之即其弟。余即給以止痛藥四包。命頓服一包。其三包以備不虞。服之極效。朱左年三十二歲。患胃氣痛。胃部有劇甚之疼痛。往往波及於左側、胸部及肩胛部。余給以止痛藥三包。一日分服。并給以瀉鹽六包。一日三包。作二日分服。禁止一切食物。閱兩日而愈。

第十一種　小兒萬應錠　三十粒每粒主藥含〇、〇六

功用　（甲）凡小兒吐瀉、痢疾、不消化、糞色發青等、一切胃腸病。此藥治之。均有特效。

（乙）凡小兒之遺傳梅毒。久服此錠。有特效。

用量　一歲以內者。以一粒研碎。分爲五份。一日分服三份。一二歲者。以一粒研碎。分爲三份。一日三次分服。三歲者。以二粒分爲四份。一日三次。每次一份。五歲者。以二粒分爲三份。一日三次分服。八歲者。一日三次。每次服一粒至一粒半。十二歲者。每次服二粒。食前服。

衛生　凡小兒有吐乳、痢疾等病。宜禁止一切食物。每日僅飲開水少許。小兒痢疾。往往不死於病。而死於多食。

貯藏　宜藏於暗處。不可見光。

實驗　李氏兒一歲又三個月。患吐乳及痢疾。百藥罔效。用小兒萬應錠二粒研碎。分爲六份。一日分服三份。禁止一切食物。但以開水飲之。連服二日。病愈大半。再服一日。病全愈。

王氏兒二歲一個月。患痢疾重症。以小兒萬應錠二粒研碎。分爲三份。一日三次分服。連服三日而病全愈。

趙氏兒一歲。患遺傳梅毒。以此錠一粒。分爲五份。一日分服三份。連服半月。病已去其半。續服半月。病去十之九。

案服此藥。如見其流涎。則宜停服。否則將發口內炎。

第十二種　洗眼料　一瓶六〇、〇(一兩五錢六分)

功用　此藥化水。用以洗眼病。其效甚佳。或口內及耳鼻等病。亦可用此藥洗之。

用量及用法　以洗眼料八、〇。(約二錢零八釐)調入開水一大碗內傾入小杯內。爲洗眼之用。一日洗六七次。

實驗　唐某患眼紅。流淚畏光。數日未愈。用此藥二錢。化開水一大碗。傾入小杯。每一杯洗眼一次。一日洗七八次。睡時以消毒綿花浸藥水罨於眼上。如是者四日夜。而眼病全愈。

某學堂學生患眼痛者數十人。皆眼紅。流淚畏光。咸以此藥化開水洗之。其所用之面布手巾等物。日日以開水煑沸。以免傳染。如是者數日。眼病盡愈。

馬某患口內炎。口內生白點而疼痛。以此藥二錢。化開水一大碗。爲漱口料。一日漱口數次。卽愈。

處方三十五　列曹兒　五、〇

水　五〇〇、〇

右爲洗滌料。一日二次。(治白帶)

注意一　右液宜置於洗白帶器內用之。

注意二　凡有白帶之人。宜常用此藥水洗滌。一日洗二次。

八十　亞鉛華 Flores Zinci 爲最寶貴之藥。在粘膜上則呈乾燥收斂之作用。塗於剝脫之皮部。能防腐而促治愈。又無刺戟性。用於擦傷、皮疹、皸裂、乳嘴疵、慢性潰瘍、鼻咽頭、尿道、生殖器等糜爛。及分泌過多(非黴毒)各症。亦皆有效。

按本品又名酸化亞鉛 Zincum Oxydatum

處方三十六　亞鉛華　一、〇

華設林　九、〇

右混和爲軟膏。

八十一　華設林 Vaselinum 接觸大氣亦不變質。且富於脂肪。爲各種軟膏基礎質。

八十二　石炭酸 Acidum carbolicum爲防腐殺菌藥。於諸般之外科手術及創傷潰瘍面等之措置。恒應用之。或術者之手指。以稀薄溶液消毒是也。於諸傳染病。如窒扶斯、赤痢、虎列剌等病者之排泄物。肺癆病者之喀痰等。以及其他不潔物與諸種皮膚病。以之消毒殺菌。總之防腐的療法。惟應用此藥為最優。用量。汚物消毒最少亦須五%之溶液。否則無效。

處方三十七　石炭酸　一、〇

華設林　二〇、〇

右混和為軟膏。（治寄生性皮膚病）

八十三　澱粉 Amylum 為緩和藥。與亞拉毘亞護謨。共為丸藥之衣。

八十四　硼酸 Acidum borcium 為防腐消毒之藥。無刺戟性。用以洗滌耳、目、口、鼻最佳。用量。三%之溶液。

處方三十八　硼酸　六、〇

水　二〇〇、〇

右洗眼料。一日數次。

處方三十九　硼酸　一、〇

華設林　　一〇、〇

右混和爲軟膏。(治擦傷火傷以及皮膚諸病)

八十五　黃降汞Hydrargyri oxydum flavum本品用於黴毒性潰瘍、尖形贅肉、眼瞼緣炎等。用量驅黴藥一日一回至二回〇、〇〇五至〇、〇一。點眼用一%之軟膏。

處方四十　黃降汞　一、〇

華設林　九、〇

右混和爲軟膏。

八十六　昇華硫黃(硫黃華) Surfur sublimatum 坊間出售者。有鷹眼硫黃、棒形硫黃及昇華硫黃三種。本局所藏。即昇華硫黃爲三種中之最佳者。以昇華硫黃。用力擦入皮膚孔內。(若塗於皮膚上、不用力擦入皮膚孔內、雖經長久之時間、亦不起何等之變化)可治疥癬、瘡及他之寄生物、慢性皮膚病等。用量昇華硫黃一、〇。和華設林一〇、〇爲軟膏。

注意　不可與鹽剝及硝石等相研磨。否則必有爆發之虞。

處方四十一　昇華硫黃　一〇、〇

華設林 二〇〇

右混和爲軟膏。(治各種之慢性皮膚病)

八十七 倔利攝林 Glycerinum 表皮剝脫、耳內乾燥、皮膚皸裂、火傷及其他種種之皮膚病。塗布稀釋之溶液有效。

八十八 五倍子丁幾 Tinctura gallarum 爲收歛藥。以純品或稀釋液。塗布於口腔炎、鵝口瘡等有效。其他加等分之沃度丁幾。塗布於凍瘡、副睾丸炎等亦有效。

八十九 撒酸 Acidum Salicylicum 本品防腐殺菌之力。雖不如石炭酸之甚。然於必不可用石炭酸時。恒用此以代之。與他藥混合塗布或撒布。爲治腋臭最良之方。其他用於鷄眼、皸裂等症。亦頗有效。

九十 水銀軟膏 Unguentum Hydrargyri cinereum 爲最良之消炎藥。凡黴毒、淋巴腺炎、急性乳房炎、耳下腺炎等之未化膿者。塗之可愈。又治頭虱、陰虱等黴毒者之用法。第一日在左上膊之內側塗擦。第二日在右上膊之內側塗擦。第三日在胸腹部之左側塗擦。第四日在胸腹部之右側塗擦。第五日在左大腿之內側塗擦。第六日在右大腿之內側塗擦。第七日入浴。翌日仍如前記之順序。一一塗擦之。凡每日塗擦之時。當取其少量置手掌中。以平等之壓力。徐徐塗擦一時間以上。將此藥擦入皮膚孔內。然後再取少量塗擦之。以擦完一日之量爲止。二月可以斷根。用量。一日一回三、〇。

九十一　沃度仿謨 Joodformium　爲最良之防腐藥。潰瘍面。如火傷、化膿之下疳、橫痃、婦人科病之子宮口糜爛、乳嘴潰瘍、陰門炎等。外科醫者。於用石炭酸洗滌之後。嘗撒布此藥而施綳帶。且能保護一切之創傷。令不陷於腐敗。而促其治愈。

處方四十二　沃度仿謨　一、〇

華設林　二〇、〇

右混和爲軟膏。

九十二　沃度丁幾 Tinctura Jodi 用於姙婦嘔吐有良效。外用塗布於陰囊水腫、甲狀腺腫、關節炎、淋巴腺炎、肋膜炎、寄生物皮膚病、黴毒性皮膚病及一切之無名腫毒等。俱有良效。用量。內服一日〇、二五。作三回服。外用一日一次。

九十三　亞拉毘亞護謨 Gummi arabicum　有極粘之性質。可作漿糊之用。醫藥上專爲製造丸藥之料。外用爲撒布於表皮剝脫及火傷等部。

九十四 赤降汞(赤色酸化汞)Hydrargyrum oxydatum rubrum 為驅黴藥。與黃降汞同為點眼藥。

處方四十三 赤降汞 一、〇
華設林 九、〇
右混和為軟膏。

九十五 木爹兒 Pix liquida 有殺菌、防腐性。故應用於諸般之皮膚病及落屑性濕疹、鱗屑疹等。用量一〇至三〇%之軟膏。

處方四十四 木爹兒 二〇、〇
昇華硫黃 二〇、〇
華設林 四〇、〇
右混和為軟膏。

九十六 酒精 Spiritus 主用於種種之製藥(如丁幾劑)及溶解他藥。

九十七 樟腦精(羯布羅丁幾) Spiritus camphoratus 塗擦於僂麻質斯性疼痛、神經痛、凍瘡等。

九十八　英法絆創膏 Emplastrum adhaesivum anglicum 本品爲保庇藥。於接合創緣等外科手術上多應用之。

結核藥類

九十九　卡野古羅 Guajacolum 爲肺結核療法之最賞用者。比結麗阿曹篤。少嘔氣、下痢等不快之副作用。用量一日三回〇、〇二至〇、三。通常多盛於膠囊或製爲丸劑。

一百　硫酸亞篤羅必涅 Atropinum sulfuricum 爲治肺結核盜汗之藥。又爲解毒藥。用於實芰答利斯、鹽酸莫兒比涅等之中毒。用量一日數回〇、〇〇〇二至〇、〇〇〇五。

一百一　炭酸卡野古羅 Guajacolum carbonicum 本品入腸內。方分解卡野古羅與炭酸。以無味。故不害胃。爲良好之肺結核劑也。用量一日三回每回〇、二至〇、五。

一百二　知阿克兒 Thiokoll 爲防結核菌蔓延之藥。且有撲滅結核菌之效力。而其於消化器又不起障礙。用量大人一日三回〇、五至一、〇。小兒〇、一五至〇、二五。

一百三　結麗阿曹篤 Kreosotum 內服。治肺結核有效。吸入治腐敗性氣管枝炎。外用治齒痛。（以綿花浸本品、插入齲窩內）有奇效。用量一日數回。○、○一至○、○五至○、二。於肺結核漸次增量至一日一、○至二、○。

一百四　結篤丸 Pilulae kreosoti 本丸一粒中含有○、○五之結麗阿曹篤。用量。一日三回。每回一粒。肺癆家漸次增至一日二十粒至四十粒。

一百五　樟腦酸 Acidum camphoricum 對於結核家夜間之盜汗有良效。用量每夕一回一、○至二、○。包於阿布拉篤紙內。大約於發汗二時間前服。

驅蟲藥類及雜類

一百六　珊篤甯 Santoninum 與甘汞混和。為驅除蛔蟲及蟯蟲之特效藥。用量。大人一日三回。每回○、○五至○、一。小兒每回○、○一至○、○二。

一百七　鹽剝 Kalium chloricum 為防腐、收斂藥。於癌腫、鵝口瘡、齒齦炎等口腔疾患。以三%之溶液含漱。屢獲奇效。因水銀中毒而起之口腔炎。治愈之藥。亦惟鹽剝為最。又為爆發藥。與硫黃硝石相擊磨則爆發。用量三%之溶液。

一百八 乳糖 Saccharum Lactis 爲散劑之配合藥及調味藥。用量不定。

一百九 喉痛痧聲藥 Chlorate of Potash and Borax alose Pulverata (英)專治喉痛、失聲。用法每用一粒含於口中。徐徐融解。融解完再含一粒。

一百十 蟯蟲坐藥 治蟯蟲。

按診候爲於便中發見蟲與卵。肛圍瘙癢。便意頻數。便通不整。小腹一定部之疼痛及壓重。膣粘膜之加答兒性潰爛等。用量每夕一個。去錫衣。插入肛圍。

一百十一 痔瘡座藥 治痔瘡。

按痔核爲痔靜脈叢之過度發育及擴張。有內痔核、(發於粘膜下上痔靜脈叢)外痔核(發於皮下靜脈叢)之別。內痔核初期。肛門內有不快閉塞之感。便通時微痛。而其後則出血。常露豌豆大至榛實大或輪狀之赤紫色隆起而呈疼痛、裏急後重、尿閉、嘔吐、發熱等症。外痔核爲肛門皮下之結節。大如豌豆或榛實而呈青色。平時但覺瘙癢、灼熱等症。用量每夕一個。去錫衣。塞入肛門。待其自化。

一百十二 甘草末 Pulveris Liquirithiae 爲調味及丸劑之配合料。用量不定。

一百十三 甘草羔 Succus Liquirithiae 爲丸劑之賦形藥。

一百十四 阿布拉篤爲如薄紙狀之物。以蛋白所製成。如某種藥難服。即包於其中服之。入胃卽融解。

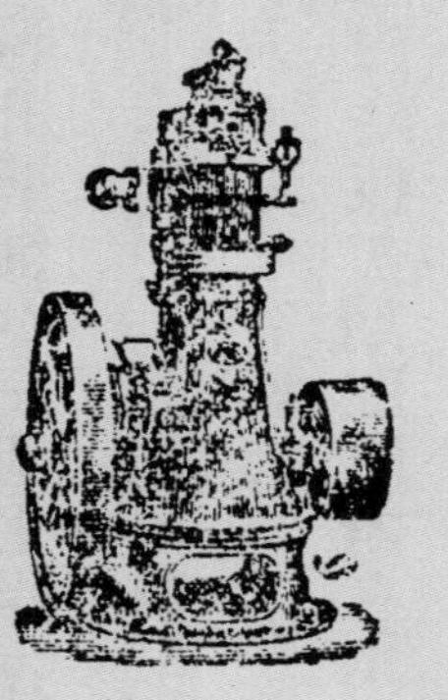

雞蛋與牛乳之比較

顧任伊

食物滋養人體之價値。各以其所含之滋養分之多少而定。尤不可不視其消化上之作用。以爲準則。苟食物中所含之滋養分。雖甚豐富。而消化至非易事。則滋養之效用亦至爲薄弱。或全無之。例如米麥之麥皮含蛋白質雖多。而爲腸胃所不能消化。故食之者不能收滋養之效。此食物消化難易之關係。普通人固當注意。而病者尤不可不於此加愼也。

但食物消化作用之難易。視消化機關之强弱而定。頗有吾人所不能食用。而家畜却能消化者。故此類食物雖不宜於吾人。而以之爲家畜飼料。乃至貴重。是可見食物價値之標準。不得不於養分外。同時注意於消化率之係數者也。

食物中如蛋白質、脂肪及炭水化物。(即糖及澱粉之類)雖同爲人體之養分。而滋養價各自不同。數者之中。蛋白質爲最高價。脂肪次之。炭水化物爲最低價。其等級之標準。如次之比例。謂之食物之養價係數。

蛋白質	五
脂肪	三

炭水化物　一

雞蛋一枚與牛乳一合之平均價。爲三十文。今姑就兩者比較其養價之高低。

雞蛋一枚之重量。畧爲五十一瓦。其養分之組成如次。

蛋白質	十二、五七%
脂肪	十二、〇二%
炭水化物	〇、六七%

自其重量上計之。則爲

蛋白質	七、四一瓦
脂肪	六、一三瓦
炭水化物	〇、三五瓦

今以係數乘其重量合計之。

蛋白質	7.41 × 5 =	37.05
脂肪	6.13 × 3 =	18.39
炭水化物	0.34 × 1 =	0.34
		55.78

牛乳一合之重。約爲一百八十瓦。其百分比例及重量組成如次。

蛋白質	三、三九%	六、一〇瓦
脂肪	三、六八%	六、六二瓦
炭水化物	四、九四%	八、八九瓦

各以係數乘其重量合計之。

$6.10 \times 5 =$	30.50	蛋白質
$6.62 \times 3 =$	19.86	脂肪
$8.89 \times 1 =$	8.89	炭水化物
	59.25	

可知雞蛋之養分原位五五、七八之價計三十文。而牛乳之養分原位五九、二五之價。亦計三十文。核其結果。牛乳之養分。實高於雞蛋三、五瓦。由斯比較觀之。是養分之分量上。雞蛋雖遠勝於牛乳。而滋養的評價。尚不得直接據其成分之多少爲定。則除養價之高低外。尤當比較其消化率之大小。蓋牛乳與雞蛋。同爲容易消化之食物。牛乳之全量殆全屬於可消化成分。雞蛋則自九五%至於全

量。屬於可消化成分。故兩者之消化率。雞蛋稍不如牛乳。僅自成分上觀之。雞蛋雖不能勝於牛乳。而自取用上及衞生上觀之。則雞蛋實勝於牛乳。雞蛋之保存。既不若牛乳之煩難。即其本質。不如牛乳之易充以僞料。此雞蛋之需用。所以日益增加也。

以吾國牛乳與雞蛋之市價比較之。牛乳一合之價。畧倍於雞蛋一枚。而養價祇差三五瓦。消化率又大略相等。則與其用牛乳一合。毋寧用雞蛋一枚之為便矣。

素食主義決疑

晦鳴學舍原稿

世人對於素食主義。略有七疑。屢接來函質問者。大抵不出乎此。今特簡單其詞以釋之。用代函答。其詳則俟他篇。

一疑素食不能養生。不知素食主義。正爲醫學家所發明。以肉食多含毒質及黴菌種子。爲腦筋腸胃皮膚血絡各病之根原。而植物則無之。且植物中之大豆類。其功用實足以代肉。以大豆所含之滋養料。較肉食更富也。(大豆質料與牛乳相等)

二疑不食肉。則猛獸勢將食人。不知素食主義。與佛氏之放生不同。素食主義。不妄殺生類以充口腹。非謂爲害於社會之猛獸。亦不應抵抗之也。猛獸爲人類及各種動物之大害。除之所以衛衆生。正合博愛之旨。而非爲口腹而殺之。今人雖食肉。然猛獸之肉。何嘗能食。惟日日殘殺無量數孱弱無辜之良畜耳。可見抵抗猛獸問題。實與素食無關。

三疑人不食肉。則禽獸繁殖。地球將滿。不知世間動物。共計三十六萬種有奇。今人所常食者。最多不過數十種耳。其他人所不食之三十餘萬種生物。繁殖已歷億兆年。尚不患其與人迫處。今獨於此區區數十種而懼之乎。若謂雞彘等物繁殖最速。此亦不然。各種動物之繁殖力。比雞彘更速者。尚不知凡幾也。

四疑雖不食肉。而毛革等物不能不用。仍於博愛之理不全。不知毛織物第翦毛爲之。於理無害。革物則自歐美發明紙革製造法後。一切革袋革履。用眞革者減其半。設世人皆不食肉。又何難全用紙革。卽間有特別物品。非用眞革角不能者。亦可由已死之動物取之也。至於皮裘等物。爲黴菌之發育場。殊礙衛生。更當廢絕。絲織品則歐美亦有發明假絲可以代用。卽無假絲。亦非必用之物。蓋毛織物與綿麻品。皆較絲綢爲耐久而衛生也。

五疑植物亦生物之一。不食肉而食植物。於理不平。不知素食主義。非謂植物爲人所當食。特以動物與人較近。且其被殺之痛苦亦最甚。故宜先戒之。歐洲科學家已有人研究以礦物製成食品之法。不久必有發明。彼時自可並植物而亦不食之矣。若今日則斷不能以動植同爲生物。植物可食動物亦可食之說相詆諆。猶之今人雖食肉。然斷不肯謂禽獸與人同爲動物。禽獸可食則人亦不妨食也。

六疑素食主義。止言衞生。而與道德問題無關。不知今日素食主義之趨勢。已由衞生問題而進於道德問題。俄羅斯無政府黨託爾斯泰先生。爲近世躬行道德家之泰斗。一生持不食肉之戒。所著第一級一書發明素食主義之原理至詳。名第一級者。謂素食爲人類道德進化之第一級也。(英文有譯本名爲食物之道德)是可知素食主義之非徒取衞生狹義者矣。

七疑人爲萬物之靈。天生各物。皆以養人。此說惟中國腐儒一切宗教家或能靦顔言之。若稍知進化學之大概者。當無不知人類亦由下級動物進化而來。歐美動物學書。皆以人與猿類同列一族。人與禽獸。祇有智識高下之別。而無所謂天然之特殊。若謂智識較高之人。可以食智識較淺之禽獸。則文明人當可以食野蠻人。聰慧者又當可以食愚魯者矣。此豈不令人失笑耶。

腸管性自家中毒發現紅斑之一例　節譯日本醫學中央雜誌　無錫孫祖烈

某女子。年二十三歲。來院診治。既往症。年來罹脚氣病。後遂有時發微熱、起下痢等症狀。本年七月三日。朝夕遞發〇、五乃至〇、一五度之弛張熱。其時起惡心、嘔吐。并起慢性下痢。九日晚。偶以水洗手。覺指間瘙癢不堪。後則漸漸發赤。翌朝。兩側乳房幷附近部分。發現虹彩狀紅斑。現在之主要徵。兩側乳房幷附近部分。有拇指頭大較皮膚面稍隆起美麗之虹彩狀紅斑。此種紅斑。或各個散在。或融合如地圖狀。其他兩前膊大腿內側與兩手指間。皮膚有顯著之發赤。且均有輕微之瘙癢。兩手掌足蹠。呈限局性發赤。觸之則苦痛異常。皮膚感覺過敏。體溫三十八度。食思不振。身體有疲勞倦怠之感。尿中印奇乾反應著明。斷定其爲慢性腸加答兒。即行直腸灌注法。排出多量之宿便。以上所述之紅斑。頓時消散。熱度亦漸次降下。其原因想係由患慢性腸加答兒。腸內容異常醱酵所生之物質。起自家中毒性而發現之紅斑也。

全身罨皮症之一例　節譯日本醫學中央雜誌　無錫孫祖烈

某婦人。年三十歲。有遺傳性。身體不甚健康。易罹胃腸疾患。致營養不良。漸移於貧血性。年十四歲。有少量之白帶下。至年十六歲。月經不調。常起頭痛。全身倦怠。輕度發熱。

患者之性質。憂鬱恐怖。雖遇小事。亦鰓鰓過慮。年二十一歲結婚。後罹梅毒症。雖得醫者之治癒。然益害於營養。前年冬。貧血益甚。時發眩暈。心悸亢進。漸有衰弱之傾向。去年春。顏面部分遽有色素沈着。患處覺瘙癢。有緊張之感覺。同時兩側上肢。亦有色素沈着。呈淡褐色。略有浮腫狀態。關節之屈伸運動。時覺微痛。八月間。顏面部分之淡褐色。俄然消退。復發現豌豆大之白斑。患者訴溫感。觸之硬固。緊張之感覺愈甚。上肢亦漸次硬固。運動時疼痛異常。全身有不定牽引性疼痛。色素之沈着又漸蔓延。毛髮脫落。全身羸瘦。皮膚乾燥。眼瞼不能自由舒張。知覺無異常。十二月十六日入院。衰弱較甚於前。運動不能自由。全身起牽引性疼痛。體溫三十七度。微有咳嗽。脈搏百二十至。越一月四日。患者因有事出院。其後經過之良否。無從得悉。著者概述本病解剖學的變化。徵諸數多學者之意見。迺或則爲甲狀腺說。或則爲血管病說。或則爲神經病說。或則爲胸管閉塞、全身淋巴之鬱積說等。衆說紛紜。莫衷一是。要之本病於解剖上。爲結締組織增殖與血管內膜之肥厚。爲主要之變化。然究係何原因而起。是等之變化。尙無一定之學說。據加納氏之說。論本病直接之原因。如腺病、貧血之體質病、肺結核、神經質及丹毒、肺炎、僂麻質斯、猩紅熱之傳染病、寒冒、諸種之外傷被壓迫部位云。梅尼氏判別本病之原因。則爲次之所述。(一)僂麻質斯性傳染。(二)神經器關之病變。(三)因於諸種之外傷。

療法　一定之根治療法。尙未發見。局所之療法。爲麻柴地(マンサシ)所以增進皮膚營養。防護筋肉之廢用萎縮。欲使皮膚不發炎症。則以麻柴地(マンサシ)與溫浴中洗滌。效果顯著。溫浴療法。如水溫浴、海水溫浴、依比知阿兒浴、糠浴、蒸汽浴等。此外電氣浴、光線浴等。亦爲近今所賞用。熱氣療法。其效較電氣療法爲更優。全身療法。增進患者之營養。强盛身體抵抗力。則亞砒酸劑之內服。或注射。撒里矢爾酸等應用。或肝油中混和撒里矢爾酸曹達、撒魯兒。欲使皮膚溫潤。則使用各種發汗劑。如必魯加兒必涅注射。沃度加里之內服。亦稍稍有效。近時臟器療法之行。爲使用甲狀腺劑。然無著明之功效。

按鞏皮病。爲慢性皮膚病。因皮膚失其彈力性。手握之。不生皺襞。且不能移動觸之。則鞏固如板狀。故名。大別爲二種。一爲瀰蔓性鞏皮病。二爲限局性鞏皮病。多發於中年老人。小兒最少。又女子比男子爲多。其詳細則記述於丁仲祜先生譯述之皮膚病學一書。閱者可參照之。　祖烈附識

淋菌淮科欽對於淋病之療法（節譯日本醫學中央雜誌）

無錫孫祖烈

醫學博士森安祐吉演述淋菌淮科欽療法之歷史。今記述其主要者與其自家之實驗於左。

（一）淋菌淮科欽對於淋疾性限局性病竈宜與各種療法伍用則其治療之奏效較爲確實。

（二）淋菌淮科欽於急性副睾丸炎功效雖著惟不免有發慢性副睾丸炎及攝護腺炎之虞但於實質性則有重大之價值

（三）急性慢性尿道炎急性副尿道炎尿道周圍炎急性尿道膀胱炎及急性壳倍兒氏腺炎用淋菌淮科欽注射則有特效

（四）由平溫而發一度以下之熱者可即行注射淋菌淮科欽而不必爲之顧慮

陳英如字贅客年五十五歲福建閩縣人研究中西醫學多心得對於公益事務頗具熱忱卽各省之醫學會得其贊助之力者亦復不少洵女界中之傑出者也

仲壽卿法政畢業生充江蘇省敎育會會員如臯李堡市總董現提倡新醫學擬組織中西醫學研究會分會與本會一旨進行爲熱心醫學有志之士

唐承邕號勤倓年三十三歲江蘇南匯縣市東鄉人前淸乙巳年附生東城師範畢業生研究醫學不遺餘力

奚元號仲賢年三十九歲江蘇吳縣人爲紹興儒醫夏子榛先生之高足出而問世全活甚衆後別有生計不行醫道者已四年凡有慕其名而前往求診槪不取診金勉盡義務其熱心公益實令人欽佩近復研究新醫學參酌中西以蘄融會貫通誠醫學界中不可多得者也

藍銚字紹儒號暎雪貴州貴陽府脩文縣人前淸附生留學法屬東京醫科大學脩業生力求醫學之進步可欽可佩

戴森岩字峻高一字慰儂江南軍醫學校卒業生充南洋勸業會名譽醫員滬軍混成第一旅衛生隊副部長陸軍步隊十七團軍醫少校於中西醫學無不通曉

張祖堪號茹華字蔓伯江南軍醫學校修業生擔任泰興延林醫院調劑長對於醫務非常熱心

吳樹森字東林年三十八歲湖南長沙府益陽縣人前清充定字營軍醫光復時充淮南保商營軍醫長中華民國元年五月充陸軍二軍十二師四十五團三營軍醫生現充兩淮緝私步兵五營軍醫長辦事熱心學亦優長

計大杰號液成年二十六歲江蘇南匯縣高等小學肄業生曾被舉爲市公所議事會議員醫學研究會調查員現在本邑中醫朱麗庚先生處習醫已將三載並充城區施醫局醫生研究醫學頗多心得

任厚觀字可詩江蘇興化縣人前肄業南京中西醫院近留學無錫醫學講習所獲最優等畢業精通中西醫學爲興化中西醫學研究會之瓶始者

沈景棻字衡青年二十五歲原籍江蘇吳縣人從吳佑生先生學習西醫肆力醫學孟晉不倦

姚民康字薇逸年二十歲安徽歙縣人新安中學生天資高而篤學有非常人所能及者

TRADE MARK 'VAPOROLE' 商標

發帕兒 商標

蝶鞍棚膏

（蝶骨鞍棚之液）

PITUITARY (INFUNDIBULAR) EXTRACT

發帕兒蝶鞍棚膏之於腦力猝衰或脫失

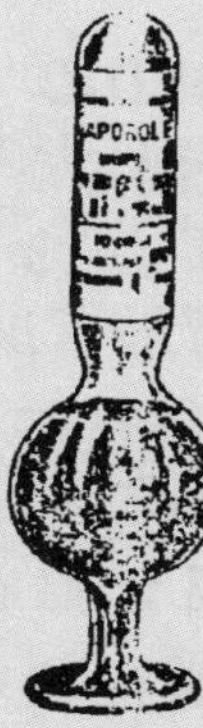

此蝶鞍棚膏用於外科施手術時。或既施後。及產後等所有腦力猝衰。此膏為最妙反激品。其成效業已久著。能使血壓加增。心擊緩而有勁。其所發生效力。迅速而且堅持。此膏之所以得此美名。實在發帕兒蝶鞍棚膏之有信賴價值。

用法

外科腦力猝衰或腦力脫失。一西西用空針注射肌內。隨後用盃射鹽水術。

心力軟弱。半西西至一西西空針射入肌內。後若需時再射。

⿰子咅流血與⿰子咅弛。一西西空針射入肌內。後若需時再射。

腸輕癱。一西西射入肌內。後若需時再射。

每支渾合玻葫蘆內有〇・五西西與一西西無穢流質。每盒內裝六支。各著名西藥房。均有出售。

英京 寶威大藥行監製 上海

厄米汀菲

與阿米巴痢

Emetine in Amœbic Dysentery

此藥之正確服量有良好之純粹與効力

TRADE MARK 'TABLOID' 商標

大寶來商標

厄米汀菲氯鹽

EMETINE HYDROCHLORIDE

Gr. ½ (0.03 Gm.)

半釐(〇.〇三瓦)

內服之扁丸也

裹以膠衣使其作用專施於腸內

每瓶貯二十五扁丸

TRADE MARK 'VAPOROLE' 商標

發帕兒商標

厄米汀菲氯鹽

EMETINE HYDROCHLORIDE

0.02 Gm. (Gr. ⅓)
0.03 Gm. (Gr. ½) } in 1 c.c.

每一西西 { 〇.〇二瓦
〇.〇三瓦

此渾合玻葫蘆內之無穉藥消水作空針注射皮膚之用

每盒裝十玻葫蘆

TRADE MARK 'TABLOID' BRAND

HYPODERMIC EMETINE HYDROCHLORIDE

大寶來商標厄米汀菲氯鹽空針藥輪

釐三分之一(Gr. ⅓)與半釐(Gr. ½)

凡有妨礙或擾亂此藥作用之堅存實質盡行解除

溶化迅速既化藥水亦可煮沸以滅穉

每支貯十二藥輪

以上數品乃治阿米巴痢之用最廣者

寶威大藥行

倫敦

紐約　蒙特利爾　悉尼　開普敦　米蘭　上海　阿根廷京城　孟買

中華民國二年十一月出版

中西醫學報

第四年　第四期

本期之目錄

本報全年十二冊本埠八角四分外埠九角六分上海派克路昌壽里斜對過丁氏醫院發行

日商仁壽堂大藥房廣告●醫療用各種藥品●醫療用各種器械●工業用各種藥品●棉花繃帶材料●閨閣用各種化裝品●代售各種靈藥

敬啓者本大藥房專向日本著名各大廠販運上等原封藥品並寄售仁丹　日月水　中將湯　胃活　靈效丸等著名靈藥茲値交易伊始特廉價發售以廣招徠賜顧者請認明牌號庶不致誤此佈

上海虹口吳淞路O字第一五〇號仁壽堂大藥房謹啟

電話第四〇五七番

丁福保製 **半夏消痰丸**

功效　一治溫痰寒痰燥痰濕痰以及老年痰多等症　二治各種痰之不易吐出者能將氣管內分泌化薄故爲祛痰藥　三治晨咳夜咳燥咳寒咳勞咳以及傷風咳嗽等症故爲鎭咳藥　四治呼吸器病之喘息及心臟病之喘息故又爲呼吸困難之緩解藥有此四端所以咽頭炎氣管支炎肺勞病百日咳流行性感冒氣管支喘息肺炎肋膜炎等皆可治之每瓶大洋一元〇總發行所上海派克路昌壽里斜對過丁氏醫院〇分售處棋盤街文明書局

丁福保製 **精製補血丸**

功效　一治貧血諸症　二治萎黃病　三治急性病後之衰弱　四治大出血後之衰弱　五治色慾過度　六治慢性下痢之衰弱　七治患瘰癧之衰弱者　八可爲患癆疾者之第一補品每瓶大洋一元〇總發行所上海派克路昌壽里斜對過丁氏醫院〇分售處棋盤街文明書局

丁福保製 **梅毒神效丸**

凡患梅毒者皆發頭痛喉痛周身酸痛及發紅色斑點等此丸治之有神效每洋一元買一百二十粒可服十三日其服法另有詳細仿單〇總發行所上海派克路昌壽里斜對過丁氏醫院〇分售處棋盤街文明書局

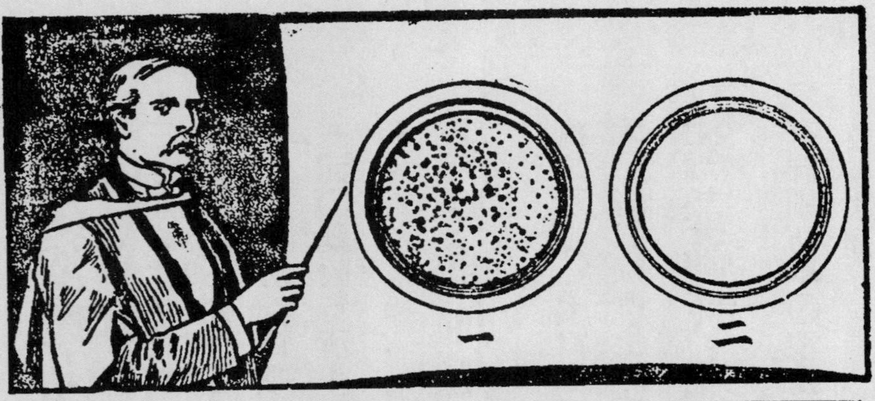

福美明達如何醫治喉痛

喉痛一症、諸醫皆知爲微生蟲之故也此種微生蟲浮沉於空氣中最易吸入喉際、故欲療治或欲脫免此症之法莫要於先殺滅此種微生蟲也、福美明達 Form-amint 所有殺滅微生蟲獨步之功能、已常有人爲之作證、即如柏靈最著名之格致家、披阿可司該君、曾惠最新奇之證據、用圖說以表明之、其法以玻璃二片、均塗以微生蟲最蕃盛之物質、其中一片、再塗以福美明達所融化之口津、然後將兩片玻璃露於空氣中、越二日後驗之見第一片上所有使喉痛及傳染等病之微生蟲、其數倍增、而第二片上之微生蟲毫無滋生、且所有之微生蟲、盡被福美明達所殺滅、此第二玻片、即表明凡服福美明達者、其口與喉所有之喉痛及他種傳染症之微生蟲亦若是之消滅殆盡也、然購者務須購買眞正華發大藥行之福美明達 Formamint 並天下惟有此藥、有如是之功效、此藥爲倫敦華發大藥行所獨製、每瓶五十片、整瓶出售、並不零賣、

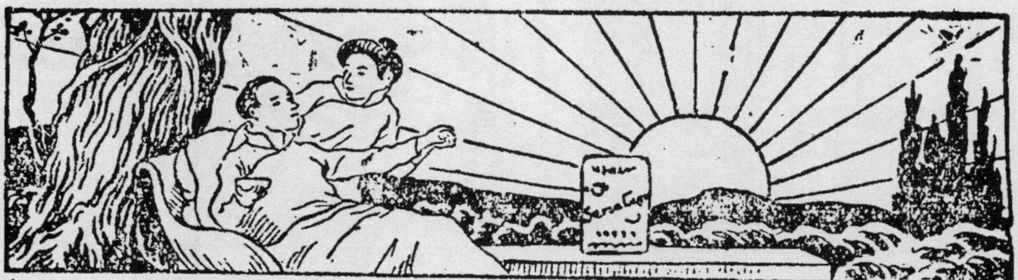

飼養病人

世界名醫皆核定散拿吐瑾Sanatogen延年益壽粉、爲無論病勢輕重、及患病初愈者、無上之食品也、其藥係用最純潔滋補之食物、與最有力滋補之藥料所修合、而實成爲補益腦部、及全體腦筋所必需之質料、所以散拿吐瑾延年益壽粉、有滋補調養之功、而能扶助病人速得復原也、　藍色脫新聞紙云、曾有許多證據、以證明散拿吐瑾延年益壽粉、爲使病人身體復原之食品、凡患諸虛百損等症者、服之更有裨益、　馮雷騰醫學博士云、余在醫院診疾、或出外行醫、常最喜用散拿吐瑾Sanatogen延年益壽粉、與身體軟弱之病人服之、所奏功效、非常滿意、散拿吐瑾Sanatogen延年益壽粉、各藥房均有出售、

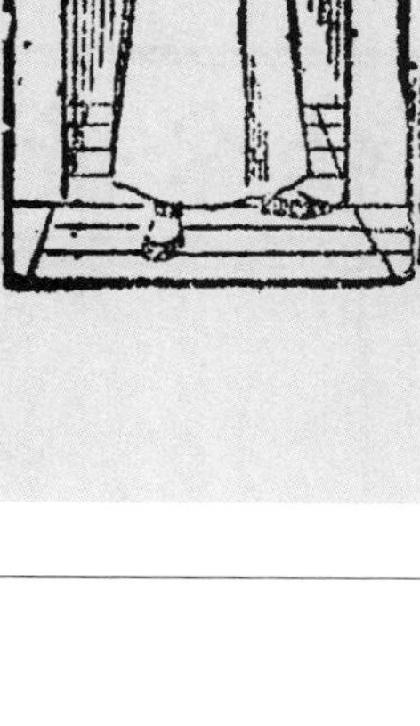

散拿吐瑾延年益壽粉

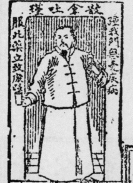

最著之證書

最著之證書

馮雷騰醫學博士、爲栢靈醫學大學堂內第一醫學講習所之掌教也、

馮雷騰醫學博士、於內科用藥一道、研究最爲專精、故其所致與製造散拿吐瑾延年益壽粉主人之保證書、於閱報諸君覽之、最有裨益焉、其言曰余在醫院診疾、或出外行醫、常最喜用散拿吐瑾 Sanatogen 延年益壽粉、與身體軟弱之病人服之所奏功效非常滿意、

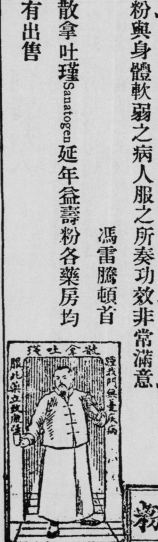

馮雷騰頓首

散拿吐瑾 Sanatogen 延年益壽粉各藥房均有出售

散拿吐瑾延年益壽粉

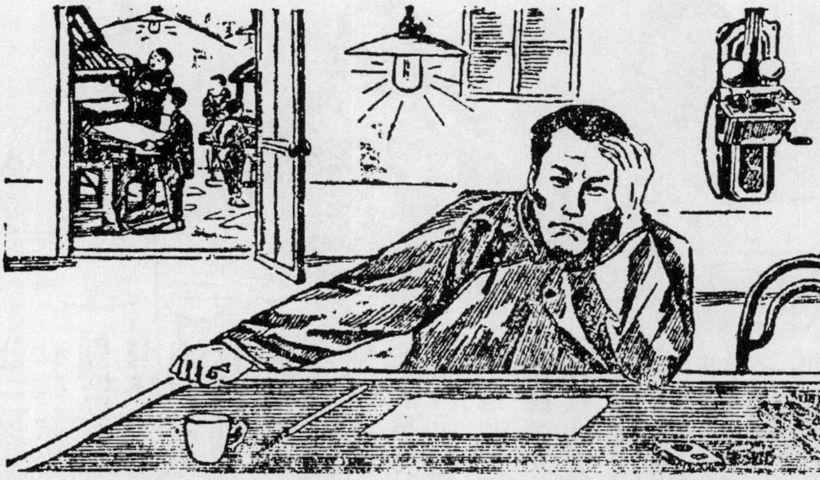

有法政學士自述因用腦力過度以致夜不成寐如何服韋廉士大醫生紅色補丸而得身體復原

此圖表明黑龍江時報館總理巴澤霖君在齊齊哈爾公事房辦事之情形也巴君爲法政畢業生領有法政學士文憑前因用功過度致患腦筋衰殘夜不成寐之症近嘗自述病狀約畧如左云

余前在東京學習法政因用腦力太過以致成爲腦筋衰殘夜不成寐之症曾延請名醫診治殊無效驗自覺腦筋失其天然之力昔則用功甚有興趣後則困苦不堪夜間不能安睡自維用功過度身體永將喪失矣正在憂急之間適有友人過訪勸余試服韋廉士大醫生紅色補丸一瓶甫罄即覺大有轉機接連服之未及兩月腦力復原夜能安睡今則身體康健遠勝昔矣

中國各省凡用腦力之人嘗有來函示知所患之症大都相似皆服韋廉士大醫生紅色補丸而獲巨益者已不勝僂指又有患腦筋衰殘血薄氣衰風濕骨痛胃不消化山林瘴氣以及婦科諸症者亦莫不如巴君之同聲讚揚韋廉士大醫生紅色補丸所造稠紅潔淨之血治疾之奇功也是丸中國各處商店凡經售西藥者均有出售或直向上海四川路八十四號韋廉士醫生總藥局函購亦可每一瓶洋一元五角每六瓶洋八元郵費在內

治之當用滋補之法

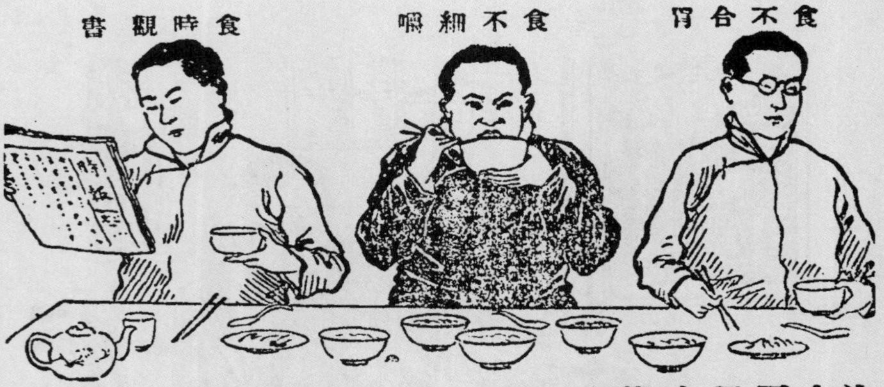

此三者皆致胃不消化之原由

食時觀書乃最壞之弊病每致患胃不消化之劇症食不細嚼囫圇吞嚥有時每致胃部經年受慘痛之苦擇不化之物而與胃不合者食之每致胃部反常而不安寧雖曰傷風咳嗽受寒血薄憂慮精神困疲皆能使胃有不消化之患而以上三者實皆致胃不消化之常病也或以爲胃病可以瀉藥治之此乃愚拙之見耳爾若受胃痛之苦須用滋補之物其物維何卽天然稠紅之血能使消化部有力腦筋强健得以筦理胃部者也然最正當治胃弱之法莫若服韋廉士大醫生紅色補丸此何以故因是丸能使血復生新力使胃部滋補胃口强健有進益消化之功輔助胃部易司其職也爾有患胃不消化之病乎宜於今日卽用韋廉士大醫生紅色補丸滋補之法以治之切勿因循自誤也是幸

韋廉士大醫生紅色補丸爲醫治一切凡由血不潔軟弱或腦筋失調所致之良藥卽如　血薄氣衰　諸虛百損　陽萎不舉　胃部失調　風濕骨痛　臀尻痠痛　胸部軟弱　皮膚炸裂　以及婦科經水不調各症服之莫不立奏奇功也中國各處商店凡經售西藥者均有出售或直向上海四川路八十四號韋廉士醫生總藥局函購亦可每一瓶洋一元五角每六瓶洋八元郵費在內

商標(愛蘭百利)

牛肉汁

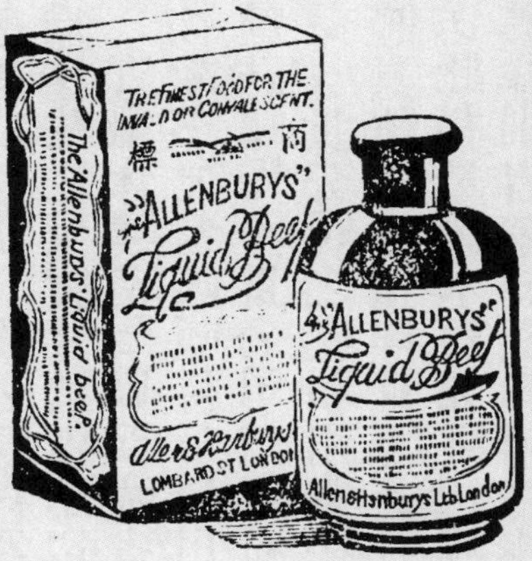

夫牛肉汁固爲補養之食品、世人皆知、然配煉不精、殊難得其補益、何也、蓋市上所售之牛肉汁、大抵用熱力製成、惟熱力所製者、多致變質、欲知其所以然、當取牛肉一片而細究之、夫牛肉有肌絲無數、狀如細管、管內含有肉液、形似蛋白、一入腸胃、旋卽容納、而補養身軀、若以熱力加之、則其中肉液變成堅硬難化之物、譬如熟鷄蛋、然此人所共知也、惟愛蘭百利牛肉汁則不同、蓋其精製得法、厥有五端、(一)富於易消化之蛋白質、(二)瓶塞不壞、則可久存不變、(三)內無礙衞生之防腐藥品、(四)色鮮明而味適口、(五)最濃最補之牛肉汁、全用壓力製成、非用熱力也、舉凡精神疲困、腎經虧損、腸胃乏力、病後失調、小孩荏弱、以及癆瘵、血枯、腸熱等症、服之無不靈驗、暑天以此一茶匙和嗬囒水一杯飲之、大爲有益、且能解暑、誠一舉而兩得也、本公司創設英京倫敦已將二百年、故歐美各國、無不爭購樂用、今特設分行於上海北京路郵局對門八號、以便各醫院藥房就近購辦、賜顧諸君、請認明犂耙商標爲記、庶不致誤〇每瓶價洋一元七角半

各大藥房均有出售　總行英京　分行上海　愛蘭漢百利西藥公司謹啓

敬告育兒諸家

本公司創設英京倫敦已將二百年所製代乳粉久已風行歐美各國都人士莫不贊揚此粉配製精美滋養富厚與天然之人乳無甚差別自前年開設分行於上海蒙　各界歡迎故銷路日益推廣各處多時有證書小照寄來不勝登載今將鄭姚二君來書至囑登入報章俾供衆覽茲節錄於下上海英界安康里十三世專門婦幼科鄭樂山醫生來函云鄙人時多乏乳之孩就診頗爲棘手故囑其服　貴公司代乳粉不特用藥有效而且日臻强健洵保赤之仙丹爲衞生之至寶敬贊數語以彰代乳粉之功效請即登報以供育兒家之採用　安徽休寧南三區五城省愆齋主姚湘泉先生來函云鄙人因拙荊體弱乏乳故小兒常呱呱待哺屢用罐頭牛乳服之無效而且疾病叢生適敝友吳君過訪囑用　貴公司代乳粉於是按法照服竟覺體魄壯健較前大相懸殊足徵　貴公司之乳粉用於中西嬰兒莫不盡善盡美鄙人感德過深無以奉報謹具證書登報俾世之乏乳者得以問津焉　本公司另有育兒寶鑑一書奉送此書最講求育兒並治理各種疾病之善法便捷詳明瞭如指掌如有欲得其詳細者請於函內附寄本埠郵票一分外埠郵票二分半至上海北京路郵局對門八號本公司即將此書寄奉須注明住址爲要如貴處藥房未有此乳粉出售請示明該藥房牌號以便託伊代售俾就近之人可購取也茲將代售各地列下上海蘇州無錫常州鎭江南京松江蕪湖安慶九江武昌漢口杭州嘉興寗波紹興溫州廈門福州廣州汕頭香港濟南天津北京

總行英京　分行上海　愛蘭漢百利西藥公司謹啟

胎生學按語一則

丁福保

欲明生物發生原則宜先就未有人類以前講起考地質學太古第一大層時滿地球上大抵是原殼的火成石被地心之熱漿攻至高低不勻高者爲山低者爲海是時噴火之山極多海水亦極熱有原殼之小活物或修鍊成小小之海草爲後世一切植物之鼻祖或修鍊成小小之軟蟲爲後世一切動物及人類之鼻祖其修鍊也約八兆年其後海水之熱氣漸減空氣中之炭氣尙濃海草喜炭氣居然有上岸者軟蟲修鍊成硬殼之螺螄綿軟之海星無骨之泥鰍因畏炭氣之故尙匿海中約八兆年是爲太古第二大層其後之八兆年即太古第三大層也植物之生長陸地者已成參天之大樹而小動物之在海內者竟修鍊而成脊骨或將脊骨發育甚大變爲大魚或將脊骨變爲極硬爲後世人類之遠祖以後之八兆年岸上之植物益壯大空氣乃清潔與海中動物上岸之機會即爲太古第四大層今日地中之煤即此時之植物所成是時有一種怪魚發生肺臟及四脚爲上岸之用深恐岸上有危險故又可棲於水中後世謂之兩棲類太古以後即入中古時代地球南北忽結堅冰將所有之動植物凍死惟地球

胎生學按語一則

溫帶尙留活物至幾十萬年後地球仍復故態冰消日煖動物益繁盛至十二兆年時又遭大冰一次生物之死者尤夥然賸下之活物亦不少其最大之動物爲大蛇大蟒鱷魚等又有一種小動物欲避大動物之吞噬爲逃命計願添生羽翼久之竟以兩條前腿變爲兩翼此爲鳥類之始是時各動物無一不是卵生者有因伏卵甚緩且不便逃難遂將蛋兒變爲胞胎此爲胎生動物之始此皆中古時代變遷之大端也其後卽爲近古時代分四小層每層一兆四十萬年此時期爲胎生動物所管理之世界胎生動物中有一極小之食蟻獸傳下子孫分四大類第一類爲松鼠形之長尾猴子尋常猴子大猩猩後世各色人種卽出於此類第二類爲肉食動物如虎豹獅熊狼狐貓狗鯨魚海象海狗江豬水獺等第三類爲草食動物如兔鼠象鹿牛馬豬羊駱駝犀牛河馬等第四類爲蝙蝠等夫食蟻獸在近古第一層先變成幾隻松鼠形之長尾猴子至第三層又變成尋常猴子遂又變成猩猩猩猩專用腦力欲以前二足作事後二足走路終日以前足抱着腦殼勉强以後足立直子子孫孫如是者一百萬年居然變成猴人適近古第四小層之末年也猴人不穿衣服不能取火無住屋過了六十萬年有聰明之猴人能取幾塊碎石聊充器具至成功現在地層時代(卽距今四十萬年以前)

地球之南北一帶又結厚冰幾千尺冰而又煖煖而又冰每次約一二萬年如此者五六次已歷十餘萬年矣是時之猴人其腦殼已稍大與現時濠州山裏之野蠻一般蓋已變爲野人矣野人僅能造石斧故名曰舊石器時代火之用法亦於此時發明經過三十萬年野人之腦髓益進化能造成石刀石鎗石箭石針石叉石鑿石鍋石臼等故名曰新石器時代新野人在此十萬年內有布匹衣服有陶器有火化之食物已開人類之局面其後紅銅已發現即爲紅銅器時代後又以錫和入即爲靑銅器時代迨鐵已出世又變爲鐵器時代是時之文字發明已久故可謂之史鑑時代自近古第四層之末年以至於今約四十萬年自太古以來已有五十兆年矣此宗族發生屢次改良之大略也

胎生學按語一則　三

個人發生者由得胎以至成人其經歷之變化宛似以五十兆年內歷代祖宗所經歷之變化縮爲十個月也今之人類當受孕時男子之精絲與女子之卵結成胎珠此時果爲動物抑爲植物尚難分別猶原殼時代之小活物也胎珠一分爲二二分爲四屢次加倍以成絲線粗細之一個小管猶太古時代之小軟蟲也於是長起如泥鰍之軟線背筋於是胸前開着五條鰓縫如魚之狀態於是長起尾巴如爬蟲類於是頭上長

起胎毛是學初變胎生動物時祖宗之生毛也其手指與脚指上面有二十個甲爪猶爬行時代祖宗之鱗甲也個人發生與宗族發生其進化之相同有如此者

應用診斷學序

萬鈞叔豪

敍曰醫生爲人治病其最要者當有精確之診斷設診斷不精則處方亦皆謬誤矣惟診斷各書浩如煙海學者每以不能卒讀爲憾日本下平用彩氏之應用診斷學言簡而意賅深合韓昌黎提要鉤玄之恉余以習醫暇晷將是書譯成漢文其內容分爲傳染病 Infectionskrankheiten. 侵襲病 Invasionskrankheiten 中毒症 Intoxicationen 器質病 Organkrankheiten 之四種所謂傳染病者即由各種之細菌傳播爲原因所謂侵襲病者即由動物性寄生物發布爲原因所謂中毒症者即毒物入體內而發之病也所謂器質病者即呼吸器系循環器系消化器系泌尿器系生殖器系神經系統血液及物質代謝機諸病是也凡病之非傳染非侵襲非中毒者皆歸於器質病類全書共一百二十三種熟讀之於診病時可以下精確之診斷診斷既定然後可以處方其處方已詳載於漢譯臨牀醫典新萬國藥方學者可自檢之

中風之原因及治法序

陳邦賢 也愚

中風一症爲吾國古時所極注重者古來醫籍之雜症門中風輒列卷首以中風爲最難治之症醫者能治中風便可爲上工矣蓋宗內經風爲百病長之一語也其論病理素問金匱則主於風劉河間則主於火李東垣則主於氣虛朱丹溪則主於濕熱衆說紛紜莫衷一是其實皆未得致病之原甲說固非乙說亦謬丙說尤未足信也中風者乃腦半球之全部或小腦之半部其中之脈絡膜動脈連斯核線狀體動脈前線狀體動脈連斯核視神經牀動脈因亞退洛姆變性脂肪變性及動脈瘤形成等致血管破綻而爲腦出血也舊說有眞中類中中臟中腑中經中絡中氣中血中痰之別其實卽腦出血中之血性卒中特發性腦出血續發性腦出血卒中性囊腫限局性出血腦膜出血外傷性後發卒中等不過未明病理解剖的變化致誤別爲眞類臟腑經絡氣血痰等諸名稱耳其腦出血之所以呈自覺及他覺症狀者蓋人之靈機在腦腦內之血管開裂則血壓腦髓卽見頭痛昏跌周身抽搦口眼歪斜等症其有鼻息大聲痰涎湧

出者經曰風懿金匱曰邪入於腑卽不識人邪入於臟舌强而口吐涎沫其實此類病狀之病竈在腦髓之皮質部此乃肺臟之神經失其功用也有肢體癱瘓者經曰偏枯或曰風痺劉河間則謂中風癱瘓者由於心火暴甚腎水不能制之其實此類病狀之病竈在內囊之後脚其損害爲錐體線路此乃神經失動作之功用也有不知痛癢冷熱者經曰風痱金匱曰邪在於絡肌膚不仁邪在於經卽重不勝其實此類病狀損害在內囊之最後部此乃神經失知覺之功用也至其瞳孔縮小者乃腦室內溢血廣汎或華洛爾氏橋出血壓迫作用及於動眼神經部位出血也其瞳孔散大者乃因動眼神經於腦底被壓迫或因交感神經受刺戟也其有不幸而卽死者此乃延髓內呼吸中樞之壓迫所致也大抵以血停腦外者爲輕血停腦內者爲重血停腦上者爲輕血停腦底者爲重病輕者可愈病重者難治其多發於年四五十歲以上者適年齡在動脈極其脆弱易破綻時也其多發於矮體頸短而肥短者因其體質之動脈易起變態所謂卒中質也其中風爲腦出血乃腦中之動脈系統靜脈系統所起之病理的變化

而呈種種症狀原因非風非火非氣虛非濕熱吾師丁仲祜先生於內科全書內科學綱要漢譯臨牀醫典醫學補習科講義等書久已詳之審矣邇因此病無詳論專書丁仲祜先生特更編譯專本以應近世醫界研究參考之需也書共計八章第一章緒論第二章解剖豫說凡腦髓動脈系統靜脈系統均詳晰述之第三章原因第四章病理解剖的變化其中分出血病竈之變化及續發性之變化第五章症候其中又分為前兆期卒中發作頓挫性卒中發作反應期慢性症候期第六章診斷第七章豫後第八章療法其中又分為豫防法卒中發作療法反應期療法特發性腦出血之外科手術療法末附脊髓出血與腦出血相類似之病藉為鑒別之助也詳切明瞭誠近世罕覯之作丁仲祜先生編譯既畢乃顏曰中風之原因及治法其仍用中風舊名者蓋欲當世知中風為腦出血勿再迷離惝恍於風火氣虛濕熱諸謬說中也嗚呼古人之長吾未敢泯古人之謬吾未敢諱吾為丁仲祜先生序是書爰述其書中之長藉證古人之謬以為天下告也吾國舊醫學家素以中風為最要症者盍其鑒諸

簡明外科學序

陳邦賢 也愚

考歐西之外科學進步史自十三世紀至二十世紀此七百年間其初發明手術其後如痲醉法局所痲醉法制腐法防腐法等亦相繼發明於是外科手術達於完全之域覺昔時世界最恐怖之大手術今則毫無可恐事項之發生非若吾國之外科學日趨退化似歐西第十世紀以前之狀況也揆諸古史吾國後漢書方技傳謂華佗精於方藥凡鍼藥所不能及者乃令先以酒服痲沸散既醉無所覺因刳腹背抽割積聚若在腸胃則斷截湔洗除去疾穢既而縫合敷以神膏四五日創愈當時手術之神如庖丁解牛動中肯綮雖未知所謂制腐法防腐法及痲醉法之原理而外科手術及痲醉法之發明於吾國漢時已有之矣惜後世不能研究其術而光大之因以日趨退化遂不免讓歐西以獨步寗不悲歟且吾嘗見吾國今日之外科有因不明手術而致病危篤者有因不明人體構造部位而致病差誤者有因不知制腐法而致創傷難愈者有因不知防腐法於施手術以後而致創傷之起炎症及化膿或爲創傷之傳染病者嗚呼

吾國今日之外科學非惟見絀於歐西抑且古今之不相若茲試自廣義上言之凡人類之生存於第三星球中者無論其爲歐西無論其爲吾國同是方趾同是圓顱同是軀幹同是腦筋迺彼之外科學之進步駸駸乎有一日千里之勢而我之外科學則初無進步之可言吾國之外科家對此當亦有愧色矣吾友萬君叔豪遂於東文醫學特譯述簡明外科學以爲吾國外科之提倡是書爲日本醫學士川村泰次郎編纂計分十五章第一章炎症論第二章創傷及創傷療法第三章創傷傳染病論第四章腫瘍論第五章痲醉法第六章組織離斷法及止血法第七章創傷排膿法及組織結合法第八章切斷法關節離斷法及切除法第九章皮膚皮下結締織之損傷及疾病第十章血管之損傷及疾病第十一章淋巴管之損傷及疾病第十二章骨之損傷及疾病第十三章關節之損傷及疾病第十四章筋腱腱鞘粘液囊之疾病第十五章神經之損傷及疾病凡各器官炎症之本性種類原因症候轉歸診斷療法創傷之種類與防腐法制腐法及創傷傳染病腫瘍之爲纖維腫脂肪腫軟骨腫骨腫神經結締織腫粘

簡明外科學序　三

液腫、肉腫、癌腫、乳嘴腫、血管腫、筋腫、神經腫、腺腫、囊腫、麻醉法之全身麻醉、局所麻醉與麻醉藥，其他之手術，或止血，或排膿，或結合，或切除，或離解，輸血法、食鹽水輸入法與皮下注入法、人工瀉血法等，靡不簡易明瞭，條分縷晰，洵外科之導師，堪與創傷療法、外科學一夕談相輔以行世也。第外科學博大浩瀚，學之恐非易事，然吾則謂不難學也。世界如良田，學業如穀種，播種於田而灌溉之，至於日至之時，則未有不熟。且知識以交換而能神，思想以提喚而始出。世之有志外科學者，盍以萬君所譯述之簡明外科學研究而實行之，實行而發明之，則英之利斯泰氏、德之斯託爾氏及古弗氏、日之北里柴三郎氏及佩琳氏，不得專美於前矣，豈不懿歟。

病原細菌學緒言

丁福保

細菌者。下等之微細植物也。歐美醫士之來吾國者。合形聲會意之法。特造一稑字以譯之。細菌之對於人類。分利害二種。應用細菌之醱酵作用。以製造嗜好品及食品者。曰工業細菌學。此有利者也。侵入呼吸器、消化器、生殖器等。或散佈於血液。爲各種傳染病之原因者。曰病原細菌學。此有害者也。病原細菌學。用狹義解釋之。其細菌學爲分裂菌學。傳染病之病原。多數屬於此類。此外如糸狀菌、分枝菌及芽生菌等爲其病原者。亦復不少。故細菌學可目爲下等菌學。然傳染病之病原。其範圍已及於原生動物界。故就現時之學術而論。細菌學中大抵列入原生動物編者。職此故也。

泰西醫學家。關於細菌之學問。漸次進步。以成一種科學。其學問非一二人之智識數十年之研究所能得也。其所從來遠矣。

細菌之初發見者。在一千六百七十一年。有阿泰那奇烏斯 Atanasius 氏。其所發見者。名之曰小蟲。Kleine Würmer 一千六百八十三年。萊溫甫苦Antony vau LoenK氏用強度之透鏡。於齒垢、井水、污水、分泌液、自身之下痢便中。發見細微之運動體。名之曰最小動物。Winzige Tierchen. 至一千七百八十六年。繆爾列爾 Otto Frie'r'ch Müller 氏。綜合發見之小蟲而分類之。惟螺旋菌已有精細之觀察。然亦目爲動物性物。稱之曰滴微小動物。Animalculaiufusoria 至一千八百三十八年。哀林 Ehrenberg 氏改良廓大鏡。據多數之實驗。行球狀、桿狀、螺旋狀等之區別。附以拔克拖律姆及弓狀菌等之名稱。今日尙沿用之。然猶目爲動物性。稱之曰滴蟲。Infusionstier 至一千八百五十二年。丕爾鐵 Penty 氏。始倡導植物性之學說。謂爲近於藻類。稱之曰植物性動物。Phytozoiaea 至一千八百五十四年。F. cohn 氏確定爲下等植物。與藻類相區別。且有球菌、桿菌、螺旋菌之分類。至一千八百五十七年。奈 Nägeli 氏以綠葉素之有無與生理的作用爲根據。與藻類相區別。又以單純之分裂增殖爲根據。以定分裂菌之名稱。凡此種種。皆細菌學濫觴之鼻祖也。

細菌二字。雖已發明。然細菌之爲物。或自然發生。或由物質而變爲微生體。彼腐敗現象及其他之關係。尙未計及也。十九世紀之初。守皐 Schwenn 氏謂醱酵及腐敗之原因。係細菌之作用。當日有數多之反對說。經百年之星霜。始承認之。守皐氏謂各種之醱酵及腐敗液中。必發見細菌。實爲其原因體。反對之學者。謂爲非原因體。乃偶然之混入物。守皇氏又曰。若熱殺此混入之細菌。便不腐敗。故腐敗之原因爲細菌。反對者曰。腐敗之不發生。非原於細菌之熱殺。實因被腐敗之物質。受熱而起變化。失其腐敗之性質也。守皇氏又取葡萄汁、卵黃、血液、牛乳及其他之腐敗性物質。使其呈無菌狀態。并設法防空氣中細菌之侵入。便可永不腐敗。由是等之研究。賴防腐法及滅菌法之發達。遂證明醱酵及腐敗之原因。果爲細菌。且證明細菌之瀰蔓於大氣中及土壤之內也。是時雖有種種之試驗。而病原菌尚未發現。

一千八百四十年。亨雷 Henle 氏以各家之實驗爲根據。主張傳染病之原因爲細菌。其原則有三。證明各傳染病各有特種之病菌。一也。既證明細菌之後。得行分離培養。二也。其純粹培養有特異之性質。三也。惟氏之學說。不過一理想而已。越九年。薄爾倫 Pollenaer 氏取病牛（是牛患脾脫疽病）之血液。於顯微鏡下檢查之。偶然發見桿菌。又越十四年。達威痕 Davaine 氏將脾脫疽病羊之血液。接種於健康之動物。便發生同一之病狀。且證明同一之桿菌。反是而接種健康獸之血液。便屬無害。遂確定該桿菌爲脾脫疽病原菌。此蓋病原菌證明之嚆矢。久爲世人所注目者也。

人工培養基及分離扁平培養法之考案。爲細菌學進步之一大原因。當此之時。尚用液狀培養基。而細菌分離。則用稀釋法。一千八百六十九年霍甫盟 Hoffman 氏。及一千八百七十三年秀烈氏。有馬鈴薯培養基之考案。又一千八百七十三年。克 Klebs 有魚膠培養基之考案等。均無完全之作用。古弗氏於一千八百七十年。用馬鈴薯、開氏拉菁等）固形培養基）製凝固血清斜面等。至一千八百八十一年。完成固形培養基。以之行扁平培養。分離病原菌。又與愛爾利喜 Ehrlich 氏研究細菌之染色。應用亞尼林色素。是時顯微鏡亦改良。有阿治配氏照輝裝置及油浸裝置等。由是而病原菌之發見及研究。駸駸乎有一日千里之勢焉。一千八百七十三年。奧培氏發見再歸熱螺旋菌。越二年。克氏發見肺炎菌。又越三年。派斯託爾氏發見惡性浮腫菌。又越一年。那衣在爾氏發見淋病菌。又越一年。哀勃氏發見窒扶斯菌。罕存氏、那衣在爾氏證明癩病菌。又越一年。古弗氏發明惡性浮腫菌純培養及丹毒球菌。越一年。又發見結核菌。列布氏等發見馬鼻疽菌。又越一年。克氏發見實扶的里菌。古弗氏發見虎列拉菌。福里度倫氏發見肺炎桿菌。傅羅氏發明丹毒菌培養。又越一年。尼哥氏發見破傷風菌。古弗氏發明結核菌培養。迦氏發明窒扶斯菌培養。又越一年。遏歇氏發見大腸菌。拜謨氏發明淋菌培養。又越四年。北里氏發見破傷風菌培養。又越二年。派弗爾氏發見流行性感冒菌。又越三年。惠羅氏發見百斯篤菌。又越三年。惠庫氏發見腦脊髓膜炎菌。志賀氏發見赤痢菌。此皆一千九百年以前。病原細菌發見之大畧也。

又有關於免疫及血清療法之研究者。一千七百九十七年。占那氏發明種牛痘法。越三年。百司氏發明脾脫疽豫防接種法。又越一年。百司氏發明狂犬病豫防注射法。又越九年。古弗氏發明資佩爾苦林。又越二年。佩琳瓣氏發明實扶的里血清及破傷風血清。史台兒氏發明窒扶斯血清之殺菌性。又越二年。派弗爾氏發明窒扶斯血清溶菌現象。又越二年。孤魯氏、微達爾氏發明凝集反應。又越一年。古弗氏發明新資佩爾苦林。免疫及血清之發達既如此。病原細菌之發現又如彼。此乃積數十百年之歲月。數千百人之心思財力。數千萬頭之動物生命。而始得此美滿之結果也。是豈一手一足一朝一夕之所能爲力歟。

病原細菌學者。日本佐佐木秀一原本。而余之所譯述也。其第一編爲細菌生物學。內分四章。第一章細菌形態學。第二章細菌生理學。第三章細菌病性學。第四章免疫學。此編皆關於學說者。其第二編爲細菌檢查法。內分八章。第一章細菌檢查法一般。第二章檢查細菌之用具用品及試驗藥。第三章滅菌法、第四章懸滴檢查法。第五章染色檢查法。第六章培養試驗法。第七章動物試驗法。第八章免疫法及血清反應檢查法。此編皆關於實習者。其第三編爲病原細菌各論內分四種一消化器系病原菌。二呼吸器系病原菌。三皮膚系病原菌。四生殖器系病原菌。其第四編爲細菌以外之病原微生體。內分四章。第一章分歧菌屬。第二章芽生菌屬。第三章糸狀菌屬。第四章原生動物。其第五編爲病原不明之傳染病。余統觀全書。歐美諸老先生之學說。靡不兼收並採。鉅細無遺。材料既富。而選擇尤爲精當。反覆研究。犂然有當於人心。福保自揆檮昧。學復荒蕪。不能有所發明。爲可愧耳。余譯述此書。經始於民國元年正月。告成於三年二月。工既訖。偶憶平日所聞細菌學發達之歷史。因援筆敘之以冠諸簡端。

時疫病之研究

癟螺痧。以病狀名。西人稱之爲亞洲霍亂。疫症傳染。最易往往一家之中。有一患此。必有多數之人。相繼而起。浸假而一村一邑。靡不遍及。其勢洶湧。捷於影響。其得病至發病。無定時。大抵視其受毒之多寡。及受毒處之深淺。以判安危。間有並非癟螺痧症。而適當疫氣盛行之際。偶患吐瀉者有之。若眞正癟螺痧症。發作時多在子夜。來勢甚速。先瀉後吐。亦有先吐後瀉者。渾濁皆如米泔水。吐瀉之後。頓現危狀。眼凹螺癟。聲澀胸悶。此第一候也。厥後脈漸伏。熱度降至華氏表九十六七度。此時吐瀉仍未止。而全身失其運動之力。是爲第二候。至第三候。吐瀉漸止。惟四肢僵冷。脈息全無。面容慘白。呼吸微緩。死狀畢露。不久氣絕。自發病至死。約十二點鐘至三十六點鐘。有至第三候而漸就痊者。亦云幸矣。此癟螺痧之大略情形也。然當疫氣盛時及將盛將衰之際。其病狀之發現。各有不同。幾令人驚疑。致不作疫症觀者。若非久經閱歷。誤人必多。

華人治癟螺痧。往往不先延醫而傳剃頭者。挑刺。名曰挑痧。習俗相沿。牢不可破。一經挑過。雖死無恨。如此者。十居七八。更有令人悚懼者。即華醫用艾灸臍法。其慘酷尤甚。嘗見有多人來院。求治痧愈而灸瘡大潰。緣臍穴要害之區。火毒易入。痛楚難堪。呼號。

終夜令人酸鼻不死於痧而死於治痧吁慘已。

剃頭匠之挑痧。其針長短不一。以銀或鐵爲之。每於肘前膝後。見有紫筋卽刺。迨刺出紫黑色血。則謂痧症已重。抑知彼所謂紫筋者靜脈也黑血者迴血也無病人亦然與痧症初不相涉揣其意以爲痧乃一種毒氣竄入筋絡刺之卽出噫何其愚也夫瘰螺痧一症究其由來乃一種黴菌或謂之微生蟲由食物傳入口腹後臟腑黏膜卽爲所傷更湧激腸道向口或肛門逸出全身血汁頓時枯竭動靜脈立時乾癟遂呈手螺癟眼眶凹諸病狀其血汁所失愈多則其死愈速如此危症豈一針之微所能殺其黴菌而復。其所失之血汁此雖不解醫理者亦知其不能也況挑痧云者。非徒無益而又害之。何也。肘前膝後靜脈較大血受針刺卽凝結成塊迨其病勢稍有轉機血脈漸能流動苟其硬塊不能融化輸入心房則心門閉塞運入肺部則呼吸不通若至腦部更爲危殆然猶或有倖免者其至危者則莫如胸腹部所施之長針其針未經過消毒藥每多不潔遽以刺胃部或臍部至五六寸之深出針後亦不敷藥若病者當時不死三日後必然針孔發炎作膿傳入血內其胃或腸胞膜隨之發炎常見病者胸脹腹腫欲吐不得欲瀉不能雖投之以重瀉劑亦不見效不久卽死是非死於病實死於針也不亦尤可悲哉。來院求治之人。癟螺痧症。已經挑刺者十居七八。其受害尤劇者。實使醫者束手。即使多方挽救。每不能得完美之效果。而不知者方謂醫之者無術。嗚呼。針之爲害。可勝言哉。

本醫院治疫機器。係英國柯師醫生新發明改良。純用似盟代血水。Normal saline 以玻璃針灌入靜脈。施治之際。不過略爲剖開皮膚。毫不痛楚。外間不察。動謂用刀剖割。致駭聽聞。以致各病家於初患時。必先延醫服藥。及挑痧等種種施治。迨至百無一效。一息奄奄。無可奈何。不得已而來院一試。因之沈重者居其多數。然本醫院除挑痧妨礙治術外。其病勢之輕重。症候之遲早。均所弗計也。雖病至第三候。呼吸已微。身冷脈絕。人事不省。命在頃刻。亦無不如法施治。治之之法。先擇手臂上未經挑痧之靜脈。輕輕挑破皮膚。以治疫機之玻針插入。務使代血水輸入靜脈。循脈達心。由心而肺而遍身之血乾管癟。漸漸融和流通。循環不絕。自灌治後。歷十秒或十五秒。即覺病者脈息微動。目能啟視。或渴而思飲。其面色轉活。眼眶漸滿。四肢亦隨而溫和矣。此時病者腹痛已止。胸腹亦舒。必倦而思睡。以養復其精神。其遍身熱度。亦必漸高一二點鐘以內。

約升至冷熱表百度或百有一度。病者必醒。自覺身冷不舒。肌肉顫動。齒牙相擊有聲。如此者約十秒或十五秒。冷過必轉而覺熱矣。

病者身既發冷。看護人卽覆以絨毯。並置熱水罐於其身際。使得煖氣可以安睡。醫者亦時時察驗情形。試探熱度。至四點鐘或五點鐘所灌鹽水。浸潤周身。其脈象氣色幾如無病。然後將傷口裹紮妥密。令病者安臥病房。醫者復不時照料。視其吐瀉之緩速多寡。以決其復發與否。若過十二點鐘後停止嘔吐。其瀉亦漸稀。脈象洪而有力。至數較常時稍緩且勻。呼吸舒順。腹覺飢餓。乃佳兆也。惟在三十六點鐘內。祇飲藥茶。不可食物。最當注意。偶一失察。或病者家屬。恐其不耐飢餓。私相授食。致復現種種危狀。多有因此而不治者。生死關頭。切宜戒慎。

病者至三十六點鐘內。情形極佳。迨此時既過。忽覺胸脹腹硬。口渴欲飲。上下閉塞。呻吟困苦。此腸胃因針受傷之現象也。不可不知。

病者沈睡昏迷者。毒入腦部也。氣喘者。毒入肺部也。

本醫院各醫生。均夙夜在公。不辭勞倦。隨時隨地。見症施治。誠以疫症時多更變。偶一不愼。挽救不及。較一切急症尤爲難治也。

凡夙患肺病癆瘵等症。而得癟螺痧者多難治。

考驗疫症之原（摘錄南洋爪哇公報游客稿）

處刺拉者。乃一種極微細之蟲。醫學家用極大之顯微鏡察看。乃知其究竟。此蟲多生於陰溝臭水中與牆脚糞土中。天時不和。孳生尤易。其體質極微。與灰塵同量。故恆隨風飛揚。或落水中。或落食物中。或落人之衣褲上。家庭內之椅桌碗盤上。一經人之呼吸。或飲食。卽隨空氣或湯水入人之身。一入身內。卽分布於全身之血管。一入血管。變化更速。據醫生云。一分鐘可由一個而變數萬個。其變化係由一蟲而斷作兩蟲。兩蟲而斷作四蟲。如此加推。變化不已。故不數點鐘。此蟲可布滿人之全身。將人全身之血吸盡。而人遂至於死。

醫生嘗將不吐瀉之人。於身上取血一點。又於吐瀉之人。亦取血一點。再將兩人之血。各滴於玻璃小片。用極大之顯微鏡觀之。固見無吐瀉者之血。其血中除血輪之外。無甚雜點。其有吐瀉者之血。則血中之黑點甚多。因此乃知黑點卽致病之物。再將此血中之黑點。用顯微鏡加意察看。遂見此黑點係一極微細之蟲形也。於是乃生出種種之法。如灑辟瘟藥水。燒死人用過之物。禁人親近等。皆爲防除此害也。

當此症盛行之時此微生物幾無處不有無人不受其所以有死有不死者有數原因(一)因其人之血質甚旺此蟲雖入不耐其熱不久自死(二)因受病之時及早知救藉藥力以殺之故蟲亦死(三)平時住於潔淨之地飲食居住有合衛生所受者少亦不至死除此之外不受則已受則無不死者

雖然當此之時能移家他處擇無疫之地而居固爲至妙否亦當於未來之時先爲豫防若毫無防備而冀以徼倖夫他事可以嘗試性命豈可嘗試耶一死不能再生一別永無相見與其死後追悔何如生前防衛願同胞深思防衛之法

(一)家庭之中廳房天井廚房必洗掃潔淨桌椅時時拂拭衣褲日日更換碗箸盃盤每食必用滾水沖洗不蓋之食物放久不可再食街上所賣之食物更不可買食

(二)家中之天井與門口之陰溝須每日用臭水或辟瘟藥水潑洗此藥水最能殺一切毒蟲

(三)家中須備陳年白蘭地酒一瓶內放中國樟腦四錢若略覺腹痛或吐瀉即急以此酒一匙和冷水一杯調服然後請醫診治乃得救也

(四)污穢之地與病人死人之屋切不可入蓋污穢之地此蟲最多有病人及死人之

屋此蟲尤多常入恐易於受毒宜多用辟瘟水灌洗或多薰硫磺此防病之大畧也苟人人行之亦不甚難願急起力行之

霍亂探原

西醫侯光迪著

凡患霍亂症者其腸內有一種微生物譯名虎列刺桿菌其形略彎曲或如螺旋當病起之初可用顯微鏡於病人糞內見之迨後瀉甚糞如米泔水者含此物尤多西曆一千八百八十四年德醫谷克氏始發明此種微生物在患者腸內發見毒質由腸吸收侵入全體遂釀成霍亂病狀此種毒質雖極細微一經染及足致極危險之症候往往於八時或十二時內病已不起此傳染之大概情形也

夏秋之間如飲用不潔之水最易得霍亂之症因虎列刺菌多在其中凡未煑沸及未濾過之水常有無數之微生物若以此水爲飲料卽將微生物咽入腸胃或以之洗濯衣物亦可隨衣物而傳入口中他如菜蔬瓜果之染此水者生食之均有同等之危險其飲食物之被蠅蚋飛集者尤多霍亂微物之染及是皆不可不慎也

霍亂微物多生於卑濕地若在空氣中因無濕度不能存活其生殖法非胎孕非卵育亦非若葉枝橫生皆由本體斷爲兩截從一而二從二而四循是類推故此物侵入腸

部。蔓延極速。瞬息已不可收拾矣。

欲防霍亂之傳染。須知左列各條防疫法。醫士與看護士日在患者之側而不至傳染者。僅恃此防疫法而已。

一水未煑沸及未濾過者。切不可飲。各種飲料。如茶與牛乳。均須煑沸後方可飲之。並不得有生水攙雜。

二戒食生腐菜果魚肉。

三一切飲食物。須置於紗罩內。嚴防蠅蚋飛集。

四戒腹背部受寒濕。

五如動霍亂人嘔瀉之物。須先灑辟瘟藥水。再用消毒法洗其手。

六戒過度之思想及勞力驚惶房勞等事。

七凡患者衣服什物寢具及病房。於病愈時。須嚴行消毒。

消毒法最好以各種物件用水煑沸。其不能煑者。即用辟瘟藥水浸潤。若病房之地板牆壁。祇可用藥水洗滌。

時疫抉微

王培元醫博士口述
沈石農筆譯

時疫爲夏日最危之症。罹之者强半無幸。余以庚壬之間。承乏防疫醫院。與諸西醫相周旋。施刀作藥。存活頗衆。駒光易逝。今又夏令矣。謹以歷年心得。參酌西書。勉成是篇。以餉我同胞。幸共留意焉。

病原　是病西名 Cholera 日名虎列刺。我人俗名絞腸痧、吊脚痧、癟螺痧者是也。始於印度西南部。後漸蔓延全印度及亞洲東部。自十六世紀至十八世紀。歐人始知有是病。一千八百十七年。全亞侵及。東起日本。西至敍利亞。南始暹羅。北達西比利亞。傳染斃命者。輒千百人。於是歐西醫者始羣起研究。一千八百三十年。由阿富汗波斯經俄羅斯而傳入歐洲。是爲第一次。越二年傳入英國。是年又傳入美洲。

傳染　是病爲一種微生蟲。發生至速。故傳染至易。印度傳染之烈。俱由印人羣集禮佛。其傳染他國也。則由船舶。上海爲四通之地。舟車往來。傳染尤易。誠能散居以隔絕之。其勢即衰。査滬地以法租界菜市街等處及閘北爲最易發生。歷年皆然。良以菜市街等處。人煙稠密。居民不重衛生。閘北則貧民麕聚。編茅列屋之所。穢氣薰蒸。發生既易。傳染尤烈。前車可鑑。願是地之人。格外注意也。

媒介　不潔之水及水果等類。蘊蓄微生物最夥。强壯者食之。或能抵抗。其外强中弱及羸弱者。既乏抵抗能力。食之鮮有免者。又傳染是病人所遺尿糞。微生蟲更多。傳染更速。餒魚敗肉及隔宿或已腐之食物。亦易傳染。時疫之媒介。不外以上數者而已。

微生蟲　一千八百三十三年。德國名醫柯克。嘗至埃及。發明一時疫之微生蟲。此蟲形似，。如用化藥法染之成色。有時兩端較濃。有時中間較濃。有時兩蟲相連。形似西字母s。每分鐘能生二萬之多。

病情　初起畏寒。吐瀉。全身疲乏。耳鳴。繼則大瀉。初時尚含糞質。繼則水漿。略似米湯。蓋卽血液也。血液既竭。四肢筋抽。皮乾縐。失伸縮力。指間螺癟。眼微陷而黑暗。身出冷汗。口乾胸燥。困苦不可名狀。終則人事不省。間有經醫者施治。變症爲時疫傷寒。面紅、舌黃、囈語。溺漸有而含蛋白質。亦頗危險。然亦有變症爲肺炎、腸炎、腎炎者。

又有一種最危險者。西名 Cholera Sicca。不甚吐瀉而猝斃。尤可怖也。

個人豫防法　首宜注意衛生。勿感寒。勿飲酒過度。勿食未熟或過熟之水果。不潔之水。未沸之水。不鮮之魚肉。隔宿已腐之菜蔬。以及蚊蠅棲集之食物。而黃瓜。西瓜。香瓜。尤宜忌食。碗盞宜用沸水洗滌。偶遇腹瀉。立服十滴藥水。親朋染時疫而病危者。勿往視。

按。食。物。已。腐。理。宜。棄。之。乃。我。國。陋。俗。輒。曰。罪。過。罪。過。強。入。腹。中。以。爲。滅。罪。過。不。知。達。上。天。好。生。之。德。以。自。戕。其。生。適。以。增。其。罪。過。竊。謂。是。俗。急。宜。除。之。也。又。親。朋。已。死。而。不。往。視。實。爲。公。德。何。則。我。往。視。而。我。罹。之。我。罹。之。而。我。又。傳。之。他。人。如。是。以。人。傳。人。其。害。無。窮。斯。亦。愼。患。於。微。之。意。幸。勿。視。爲。不。亟。之。務。也。(石)

公衆豫防法　凡遇腐敗食用之物。切宜遠棄。陰溝勿令淤塞。房屋器具勤洗。多灑本會辟瘟藥水。勿多人麕聚一處。居家左近。如有淤塞或不潔之小浜。宜灑煤油或辟瘟藥水以殺各蟲。

一千八百九十三年。俄名醫哈虎肯。曾發明一種藥苗。針射人體。能豫防時疫。越年俄大疫。用以試之。四萬三千一百七十九人。俱獲良果。惟針後有寒熱。越四五日須再針。且不能決其能抵制若干日耳。

治療法　初起時急服本會急救時疫藥水及樟腦勃蘭地酒。如不愈。速請名醫醫治。或車送防疫醫院。萬勿因循或妄爲醫治。至於不救。

按樟腦勃蘭地酒。製法。用陳年三星勃蘭地酒一瓶。加入頂上中國樟腦四錢。每次一匙。和溫水服。

臥位與疾病之關係

無錫孫祖烈譯述

吾人之臥位亦可豫防各病并能令已成之疾病漸就痊愈據祜里耳氏之學說謂睡眠時置右肋於下方頗有益於人體有胃病之人以右側臥爲最佳推其理由蓋胃之出口本在吾人之右方故吾人之身體向右側而臥於胃之排泄上非常便利而如肺病患者亦宜以右側臥爲最要何則蓋空氣多入之一側爲肺病初發部分乃確實之學說右側之氣管枝與左肺互相比較直徑稍大故空氣之輸入於肺內右肺較左肺爲易因之結核之發生右肺較左肺爲多罹肺病之人臥時若取右側之位置則輸入於右肺內之空氣不得不減少炭酸之排除即隨之而少炭酸較多之肺結核不易發生故貯炭酸於肺內實爲豫防結核之一法此外如肺炎中之沈下性肺炎苟久時仰臥肺之最低部分必起鬱血症既起鬱血症後則易發本症故體力衰弱之人不可久時仰臥起卒中之患者臥時宜將手足麻痺之側置於上方如是則腦之出血部附着於枕患部得保安靜可豫防第二次之出血要之睡眠位置爲吾人所疏忽者竊願世人對於臥位須加以嚴密之注意也

至欲詳細考查食物之來處。卽觀攀息而萬你亞之普里穆斯一事。已可知矣。普里穆斯地方居民有八千人。其飲水用山澗水。在正二三三個月中離此澗六丈以外地方。有某姓患漏底傷寒。其護病之人。以排泄之物傾置其地。其地有冰雪。至三月底四月初。則有雨而雪亦融。其三個月內所蓄之污穢。遂冲刷至山谿內。當雪融時。患漏底傷寒之人。排泄頗多。至四月初十日。城內患此病者頗多。每日有五十人。計患此病之人。共有一千二百人。皆係飲此山谿之水而致罹此患也。

若飲煮熟之水及用蒸出之水。并檢察牛乳房。開通溝渠。考究水之源頭。而診治漏底傷寒之醫生及守護人。於病者所排泄之物內。加入解毒藥。則漏底傷寒一症。卽難傳染矣。

霍亂　霍亂爲此一周內最大之一項病症。自印度蔓延至歐美兩洲。其微生物之如何存活。今已考出。將來英美諸國。當不至復盛也。一千八百七十三年。此病幾乎流行至美國。幸爲港口所阻止。未被傳染。蓋此病之來。大半從穢水中傳染。其盛行與否。不論何處。必與水之清濁有比例也。觀一千八百九十二年。韓卜爾地方之霍亂症。卽可知矣。至若阿多那地方。則有自來水公司。而患此病者祗五百十六人。其中尙有從韓卜爾來者。韓卜爾所飲之水。卽漚㝠江水也。故患病者多至一萬八千人。死者八千人。

黃熱症　黃熱症之根源。迄今議論未定。美洲之古巴島。此症極盛。故美國防之甚嚴。有時從古巴島延入美國南省。使其一帶商務敗壞。欲考查此病之究竟。以西印度島昔年之情形較之。卽可知矣。蓋昔年西印度之黃熱症。與今日古巴同盛。傷害性命不少。今彼處旣有合宜之衞生制度。故此病大減。想古巴於數年後。當必亦用此法以求免病也。

瘟　現在疫症中最劇烈者。卽此瘟病復起也。此爲一切疫症中最危險最可怖之傳染病。此一周內。以土耳其及歐洲南境諸國爲盛行。一千八百九十四年。香港亦患之。此後遂蔓延他處。印度亦流行。頗形危險。又傳染至地中海各口岸。此一周之末年。格蘭斯高地方亦傳染之。惟不盛耳。在南美洲各口岸。亦曾染到。有時流行至紐約。十一月一日。在舊金山之中國人中有患此病者二十一人。向來舊金山格蘭斯高二處。皆能阻止此瘟病之傳染。想將來或不至如中世代間之黑死大盛也。瘟病微生物。現已尋出。在印度已將種液漿之法試行。頗有效。

嘟吡咖唎　無論某等社會。皆以患嘟吡咖唎之人爲最危險。美國每年患此病死者十二萬人。冊上所載人數。凡肺部患嘟吡咖咧而死者爲最多。此及他部患嘟吡咖咧而死之人。與患一切其餘病症而死之人相較。除肺體發炎外。其數適相等。當二十年之前。此病之原由。尚未查出。概以爲遺傳之病。至庫克尋得該病微生物之後。始有頭緒。謀設法阻止其傳染也。

此病之來多係傳染。而以遺傳得之者甚少。因此種微生物散布極廣。但有患此種病者。其吐出之痰乾燥簸揚。其微生物卽易傳染。若街道、房屋、醫院等居民擁擠之處。無不有之。病人在二十四時內。其肺內必放出此種微生物甚多。納套耳在約翰霍帕金病房內診治癆病已成之人。計算每二十四時。竟放出微生物一千五百兆至五千兆枚不等。若病人謹愼小心。亦可無害於人。其傳染之故。概由病人吐痰既乾。吸入他人鼻觀所致。若吐痰於巾上而納諸枕畔。或納入囊中。則痰乾愈速。微生物仍不能免。病人之鬚上亦有微生物布滿。雖極謹愼。其手上亦難淨盡。若不謹愼。則更無論矣。器用之屬。手執之具。亦難保其必無。尤可惡者。以痰吐於地板上。而使全屋微生物蔓延。蓋微生物由呼吸而入。故必患肺病。人多之地。游行不便。又不能調換天氣。故此病必多。如修道院、牢獄、病房之類。皆最易傳染也。或從牛乳中傳染之。或從肉食中傳染之。

一經傳染。散布極廣。故人當生活時。雖無此種病狀。而以類乎此種病症而死者剖驗之。必有此種微生物在內也。近人又查得人過四十歲後。其體內必有一部受嘟吡咖咧之傷者。可見衞生一道。亟宜謹慎。飲食必須補益。勿令其身受弱也。

近有許多醫家。欲設法減少嘟吡咖咧。而就事觀之。則此事當不至無效。十年之內。有數大城患嘟吡咖咧之人已減少。馬撒初塞地方向患嘟吡咖咧者極多。當一千八百五十三年。自每一萬人中患此病者四十二人。減至二十一人。一千八百九十五年。每一萬人中不過八九人。格蘭斯高及紐約城之冊報上。皆可見患此病之減少也。

欲抵制此病。約有四事。一將各等社會中人敎其衞生之法。而於貧苦之人尤當加意。二凡患嘟吡咖咧之人。當報名注冊。按此亦指貧苦者言。凡貧苦者。多不自知其病之劇。而未能謹愼。不知防護。故此病皆由貧苦之人傳來。所以此等人益當憐惜也。三每省中宜在合宜之處。速立病院。使未成此症之人可以就醫。四凡此症已成無可救藥者。則別設一院以處之。

爛喉痧　自尋得爛喉痧微生物及其如何傳染。并得抵毒液漿後。此症遂無從前之盛。患此症而死者亦大減。其所以能大減者。厥有數因。一患病之人另居一室。不與他入相雜。二病人衣服。必以解毒藥薰洗。三喉間小有微恙。立卽查看。而復元之時。尤格外加意。各學校學生之喉。常輪流查看之。其最危險者。初起時不以爲意。學生如常入塾。故傳染之原因。大率由此傳布而爲父母者。必於小兒之牙及喉。格外謹愼也。依此法爲之。則病勢當無從前之盛矣。

肺體發炎　一切傳染之病。皆由新法而逐漸減輕。惟肺體發炎。非惟不減。反有加增。於册報觀之。除嘟吡咖唎外。卽爲肺體發炎。凡患此病者。必以漫無節度身體羸弱之人爲多。而年力强壯之人。每年中亦有患此病而死者也。美國年老之人。患此病而死者頗多。或謂其死爲自然之歸結。不過初起時略有痛苦。旋卽無之。亦不至遷延日久。故年老者一患此病。卽平安而過去矣。

此病之原由及病狀既查出。而患此病而死者如是之多。自百分之二十至二十五。此可見醫術之無效也。雖然治此病之法。已大有改變。現在給藥不多。亦弗使放血過多。使其身體不支。將來當可尋出一種解毒之藥。解去其病之毒也。

瘋狗咬　此病先爲獸畜所患。各獸類皆易傳染。獸若齧人。人卽傳染其毒。故類此者。概可歸入瘋狗咬一門。此種微生物。尚未考出。巴斯德曾試驗數次。證明三事。一其毒與腦經之總系有關係。二取一合宜之獸畜種入其毒。而後取出其抵毒漿。可以之解此病。或作為預防之藥。三若獸畜未曾預防者。滴入其毒。即可發病。再加入抵毒漿。即可以免。巴斯德乃用此法醫治瘋狗咬之症。在巴黎剏立一專門醫院治理此病。凡人被瘋狗咬而立即就醫。得治者居多。死者不及半也。并有預防狗咬之法二事。一凡狗有患此病之狀者。即拘而投之他處。二凡狗皆用嘴套。如此則此病可滅。即狗亦不至患此病矣。

瘧疾　瘧疾為世界盛行諸病中之一。故歐洲人不宜居近赤道。當一千八百八十年以前。此病之原因。尚未查悉。僅能知其潮溼之地。秋涼之時。於黃昏黑夜間最易傳染也。此病非直接傳染。一千八百八十年。有法國醫士拉維郎在紅血輪中尋出一小體。實為致病之種子。此體乃微生蟲。而非以上所言之各種微生物。其質乃如膠如漿之一小分。初起時。式如小圓圈。在紅血輪之內。略能透明。即以紅血輪內之物為其食物。後漸長大。中生一黑星。自有一定時刻。能分布蕃衍。當其分布之時。即以毒氣散布於血中。而人有時寒時熱之病狀矣。當受病時。必發奇冷。即是微生蟲在內分裂之現相也。微生蟲有各種不同。故瘧疾亦有多種。禽鳥之屬亦多患之。印度軍醫勞司査得禽鳥之所患。乃由蚊傳染者。蚊嚙患有瘧疾微生蟲之血。微生蟲卽在其腹內長大。結成線形。傳入液管。故於蚊嚙人及禽鳥時。其微生蟲卽隨其液而入於孔內。卽發瘧疾。於是醫家乃據此理。而知蚊與瘧疾之關係焉。

約略論之。傳瘧之蚊。祇有幾種。其餘皆不傳染。能傳染者。從患瘧疾之人身上嚙血。而吸其微生蟲。其微生蟲卽在蚊腹之他部長大。變成線形之小蟲。液管中亦皆有之。由此觀之。蚊當嚙人時。微生物卽從其液管出。人受之卽患瘧。倘有一事可以證明。蚊嚙患瘧人之血。而至無瘧之處。嚙無病强壯之人。卽可以染瘧。不數年前。意大利之蚊。旣嚙患瘧疾之人後。帶至英國。嚙醫士孟生之子。孟生向居英國。身體亦强壯而無病。又向無瘧疾。而孟生之子。一經蚊嚙。數日後卽發瘧疾。此非其明效大驗耶。

又有一證。雖不與此同。而其理亦確實可恃者。意大利之羅馬相近地方干巴尼亞。瘧疾盛行。幾人人患之。初至該地之人。更不能免。一千九百年。三布倫及其友居該處。自六月一日起至九月一日止。其所試驗者。乃用極妥當之法。使蚊不嚙。幷欲使三個月內不傳染瘧疾。蓋以此三月間爲最易傳染之時也。因以所居之屋。多用鐵絲布滿。臥則遮閫蚊帳。竟於三個月後。未染此疾。

自經此番考究後。卽見瘧疾限定在潮溼之地。患此病者每年內必有一定時候。傳染必於夜間。其他不明之問題。亦從此可以解决矣。尤爲緊要者。從考究上尋出免染瘧疾之數法。一無論何人。患此病者卽爲公衆瘧疾之根。當以金雞納服之。二當將潮溼之處及水渟用溝洩瀉。勿使蚊蟲在內長大。三苟能小心謹愼。避蚊之嚙。雖在患瘧最盛之地。亦可以免其傳染。

花柳病　花柳病最足受苦而致弱。其害不小。尤可惡者。此病不獨親受其害者患之。卽無辜之婦孺。亦分受其害也。白濁症雖極平常。而稍不謹愼。卽能延纏。幷可牽連他部之病。楊梅瘡則各等社會中人皆有患者。不論年之老幼及所居之地位如何也。今治此病之法已極精詳。從前舊法。皆以其不效而廢之矣。醫生之責任有兩大端。一勸年少者須節慾。處處謹愼。一則醫者必使病人斷根。其腦筋上將來不致有他病。亦不顯出曾患此症之狀况也。若欲保公共之利益。則此病當與他種劇烈之病。同受國家之律法管轄。然此種律法。必有人起而阻撓之。一爲無辜受害之婦人。既受其累。又爲律法所限制。必萬難忍耐。一則犯此病之人。以爲道德上有罪。未必律法上亦有罪也。然能依律法而行。則男女皆可免無窮之苦楚也。故自今觀之。雖用律法壓制之。亦不爲不善。否則奉基督教之大城內。幾同狎褻之地。而居室之中。儘多不潔之病矣。

大麻風　自尋出大麻風微生物後。即設法使此病略有起色。并考究其病在若何地位勢必盛行。因此英國政府特派稽查大麻風之委員。使人人皆知考查印度及東方此病盛行之故。在美國則由中國人傳染而入。舊金山之西北數省。則由瑙威人傳染而入。其南部諸省亦多此病。最著者爲路西亞那及新白倫司瑞克兩省。現在大麻風之問題。自美國收檀香山及非律濱後。格外考究因該二處此病向盛。故勤加考察。一見有患之者。即分別居之。如是即可以阻止此病。將來當不至再增。不復如中世代之盛行矣。

產後熱症　爲預防醫術而尋出之諸事件中。如產後熱症一項。亦爲最大。在各處醫局中。產後死之人數。向居百分之六或十。今有預防之善法。乃減爲百分之一之三。何麥士於一千八百四十三年。揭論產後熱症之傳染。此論據理立說。發揮透闢。爲醫道中最要之開門鑰。數年後。色默威經驗許多閱歷。亦謂此病確能傳染。特當時人尙未澈究其緣由。至保腐法既用後。乃始臻完備。

醫學新世代

治病法大改革後。於是新學派遂起因名之爲醫學新世代。其舊學派之醫生。投藥之外。竟不知有他事。每病必投藥二十餘味。有時以難咽而易噁之藥投之。有時以極淡之藥水投之。新學派不過用藥數味。皆鍊過而極靈驗者。凡前人所用之藥。不甚肯信。並不以爲醫家之職司。無論何病。祗當投以藥而已也。蓋醫生論病之學識旣變。則醫理亦隨之而變。此不易者也。此一改革。在現在治熱症上最爲顯著。卽以尋常漏底傷寒言之。在此周之起初二十五年內。欲使患此病之人放血。又欲使其發泡吐瀉。投以汞銻及雜質之藥。以配合其專門之病狀。至其後二十五年。則醫法雖大致相同。而各國中皆稍有不同之處。故於一千八百五十年後。放血之法卽不多用。巴黎維也納諸醫生之考究。以爲治熱症僅知用藥。未爲盡善。至末後二十五年。通達之醫家。方知此病不但用藥醫治。且須留意食物看護洗浴。隨在配合其各種病狀。而看護一端。尤爲緊要。惟尋常醫生。尙未到此地步。倘有徇友朋之情而開藥方者。故守舊派必開藥方。令每隔數點鐘。必服藥一次。

十九周內之醫家。概與多用藥品之法相反對。從前多用藥品之醫家。往往不明其功用。而開方之時以此列入。則其誤益甚也。新醫學所賴以輔助而發達者。厥有二端。一爲巴黎維也納抱斯敦諸醫生之懷疑思想。一爲呼米哇巴推醫法之遺訓。此醫法雖難救人。卻亦不至殺人。故死於用此法醫生之手者。未必比用古法者爲多也。然新學派醫生。既不論呼米哇巴推。又不論亞路巴推。(卽抗症療法也)一以格致理想考究藥料之功用而已。故醫生所必知之要藥。祇有金雞納、鐵、汞、鴉片、鈲、錪等寥寥諸品。極爲有用。不較之多知藥品而不明其功用者爲愈乎。

據格致理配合藥劑之新法。及藥味易於適口。皆與新醫學大有輔助者。以格致理考求藥之性質功用。其前程未可限量。將來試驗得法。必能一旦查出極大功用之藥品。植物之中。當再能尋得幾種。配合某病所用者。如金雞納治瘧疾之類是也。

新醫學之奇效。在回到自然之地步。如食物、體操、洗浴、推拿等事。在醫學史記中人。從未灼知以食物之良能免病及治病者。胃滯之病。美國人患者甚多。其緣由卽因食物不良之故。烹調不精而下咽太速。欲保全身體之康強。在乎食物之烹調精而食時尤謹慎也。美國女童多有患胃病者。因食物內有甜物。且喜食冰奇冷。買賣中人之敗胃。以飮食太速所致。又有因食物過度而致疾者。故諺謂飮食過度而死者。比刀殺之人尤多也。現在皆知飮酒過度卽易傷身。若有一人日能飮威士忌酒五次。壯年時似能振作精神。至年逾四五十歲後。乃見其害。當大可有爲之年。而或患迴血管病。或患肝經病。或身體癱瘓。皆常見者也。

自行淡皮酒後。酒醉之事漸少。心肝胃中飲酒所致之病亦漸減少。今在美國中飲酒皆知有節。而食物則不甚措意。故當成人時。食物皆不免過多。醫生謂從前緣飲酒所致之病。或年壯而身已痿。或腎部有病。或迴血管有病。在今日皆可謂爲食物過度之所致也。

看護法

十九周內之醫學。看護法尤爲注意。其所選之看護人。實爲醫生最要之輔佐。悉依醫生所囑之看護法。而小心伺察。筆記其病狀。使醫生得知病勢之變遷。故以性質聰明之婦女爲看護人。不僅可獲公共之利益。實可減輕醫生之擔任也。

推拿及水醫

以推拿及水醫法治舊症。頗有效驗。若以水醫治熱度極高之熱症。尤爲穩妥。今概用之。

近二十五年來。壯年之人。皆知體育與智育並重。故於習練體操倍加注意。而年在四旬以下者。悉依其年齒之次序練習之。以爲免病法。而尫羸之弊不滋。人人爲强健之國民。邇年又習一切拍球及脚踏車諸技。而醫家之診金爲之減色。若年在四旬以上。强健之歲月。早已蹉跎。則有反緣習技而致病。使醫生之聲價反爲之昂者。可見體育二端。自當及時知其所務。過茲以往。非徒無益而且有害。

醫家之新法。能從人身患病之一部內取出液漿。或割取其患病之一部以治他人之病。此法當羅馬人時代已有之。今則精益求精也。若以取出之液漿治痰脹及先天不足諸病。功用立見。實爲近世醫學史中獨一無二之明效大驗也。至取其患病之一部以治病。則其效不及液漿之神。蓋因體質不同。而醫生又不將取出之質細加分別。僅隨意投之而已。

將來之希望者。尙有多種病症。亦可用此種液漿以醫治者。前已詳敍之矣。

近今醫學中更有一端顯著之理。卽爲心理一派。欲使患病之人必有所信仰也。人在宇宙之中。悉恃信仰以爲存活。而動作云爲。無或稍縱。一失其信仰。則萬事皆不可爲矣。故在病者之求醫。或信仰醫生。或信仰醫法。實萬萬不可缺少。試以天平權之。左爲自古至今最新之醫書。右爲信仰。吾恐醫書雖多。尙不能與信仰比重。該命謂信仰與希望兩端。實比醫藥之功用爲大。凡人素所信服之醫生。其醫之功效。亦必最驗。伯拉色穌者。哲學家也。其人常自炫其能。能使病人有極誠之信仰。并自爲摹擬。此二者。皆於治病有功效。

惟醫生並不自强病人之信仰。而於局外人勸病者信仰醫生之時。則醫生自能領會。未必深以爲然也。醫生之不能强人信仰者。以信仰乃若人之所自由。如日中天而普照。何獨於醫生是屬。苟醫生能默使其人之信仰屬於其身。其爲良醫也固已。且以信仰之故而厥疾以瘳者。亦至不一矣。一神也。一聖也。以及一粒之丸。一術之催眠。苟使信仰之心眞誠而無妄。足以占勿藥而有喜。即使手非不龜。而信仰之者其心無他。其致功而效用也。亦與良醫等。蓋其人天眞之祈禱。已足以自治而有餘矣。夫人於疾病之困苦顚連。其自知也。視醫尤灼。故求醫寧不如求神。徵諸往事。有羅馬神以思寇來褒廟之奇蹟。(以思寇來褒者羅馬所奉醫神廟中屢有奇事)爲古怪之奇蹟治病。其在今日有法國羅台及魁北克之聖安台蒲潑來奇蹟。(羅台爲法之一城相傳謂其處泉水有醫病之功)

耶穌會教士之醫術及基督徒術之奇幻。(近數年美國女子愛狄貝格立一會會名基督徒術叛許多幻術中有醫人一法以口舌辯論能使病人不自信其有病最爲顯著）其種種不可思議。若操諸左劵者。無非信仰之一本於至誠。而病之霍然去其身也。亦無足異。且醫家亦甚願有此良法美意而奏效之若反掌也。貧窶之小兒其體羸然。而臥於牀蓐者數載。苟一旦信仰之心油然而生。則其起沈疴而卽康健也。醫者力能之。蓋誠心之相孚。自足以箴膏肓而起廢疾。雖古之神聖不加焉。雖聖安台蒲潑來不損焉。理至常也。然而所謂信仰者。旣非一人所能專。又不能汎濫而無涯涘。所謂甦死者而肉白骨。易眸子以重瞳者。固不待蓍蔡而已知其不可。古之有以羅瓜印第安小兒之遺事。其前鑒也。若夫癰疽肺炎接骨之資乎人治。而不能胥賴乎神佑者。信仰若自有其界域也。雖然。寧無緣是以減其可珍之價也。苟失其信仰。則更事之難。勢有必至者矣。

催眠法

麥思墨之叛催眠法也。自十八周始。迨後其法毘行。越一周而人才輩出。最前者有曼徹斯德之外科醫家巴來德。惜用之而效不卓著。惟愛思台之治割症時。猶無蒙藥之法。彼獨持此以治割症二百六十一人。其效大驗。至一千八百八十年。法國醫家中。以夏可伯漢二人爲於此道最有功。於是攷求催眠法者日益衆。用益廣。可謂自主神經景況之結果也。試依醫理論之。催眠之術。實足以增病者感覺之力。若其閉目假寐。而醫者口誦喃喃。宜導其催眠之意。則病者之五官四肢。遂有自然之倦態。於斯時也。試問病者所受之感觸爲何如耶。雖然。人之盛稱催眠術。具有異常之功用。而試叩其實。則不免有過當之譽。蓋於百合症腦筋病及戒酒戒少時習氣。皆有裨益。於刀割時求免其苦楚。則頗著效。而於醫治內部之疾。則無濟於事矣。要而言之。催眠術雖爲醫家種種之良法。其實不能如人言之希望耳。且當使用是法之際。未嘗無危險。故必以一人立之監。以表醫者之無他。若不知其法之微意而貿然用之。則尤爲法律所刼持者也。

痔疾之攝生與新治療法

日本肛門病院院長森直鄉原稿
江蘇無錫顧任伊譯述

從來痔疾之療法。大抵失之於粗忽。病者既非常痛苦且施行手術後。以至治癒。常須長久之時日。即改良之石炭酸注射療法。亦復甚覺疼痛。併發種種之副作用。最煩惱者。爲療治時日數過多。及癒後而往往再發。故今之患者。多因肛門病非直接致命之症。急求治療者較少。如痔核之不覺十分苦痛者尤然。但如脫肛症。則每當通便時。肛門必致脫出。且疼痛而出血。苟因循日久。怠於治療。則頭痛、眩暈、腰部鈍痛、尿解困難、胃腸病、神經衰弱、精神憂鬱、記憶力減退、陰萎、不妊等續發症。勢且相襲而來。故人之患脫肛症者。恒不敢任其自然。而急欲求療於醫師。此肛門病院中所以因脫肛而求治者較多也。

一般人士之對於肛門病。大抵不甚注意。或付之放任。或視若等閑。此實大惑不解者也。嘗見患普通病者。或腸或胃或如他部分有些微之障礙時。往往求醫買藥。意至勤懇。甚且騷亂驚恐。忙絕一時。虛擲金錢。靡所顧惜。獨至肛門之疾患。雖如痔核症之可恐程度。不異於他疾。亦且等閑視之。不其偵歟。推測右之原因。一由於攝生之不善。一由於療法之未精。茲姑就療法上述之。別爲五項。

第一原因療法　肛門病大抵起於運動不足而便秘。故欲免此病。不可不一變其向者之生活法。又因飲食物之關係。亦至切要。故飲酒者宜禁之。暴食者宜節之。更次則調整通便。最爲緊要。務令一日間排洩一二回之軟便。夫當大便不通利時。施行食物攝生法與適當之運動。固能變窒使通。然如頑固之便秘。則不可不用緩下劑治之。苟能不服藥而自然排洩。斯爲最善。如果存有宿便。則頓服蓖麻油一〇、〇至一五、〇。亦屬必要。又如次之處方。則長久服食。亦無所害。

精製硫黃	一〇、〇	生那葉末	一〇、〇
茴香末	一〇、〇	白糖	五〇、〇

右藥研和後。每夕服四、〇。可逐日頓服。

第二姑息療法　座藥之作用。不過防局部之鬱血。而緩解其灼熱疼痛之感覺而已。其處方如次。

格魯爾石灰　〇、〇五　百露拔爾撒謨　〇、一
碘化鈣　〇、〇一　卡卡屋脂　二、〇
次硝酸蒼鉛　二、〇　阿片越幾斯　〇、三

右藥混供和外用。(油藥)

右之座藥及軟膏療法。在醫師固不可視爲善法。卽在患者。亦祇可姑試用之。要知僅依此法。殊不足信賴。而他種療法及根治療法。決不可不付之淡漠也。

第三併發症療法　輕度之出血。雖不施特別之處置。亦能自然停止。然如出血甚多時。則先宜安靜就褥。凡外痔核出血。可以冰冷却之。而內痔核出血。則不得不用冰水或明礬水灌腸。其他如輕度出血。可用單寧酸、明礬、一半鹽化鐵及醋酸鉛等收斂劑。注入於直腸中。此等方法。由患者自行之。不免稍覺困難。故就治於專門醫師爲佳。蓋出血甚劇時。苟不受診於醫師。往往有關生命也。又屢次反覆出血者。用次之座藥。得有大效。

克利撒洛並　〇、〇五　倍拉吞那越幾斯　〇、〇一
沃度仿謨　〇、〇二　卡卡屋脂　二、〇

屢此出血。有虛脫之慮。是則不可不施行根治的手術焉。

併發炎症時。先以安靜身體爲第一切要之事。如內痔核疼痛。用溫罨法爲良。又依次之處方。製爲藥劑。挿入於肛門中亦佳。

高卡以尼	〇、八	阿片越幾斯	二、〇
沃度仿謨	四、〇	凡士林	三〇、〇

炎症較盛時。可用硝酸銀或潑洛他兒各爾塗布之。

患外痔核而有疼痛時。宜切開之。拔去血栓。施行注射療法。

肛門脫出時。務以從速整復爲宜。若放任過久。則括約筋起痙攣而呈嵌頓症狀者。往往有之。是不僅痛苦之猛烈。且對於身體有危險之狀態。宜速即受治於醫師。

○○○○○○

第四根治療法　患者如有左之病狀時。宜決受根治療法。勿再猶豫。

(一) 多量之出血反復來侵時

(二) 內痔核非排便而脫出時

(三) 屢發炎症而疼痛時

(四) 脫糞時有劇痛隨之

痔疾之根治療法。從來所用者。爲結紮法、切除法及燒灼法等。皆疼痛甚劇。且費時日。爲其缺點。近時又用注射療法。爲二十年前美醫士蘭格所發明。法取石炭酸一分、甘油五分、蒸餾水五分之混合液五滴至十滴。用勃拉維子注射器注射於患部。每經一週日。更反復注射之。至於數次。即可除去。但其結果。依然有種種之缺點。此外又有用二至三%之酒精。或那篤倫愛既爾與濃厚之沃度仿謨、以脫、煮沸之食鹽水、過酸化水素、亞特來那林等注入之者。亦未得良好之成績。

第五新治療法　亦名森式注射法。森氏因從來之療法。不能滿足。故其研究之主眼。第一使患者不覺些微之痛苦。第二治療時十分縮短其時間。第三必防止再發。以多年研究之結果。乃發明格魯拉爾之注射。實能達到改良之目的。自此法發表而後。醫學家皆認爲有效。森氏所手治者。已達五千人以上。皆得良好之結果云。

森式注射法。就其治療上之結果觀之。視各人之體質而稍稍不同。惟疼痛可以盡免。其注射液之深達於病根。如其在於輕症。祇三四日而已足。其在於重症。則一週內外。患部自能變生脫落。殘留小形之創面。並能從速發生新鮮之肉芽。而完全治愈。雖其痔已甚深痼者。或施行從前手術及注射法以後。再三續發者。皆能確實奏效。可斷言也。

吾人之患痔創者。十人中而幾有五六人。苦無良法醫治者久矣。欲求根治。苟非痛苦難堪。即復慮其續發。瞻前顧後。則痔痛毋寧忍受。此實患痔瘡者之普通心理。非獨於痔症而恝置之也。迺今者幸有東方醫士。研究得治療之良法。而其治療法既甚安全。詎非醫學界之好消息。而爲同病人之所樂聞者歟。爰譯記之。以告吾國之患是疾者焉。

本報特別啓事　本報前期學說所登之素食主義決疑乃朱君寄來晦鳴學舍原稿本報宗旨在研究醫學新理普及衞生知識與政治上毫無關係因此稿尚合衞生故該學舍雖已禁閉仍照錄登恐閱者諸君誤會特此通告

答實質臟器。指肝臟。腎臟。心臟。而言。

問何謂出血性素質。

答出血性素質。爲諸種組織臟器。易發出血之體質而言也。

問何故成出血性素質。

答其故由於血液之變化。及血管壁之異常。或兩者均有變化。遂發是症。

問出血性素質種類有幾。

答出血性素質有三種。一血友病。二壞血病。三惠兒氏血斑病。

問何謂血友病。

答此爲著名之遺傳病。皮膚微受外傷。卽易發頑强出血。甚至有出血過多而致斃命者。

問何故起血友病。

答先天性血管狹隘。則壓力非常亢進。故成大量之出血。而爲血友病。

問血友病除此尙有他原因否。

答爲血液性質異常。因出血頑强。不易自然凝固故也。

問何謂壞血病。
答壞血病者皮膚筋肉之內生溢血是也
問何故起壞血病。
答由於全身障礙今有認爲傳染病者
問壞血病何故由於全身障礙。
答因食物中缺少植物之加里鹽類故也
問何故壞血病認爲傳染病。
答因細菌或毒素能侵犯其血管減少其抵抗力而爲破裂性出血或濾出性出血
問何謂惠兒氏血斑病。
答此病於皮膚組織粘膜漿液膜筋肉及內臟發生無數溢血斑者曰惠兒氏血斑病
問何故起惠兒氏血斑病。
答此病爲一種傳染病因細菌或毒素之作用侵害血管壁而成
問惠兒氏血斑病種類有幾。
答有三種其僅見於皮膚者曰單純性紫斑病其於皮膚外粘膜漿液膜實質臟器兼

有溢血者曰出血性紫斑病。其同時關節併發炎症性變化腫脹疼痛者曰僂麻質斯性紫斑病。

問何謂心囊炎。

答心囊腔內之滲出液多量瀦留。其心臟被壓迫而起運動障礙者曰心囊炎。

問心囊炎之種類有幾。

答有二種。其心囊腔內滲出之漿液中析出纖維素多量者曰漿液纖維素性心囊炎。其漿液滲出甚微。專由纖維素而成者曰纖維素性心囊炎。或曰乾性心囊炎。

問何故心尖搏動消失。

答因多量液體瀦滯於心囊腔內。而心尖不能衝突於胸壁。故搏動遂致消失。

問何故心部濁音增大。

答心部濁音增大者。因心濁音部集蓄之液量擴張也。

問何故心音幽微。

答因心囊腔內爲瀦留之液分所隔。故心音極爲幽微。時有不能聽取之也。

問何故頸靜脈努張。

答因大靜脈爲心囊壓迫起還流障礙故也。

問何故心囊有摩擦音。

答此因心囊內面纖維素沈着粗糙不正其心臟運動互相摩擦故也。

問何故心動障礙。

答因液體壓迫所致。

問何故心臟衰弱。

答心臟衰弱者因心囊腔內受多量液體之壓迫長久持續故也。

問何故心囊起炎症性癒着之際發現奇脈。

答因心囊與縱隔膜相癒着之時其結締織索於吸氣之際緊而使大動脈狹窄故也。

問何謂奇脈。

答奇脈即營於深吸氣時而脈搏消失者也。

問何故心囊氣腫。

答此因空氣竄入心囊腔內使其擴張所致。

問何故空氣竄入心囊腔內。

答此由肺空洞或胃潰瘍食道潰瘍直接破壞心囊所致。

問心囊氣腫何故併發滲出性心囊炎。

答此由破壞心囊時適又有細菌侵入故也。

問何故成心囊腔內出血症。

答心囊腔內出血症卽心囊內血液瀦滯之謂乃由大動脈破裂或心筋破裂所致。

問何謂大動脈破裂。

答卽大動脈瘤破裂是也。

問何故發生大動脈瘤。

答大動脈瘤者因動脈硬變而發生也。

問何故動脈硬變。

答此由動脈壁之彈力及收縮力減弱因是血壓之作用擴張膨隆致動脈硬變

問何謂心筋破裂。

答心筋破裂者如心臟瘤心膿瘍脂肪心等之類是也。

問何謂脂肪心。

答心外膜下之脂肪組織增殖而形成厚脂肪囊者曰脂肪心

問何謂心內膜炎

答心內膜炎專生於瓣膜故亦可稱爲瓣膜病有急性慢性二種

問急性心內膜炎何故瓣膜發生變性壞疽

答此由局所炎症性病竈之細菌進入蔓延於血液遥作用於心臟瓣膜而生也

問何謂潰瘍性心內膜炎

答細菌侵入於瓣膜實質內破壞其大部分使之缺損而穿孔者曰潰瘍性心內膜炎

問何謂疣狀心內膜炎

答瓣膜之結締織細胞錯綜入血栓塊內成疣贅狀肉芽性結節者曰疣狀心內膜炎

問何謂慢性心內膜炎

答其結節肉芽組織變化爲肥厚或短縮者總稱之爲慢性心內膜炎

問心臟實質炎何故續發於傳染病

答此由於細菌或其毒素之作用使筋纖維陷於蛋白質變性脂肪變性之故

問心臟多發性膿瘍何故多發見於膿毒症

答蓋因蔓延血液中之化膿菌栓塞心冠動脈之毛細管作用於其周圍之組織發起化膿性炎症故也

問心瓣膜有幾。

答心瓣膜有二曰房室瓣曰動脈瓣

問心瓣膜有何作用。

答其作用使血液恒循環於一定方向者也

問房室瓣有幾類。

答房室瓣有二類曰僧帽瓣曰三尖瓣

問房室瓣有何作用。

答房室瓣於心室收縮迸射血液入動脈管內時閉鎖房室孔防血液逆流於心房內

問動脈瓣有幾類。

答動脈瓣有二類曰大動脈瓣曰肺動脈瓣

問動脈瓣有何作用。

答動脈瓣於心室擴張時閉鎖動脈孔防由心室射入動脈內之血液逆流於心室內

問血液循環何故起顯著之障礙

答此由連結瓣膜之腱索及乳嘴筋其構造不健全故也。

問何謂心瓣膜病。

答心瓣膜病者卽瓣膜之官能障礙是也。

問何謂瓣膜閉鎖不全。

答其房室孔或動脈孔不能完全閉鎖其瓣孔者曰瓣膜閉鎖不全。

問何謂瓣膜閉鎖狹窄。

答瓣孔較普通之口徑狹隘者曰瓣膜狹窄。

問心瓣膜病種類有幾。

答心瓣膜病大別有二種一曰器質的心瓣膜病二曰官能的心瓣膜病。

問何謂器質的心瓣膜病。

答凡瓣膜之構造形態起有變化致閉鎖不全或狹窄者曰器質的心瓣膜病。

問何謂官能的心瓣膜病。

答其瓣膜毫無變化而瓣孔異常擴大以致閉鎖不全者曰官能的心瓣膜病。

免病法（錄青年）

天氣。寒冷。人多因之感冒而有。傷風。咳。嗽。等。症。者。其故。豈因。天。寒。所。致。耶。答曰。不。然。因此。等。人。平。日。不。常。運。動。少。受。空。氣。一遇。天。寒。卽畏。風。怕。冷。緊。閉。窗。戶。因之而。受。感。冒。者。頗。多。不。知。空。氣。爲。人。養。命。之。本。如人。常。在。空。氣。中。能。使。身。體。活。潑。減。少。疾。病。如。依。下。列。方。法。按。日。依。法。行。之。自。見。其。效。

一　臥時。窗。宜。洞。開。使。空。氣。可。以。流。通。如。怕。冷。畏。風。祇。須。多。蓋。被。褥。決。無。妨。害。

二　辦事。處。必。使。空。氣。常。常。流。通。室。中。更。宜。清。潔。

三　每。星。期。祇。少。須。有。三。次。入。健。身。房。運。動。身。體。自。然。逐。漸。健。壯。

四　晨。起。練。習。柔。軟。體。操。操。法。如。下。操。時。脚。宜。使。暖。穿。衣。勿。太。多。操。至。周。身。溫。暖。爲。度。

五　操。畢。最。妙。用。凉。水。浴。身。浴。宜。快。浴。畢。務。須。將。毛。巾。用。力。揩。擦。擦。至。周。身。發。熱。爲。度。照。此。辦。法。或。云。必。致。感。冒。其。說。大。謬。試。將。毛。巾。重。擦。全。身。自。然。發。熱。如。不。覺。熱。可勿。再。試。然。決。無。不。覺。熱。之。理。

一　立。正。兩。手。撐。腰。脚。根。須。並。肩。稍。往。後。挺。兩。脚。稍。提。高。

二　兩。手。撐。腰。肩。向。後。前。後。搖。擺。數。次。脚。指。立。妥。勿。移。動。

三　仍照前式膝蓋屈伸數次。
四　手撐腰間全身蹲伏。
五　兩手左右垂平舉起手指着項爲度兩肘向上。
六　兩手下垂伸至頭頂合掌拍擊。
七　兩手撐腰脚向左右分開一脚提高輪流屈伸。
八　兩手撐腰向左向右脚膝不能稍曲。
九　兩手撐腰向前俯伏
十　兩手撐腰向後仰。
十一　兩手向上伸從頭頂向前俯使手指到地。
臥在牀上之練習。
十二　挺臥手脚伸直然後將腰輪流提起。
十三　使腰懸空往上伸數次。
十四　作挺臥挺起勢數次。
以上共十四法。由第一至第十四。按法須作八次。然後由第十四至第一。再作八次。

口氣惡臭之原因及其治療法

無錫孫祖烈

口氣惡臭在一般人士謂爲口腔之不清潔而起然亦有隨他種病的狀態而起者不可輕易看過今記述吾人日常之所遭遇者分列於左

(一)口腔內有機質之蓄積　口腔內含有無數之腐敗菌則有機質必蓄積若直待其繁殖則醸生巨多之惡臭性腐敗瓦斯於是口氣惡臭若清拭不完全後日牙垢與舌苔堆積滿口則必致齒牙多齲而落缺齒巉巉然

(二)口腔液之變性　因唾液之分泌減少而粘稠腐敗菌及化膿菌必漸漸增殖生種種分解產物則口腔時放出惡臭例如口內炎汞毒性齒齦炎熱性諸病等

(三)放惡臭病竈之存在　口腔內腐爛面時例如口腔黴毒結核癩病或癌腫等甚因之大潰瘍或顎骨骨疽上顎竇蓄膿症等之病竈存在則化膿腐敗作用之產物放散種種惡臭瓦斯而如齒槽膿瘍齒槽膿漏等亦然

扁桃腺肥大顎骨骨膜膿瘍後鼻腔腺腫等之病竈存在亦同

(四)機能障礙　口腔之機能障礙則不能實施其自淨作用仍不免有機質鬱積使變壞口腔液以生口氣惡臭例如齒痛與其他發痛性病竈之存在熱性諸病慢

性諸病及運動痲痺等。

(五)肺或氣管等之潰瘍 例如肺或氣管化膿或外瘍時不問其如何之形態而口氣與呼氣輒混和臭氣。

(六)由呼吸器系排泄之物質 又口氣混臭氣例如酒精汞劑或中毒性瓦斯等又如糖尿病之發亞企哀頓臭腸窒扶斯之發特異臭等。

療法

(一)原因療法最爲緊要。

(二)次行清淨法卽除去齒垢壞死組織及其他有機物之鬱積之後時時以(バイロヅン) 洗滌口腔使之清潔欲防其再不潔當頻頻使用牙刷子磨擦又與以含漱料。

(三)含漱料以防腐防臭性最佳防臭劑如知母爾剌賢埵兒精薄荷油等之芳香劑防腐劑如硼酸鹽酸加里安息香酸等日常之使用者則以左列之方最妙

鹽酸加里 六、〇 薄荷油 二滴 餾水 二〇〇、〇

右一日數回含漱。

王樾字巨青號芎園安徽歙縣人以醫學世其家醫名益著近更精究中西醫學將來進境正未可限量

葉澄寰字韻笙年四十歲江蘇青浦縣人幼年卽習岐黃術精咽喉內外各科凡有就診者能對症用藥以此全活甚衆近年復研究新醫學以蘄溝通中西醫學爲醫學界中之鉅子

董立人年三十九歲江蘇泰縣人少嗜醫學頗多心得昂然有奇氣常以濟人爲己任寓揚八載不以金錢重雖嚴寒深夜和藹無倦容細索病理每一方而效患者多樂就之由是聲譽日遠後游漢上充衛生公益會研究部中會員遂公同組織中西醫學研究分會未幾武昌起義復同武漢赤十字會奔走槍林彈雨中其毅力熱心爲人欽佩現供職湖北行政公署而造訪者尙不絕焉

高頤字養和年三十八歲浙江平湖縣人前清附生自入泮後卽棄儒習醫專精內科行道十餘年久爲社會所信服近更研究新醫學力求會通中西曾充新埭鎭同善堂董事平湖北聯區勸學員新溪兩等小學堂董事當選新埭鎭議事會議員董事會總董縣議會議員現充參議會參議員於自治學務亦極有經驗

林庭槐年二十九歲福建龍溪縣籍漳州技術學校畢業生前充南洋瓜哇直葛敎授現充望加錫濟醫局醫員研究醫學有年益以經驗理解更優聲望重於各島

林有壬年二十三歲福建龍溪縣籍汀漳龍師範畢業生現充望加錫中華學校敎授研究中西醫學不遺餘力

丁福保字仲祜年四十一歲江蘇無錫人業醫

楊文錦字嵩生年三十四歲江蘇寶山人外科專家凡一切外症及花柳病無不應手奏效

顧鳴盛字叔惠號介盦年三十七歲江蘇無錫人業醫

朱濂字仲濂號覺盦年三十四歲江蘇武進人知醫

萬青選字偉卿年四十八歲江蘇無錫人知醫

孫繩武字祖烈號覺軒年十八歲江蘇無錫人現從丁福保先生習醫研究醫學頗多心得

萬鈞原名寶全字叔豪號覺人年十八歲江蘇無錫人現從丁福保先生習醫研究醫學頗多心得

TRADE MARK 'VAPOROLE' 商標

商標 發帕兒

蝶鞍柵膏

(蝶骨鞍柵之液)

PITUITARY (INFUNDIBULAR) EXTRACT

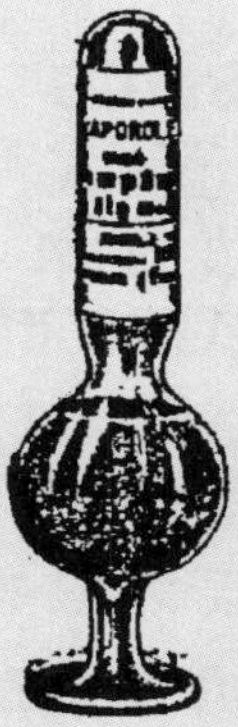

發帕兒蝶鞍柵膏之於腦力猝衰或脫失

此蝶鞍柵膏用於外科施手術時。或既施後。及產後等所有腦力猝衰。此膏爲最妙反激品。其成效業已久著。能使血壓加增。心擊緩而有勁。其所發生效力。迅速而且堅持。此膏之所以得此美名。實在發帕兒蝶鞍柵膏之有信賴價值。

用法

外科腦力猝衰。或腦力脫失。一西西用空針注射肌內。隨後用盃射鹽水術。

心力軟弱。半西西至一西西空針射入肌內。後若需時再射。

掊流血與掊弛。一西西空針射入肌內。後若需時再射。

腸輕癱。一西西射入肌內。後若需時再射。

每支渾合玻葫蘆內有〇·五西西與一西西無礙流質。每盒內裝六支。各著名西藥房。均有出售。

英京 上海 寶威大藥行監製

厄米汀菲

與阿米巴痢

Emetine in Amœbic Dysentery

此藥之正確服量有良好之純粹與効力

TRADE MARK 'TABLOID' 商標

大寶來商標

厄米汀菲綠鹽

EMETINE HYDROCHLORIDE

Gr. ½ (0.03 Gm.)

半釐(〇.〇三瓦)

內服之扁丸也

裹以膠衣使其作用專施於腸內

每瓶貯二十五扁丸

TRADE MARK 'VAPOROLE' 商標

發帕兒商標

厄米汀菲氯鹽

EMETINE HYDROCHLORIDE

0.02 Gm. (Gr. ⅓)
0.03 Gm. (Gr. ½) } in 1 c.c.

〇.〇二瓦
〇.〇三瓦 } 每一西西

此渾合玻葫盧內之無穡藥消水作空針注射皮膚之用

每盒裝十玻葫盧

TRADE MARK 'TABLOID' BRAND

HYPODERMIC EMETINE HYDROCHLORIDE

大寶來商標厄米汀菲綠鹽空針藥輪

三分之一釐(Gr. ⅓)與半釐(Gr. ½)

凡有妨礙或擾亂此藥作用之堅存實質盡行解除溶化迅速旣化藥水亦可煮沸以滅穡

每支貯十二藥輪

以上數品乃治阿米巴痢用之最廣者

寶威大藥行

倫敦

紐約　蒙特利爾　悉尼　開普敦　米蘭　上海　阿根廷京城　孟買

中華民國二年十二月出版

中西醫學報

第四年　第五期

本期之目錄

本報全年十二冊本埠八角四分外埠九角六分上海派克路昌壽里斜對過丁氏醫院發行

日商 仁壽堂大藥房廣告

◉醫療用各種藥品◉醫療用各種器械◉工業用各種藥品◉棉花繃帶材料◉閨閣用各種化裝品◉代售各種靈藥

敬啓者本大藥房專向日本著名各大廠販運上等原封藥品並寄售仁丹　日月水　中將湯　胃活　靈效丸等著名靈藥茲值交易伊始**特廉價發售以廣招徠**賜顧者請認明牌號庶不致誤此佈

上海虹口吳淞路〇字第一五〇號 仁壽堂大藥房謹啟

電話第四〇五七番

上海咪吔洋行經售各種良藥

謹啓者本行經理德國柏林哥努爾立德大藥廠各種原質以及藥丸藥片藥水等均備如蒙惠顧請移玉本行或通函接洽均可

○哥那生白濁丸○專治男女五淋白濁此藥屢經萬國醫士深加研究服之不但立能止濁且可益精健體

○信石化路多時○信石一物華人未敢用者因其含有毒質在西醫精於化學而有實行之研究不獨無害於人藉能治人身血氣受虧皮膚不潔筋絡不活等症

○固本壯陽片○此藥片乃德國名醫發明專治陽事不舉精神困倦服之立見奇效亦可開胃潤脾

○檀香白濁丸○此藥丸專治五淋白濁並能開胃益神固精健體屢經考驗其效如神本行實爲欲除此惡症起見非敢云牟利也

○金鷄納霜藥片○本行向在德國柏林製造正牌金鷄納霜藥片已有百餘年精益求精各國諸醫士均共認爲第一之上品其品質之佳妙功效之神速除瘧之靈驗誠衛生之要藥也

上海南四川路咪吔洋行謹識

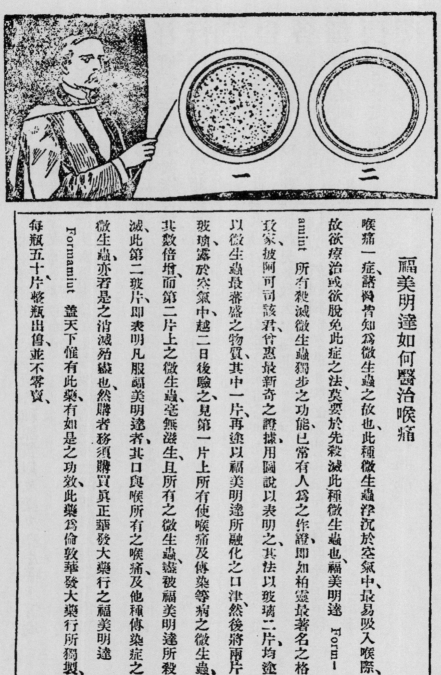

福美明達如何醫治喉痛

喉痛一症、諸醫皆知爲微生蟲之故也此種微生蟲浮沉於空氣中最易吸入喉際、故欲療治或欲脫免此症之法、莫要於先殺滅此種微生蟲也福美明達 Formamint 所有殺滅微生蟲獨步之功能、已常有人爲之作證、即如柏靈最著名之格致家、披阿可司該君、曾惠最新奇之證據、用圖說以表明之、其法以玻璃二片、均塗以微生蟲最蕃盛之物質、其中一片、再塗以福美明達所融化之口津然後將兩片玻璃、露於空氣中越二日後驗之見第一片上所有使喉痛及傳染等病之微生蟲、其數倍增而第二片上之微生蟲、毫無滋生、且所有之微生蟲盡被福美明達所殺滅、此第二玻片、即表明凡服福美明達者、其口與喉所有之喉痛、及他種傳染症之微生蟲、亦若是之消滅殆盡也然購者務須購買眞正華發大藥行之福美明達 Formamint 蓋天下惟有此藥、有如是之功效、此藥爲倫敦華發大藥行所獨製、每瓶五十片、整瓶出售、並不零賣、

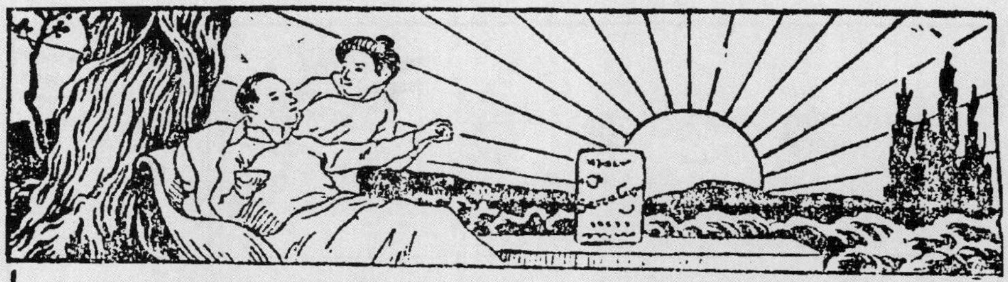

飼養病人

世界名醫皆核定散拿吐瑾Sanatogen延年益壽粉、爲無論病勢輕重、及患病初愈者、無上之食品也、其藥係用最純潔滋補之食物、與最有力滋補之藥料、所修合而質成爲補益腦部、及全體腦筋所必需之質料、所以散拿吐瑾延年益壽粉、有滋補調養之功、而能扶助病人速得復原也、　藍色脫新聞紙云、曾有許多證據、以證明散拿吐瑾延年益壽粉、爲使病人身體復原之食品、凡患諸虛百損等症者、服之更有裨益、　馮雷臘醫學博士云、余在醫院診疾、或出外行醫、常最喜用散拿吐瑾Sanatogen延年益壽粉、與身體軟弱之病人服之、所奏功效、非常滿意、散拿吐瑾Sanatogen延年益壽粉、各藥房均有出售

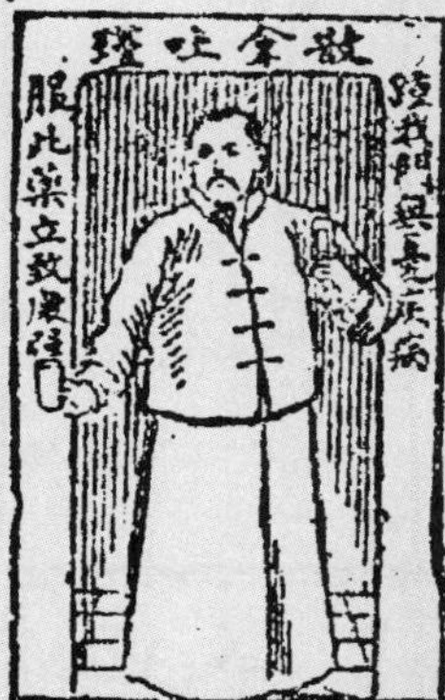

散拿吐瑾延年益壽粉

最著之證書

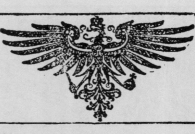

最著之證書

馮雷騰醫學博士、為栢靈醫學大學堂內第一醫學講習所之掌教也、馮雷騰醫學博士、於內科用藥一道、研究最為專精、故其所致與製造散拿吐瑾延年益壽粉主人之保證書、於閱報諸君覽之最有裨益焉、其言曰、余在醫院診疾、或出外行醫、常最喜用散拿吐瑾Sanatogen延年益壽粉、與身體軟弱之病人服之所奏功效、非常滿意、

馮雷騰頓首

散拿吐瑾Sanatogen延年益壽粉各藥房均有出售

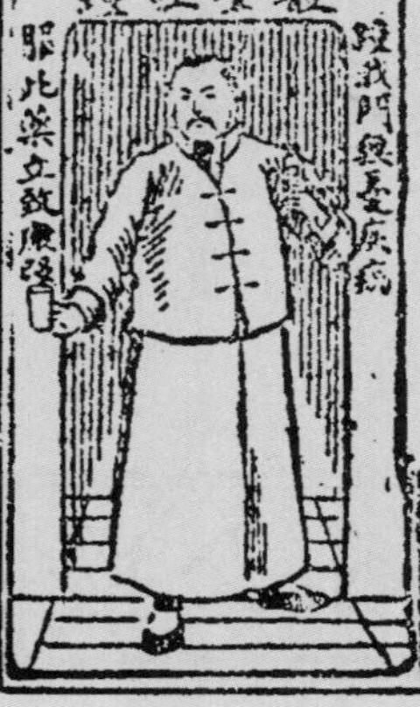

散拿吐瑾延年益壽粉

敬告育兒諸家

本公司創設英京倫敦已將二百年所製代乳粉久已風行歐美各國都人士莫不贊揚此粉配製精美滋養富厚與天然之人乳無甚差別自前年開設分行於上海蒙　各界歡迎故銷路日益推廣各處多時有證書小照寄來不勝登載今將鄭姚二君來書至囑登入報章俾供衆覽茲節錄於下上海英界安康里十三世專門婦幼科鄭樂山醫生來函云鄙人時多乏乳之孩就診頗爲棘手故囑其服　貴公司代乳粉不特用藥有效而且日臻强健洵保赤之仙丹爲衛生之至寳敬贅數語以彰代乳粉之功效請卽登報以供育兒家之採用　安徽休寧南三區五城省愆齋主姚湘泉先生來函云鄙人因拙荆體弱乏乳故小兒常呱呱待哺屢用罐頭牛乳服之無效而且疾病叢生適敝友吳君過訪囑用　貴公司代乳粉於是按法照服竟覺體魄壯健較前大相懸殊足徵　貴公司之乳粉用於中西嬰兒莫不盡善盡美鄙人感德過深無以奉報謹具證書登報俾世之乏乳者得以問津焉　本公司另有育兒寳鑑一書奉送此書最講求育兒並治理各種疾病之善法便捷詳明瞭如指掌如有欲得其詳細者請於函內附寄本埠郵票一分外埠郵票二分半至上海北京路郵局對門八號本公司卽將此書寄奉須注明住址爲要如貴處藥房未有此乳粉出售請示明該藥房牌號以便託伊代售俾就近之人可購取也茲將代售各地列下上海蘇州無錫常州鎭江南京松江蕪湖安慶九江武昌漢口杭州嘉興甯波紹興溫州廈門福州廣州汕頭香港濟南天津北京

總行英京　分行上海　愛蘭漢百利西藥公司謹啟

商（愛蘭百利）標

牛肉汁

夫牛肉汁、固爲補養之食品、世人皆知、然配煉不精、殊難得其補益、何也、蓋市上所售之牛肉汁、大抵用熱力製成、惟熱力所製者、多致變質、欲知其所以然、當取牛肉一片而細究之、夫牛肉有肌絲無數、狀如細管、管內含有肉液、形似蛋白、一入腸胃、旋即容納而補養身軀、若以熱力加之、則其中肉液、變成堅硬難化之物、譬如熟鷄蛋然、此人所共知也、惟愛蘭百利牛肉汁則不同、蓋其精製得法、厥有五端、（一）富於易消化之蛋白質、（二）瓶塞不壞、則可久存不變、（三）內無礙衞生之防腐藥品、（四）色鮮明而味適口、（五）最濃最補之牛肉汁、全用壓力製成、非用熱力也、舉凡精神疲困、腎經虧損、腸胃乏力、病後失調、小孩荏弱、以及癆瘵、血枯、腸熱等症、服之無不靈驗、暑天以此一茶匙和嘀囒水一杯飲、之大爲有益、且能解暑、誠一舉而兩得也、本公司創設英京倫敦、已將二百年、故歐美各國、無不爭購樂用、今特設分行於上海北京路郵局對門八號、以便各醫院藥房就近購辦、賜顧諸君、請認明犂耙商標爲記、庶不致誤、○每瓶價洋一元七角半

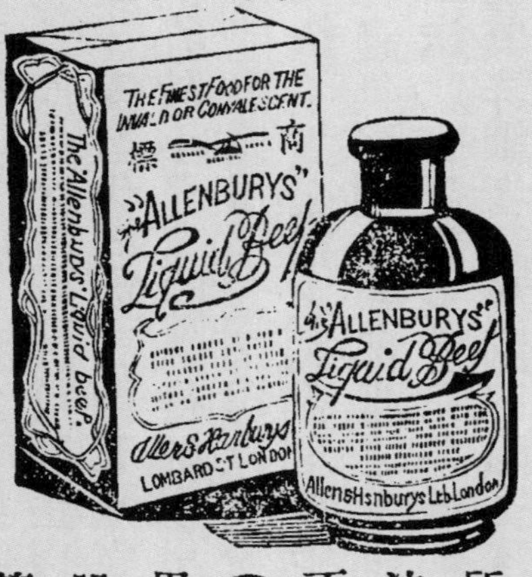

各大藥房均有出售　總行英京　分行上海　愛蘭漢百利西藥公司謹啟

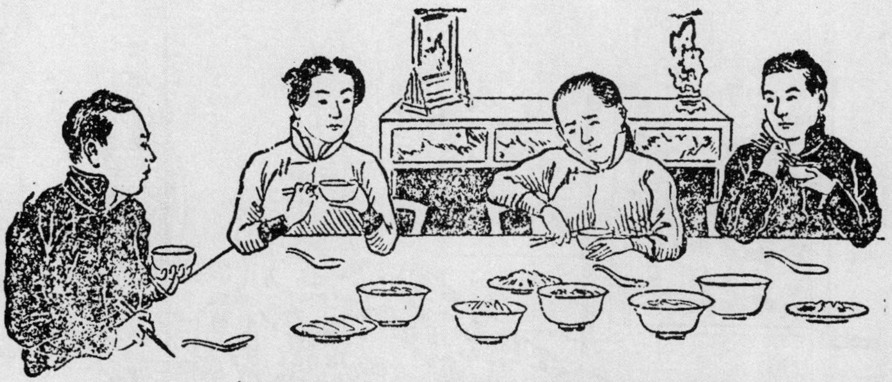

年宴後之餘聞

新年宴會較多飲食均皆濃厚腸胃力薄者難於消化每致肝胃氣痛舊症復發因而惹起各種疾病乘機叢生矣胃不消化之症自覺食後飽悶惡心嘔吐容易動怒日間困倦夜難安睡眼目暈眩膽汁不生頭痛腰酸肝背脹痛肩背不舒等狀是也可服韋廉士大醫生紅色補丸乃是正道此奇妙之藥丸能推陳出新專治腸胃各症能使濁血化清故可去除瘋濕瘰癧皮膚各症血毒諸患能健肺部故可療治氣管發炎哮喘肺萎肺弱等症能壯精力故凡男子房事無能精力衰頹服之補力生精并治婦科各症月經不調一切婦女自知之症無不藥到病除○此丸凡經售西藥者均有出售或直向上海四川路八十四號韋廉士醫生總藥局函購每一瓶大洋一元五角每六瓶大洋八元遠近郵費一概在內

奉送贈品

凡欲得精美月份牌者只須在此證券上貼有紅色補丸包皮上之兩頭藍色圓牌子二個送至上海四川路八十四號韋廉士醫生總藥局可也如果證券不貼此藍色圓牌子者只送小書一本不送月份牌矣

住址

姓名

此券從何報剪下亦請註明於後

藍色牌子貼於此處

藍色牌子貼於此處

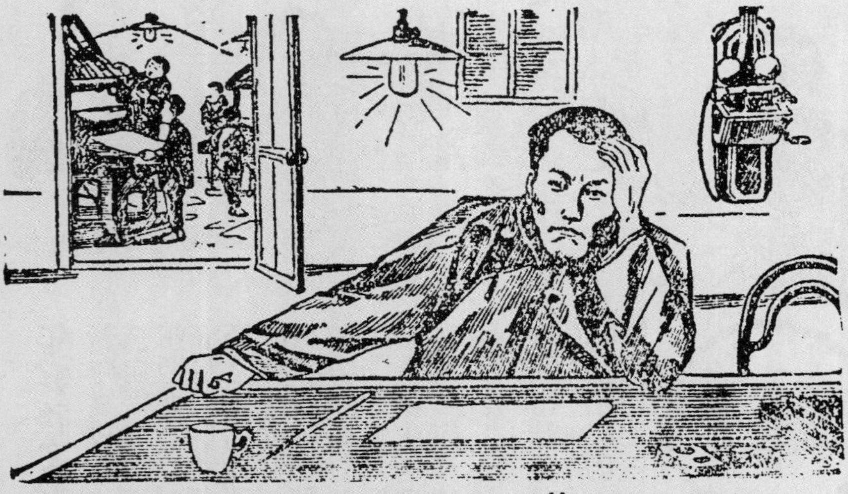

有法政學士自述因用腦力過度以致夜不成寐如何服韋廉士大醫生紅色補丸而得身體復原

此圖表明黑龍江時報館總理巴澤霖君在齊齊哈爾公事房辦事之情形也巴君爲法政畢業生領有法政學士文憑前因用功過度致患腦筋衰殘夜不成寐之症近嘗自述病狀約畧如左云

余前在東京學習法政因用腦力太過以致成爲腦筋衰殘夜不成寐之症曾延請名醫診治殊無效驗自覺腦筋失其天然之力昔則用功甚有興趣後則困苦不堪夜間不能安睡自維用功過度身體永將喪失矣正在憂急之間適有友人過訪勸余試服韋廉士大醫生紅色補丸一瓶甫罄卽覺大有轉機接連服之未及兩月腦力復原夜能安睡今則身體康健遠勝疇昔矣

中國各省凡服用腦力之人嘗有來函示知所患之症大都相似皆服用韋廉士大醫生紅色補丸而獲巨益者已不勝僂指又有患腦筋衰殘血薄氣衰胃不消化山林瘴氣以及婦科諸症風濕骨痛者亦莫不如巴君之同聲讚揚韋廉士大醫生紅色補丸所造稠紅潔淨之血治疾之奇功也是丸中國各處商店凡經售西藥者均有出售或直向上海四川路八十四號韋廉士醫生總藥局函購亦可每一瓶洋一元五角每六瓶洋八元郵費在內

大贈品廣告

謹啓者。鄙人譯刊之丁氏醫學叢書。前在羅馬萬國衛生賽會。得最優等獎憑及獎牌。已舉行金牌紀念大贈品。（其廣告見第三年第十一期醫學報中）前月又從內務部遞到德國衛生博覽會所發給之最優等獎憑及獎牌各一件。再續備新舊書籍一千元。舉行德國金牌紀念大贈品。（其贈品書目見第三年之第十一期）凡閱本報者。不必限定閱看幾份。贈書若干。凡有志推廣本報者。皆可來索贈品。各書自一元至二三十元不等。惟須將寄書之郵費（前清龍頭郵票不收須寄中華民國新郵票）寄來。敝處概不代付。閱報諸君尚祈諒諸。　丁福保謹啟

閱報諸君公鑒

敝報現已出至第四年。已爲吾國醫學報中之最長久者。本報經費無論如何竭蹶。鄙人當一律擔任。必不使半途中止。茲擬請　諸君推廣本報。勸貴同志多閱幾份。則敝社感荷無既矣。又報費若未交清者。亦祈從速寄下。想諸君亦表同情也。　丁福保謹啟

欲用西藥者鑒

本報中之西藥錄要。如能按法治病。皆有特效。每藥一種。價值若干。敝處已將藥目單印好。閱報諸君若欲索此藥目單者。函

索即得。信內乞置郵票二分。爲寄回件之用。

函授新醫學講習社告白

本社已改新章。刊登本報第四年第三期。擬招社員五十人爲足額。若有志入社者。祈從速報名爲荷。

中風之原因及治法

無錫丁福保譯述。中風爲腦髓疾患之一種。其起也出於俄然。若治療不得當。則腦中出血過多。遂陷於不可救。是書共八章。首緒論。次解剖豫說。次原因。次病理解剖的變化。次症候。次診斷。次豫後。次療法。次附錄。學說豐富。治療確實。對於中風發生之原因。記載尤詳。洵爲中風一症之專門書也。每部大洋五角〇總發行所上海派克路昌壽里斜對過十八號半丁氏醫院〇分售處各埠商務印書館各埠文明書局各埠中華書局再者。各省凡購書及定報。須匯現洋。如郵匯不通之處而用郵票。須以九折計算。又須用中華民國新郵票。每郵票一枚。以一分至三分爲限。三分以上之郵票。概不收納。前清龍頭郵票不收。

論日本解剖學之歷史

盧謙

解剖學者醫學之基礎根蒂也。非闡明之則昧人體之構成失治療之道。歐美之醫學所以有雄偉之進步者。實解剖學發達之賜也。日本古來漢醫學家專行陰陽五行之空說論人身之內景。不出素問難經等之妄誕。故人身構成之如何。茫然未解。誤治療之道殺生民不尠。直至今日文明之光輝燦然。然尚有藉名漢洋折衷施皇漢之舊醫術而恬乎不知恥者。

在吾國雖有歐陽範之五藏圖。王好古之藏考說。而在日本則古來尙無解剖上之成書。惟依素問難經明堂銅人等五藏六府說。以懸揣人身之內景構造而已。故雖有說疾病之原理者。而其根柢既涉模糊。遂不能無捕風捉影之談。及德川覇府之治世曲直瀨之徒頻倡李朱金元之學派主張所謂溫補說。后藤艮山名古屋玄醫等輩宗張仲景而立復古說。痛駁李朱派。此等之學說皆由臆想而成。非由實際的研究而來。而李朱之學說以陰陽運氣之空說配置人身生活之現象。尤不足取。又后藤艮山以百病歸於一氣之留滯。倡順氣說。惠美三白以四百四種之病患生於停食。吉益東洞主張萬病一毒說。其子南涯以病毒之發生因循環身體之氣血水三者之停滯。此種偉

論日本解剖學之歷史　二

大之病理說固已風靡當時之醫界然其根蒂則實爲薄弱脆軟自今日進步的醫學之眼光觀之非誤解卽謬見耳是豈非由於無人體解剖之舉不能實知藏器之病變之所致耶

然在當時有山脇東洋者大醫之名轟滿天下覺素問靈樞內藏說之妄誕欲親解剖人體實核內景惟爲法令所限不得已而解剖一獺以想像人體內景之狀況未得完全之明解寶曆甲戌之歲酒井侯之侍醫某乞刑餘之屍於官府在獄內有解體之舉東洋亦得而觀之備明人體之眞景實像十數年之疑團一朝冰釋恰如撥雲霧而見青天有霽月光風之快感乃著藏志二卷公之於世排擊數千年以來素難之妄日本解剖之圖誌當以東洋之藏志爲其濫觴然當時之所謂儒醫者大非難東洋之舉曰醫爲仁術雖係死屍必屠之而觀其藏府毋乃太忍診脈察症投以藥餌亦能見效何必觀其藏府爲然有心之醫贊成東洋之舉者亦不尠如瀧鶴臺實其一人也序藏志曰

夫苟不明藏府所位關節所束水穀所輸氣血所運則安能得知瘀血所在而治之乎而上下千餘年容欺不疑執迷不反衛生之道淪胥窮矣豈非生民之不幸耶君

憫其如斯。奮然發志。撥千古迷曚。揭濟生標準。以信今而傳後。其功不誠大且遠哉。

自寶曆四年。刊行藏志。世醫漸認實驗研究之爲必要。明和七年。河口信任與其師荻野台州共解剖屍。著解屍篇。明和八年移植蘭醫學（泰西醫學先由荷蘭人傳於日本故稱蘭醫學）大倡解剖學之重要。啓今日文化之基礎者。實自前野良澤杉田玄白等之解體新書也。當時之醫。大驚歎蘭醫之精緻。悟實驗研究之不可忽。解體之舉。處處行之。天明八年。橘南谿解剖屍體。寛政九年。柚木太淳乞刑屍於官而剖之。著解體瑣言。寛政十年。小石元俊解刑屍。享和二年。荻野台州之門人中遠若中二氏。更試觀藏之舉。其圖說刊行於文化三年。即三谷樸之解體發蒙也。文化九年。小森玄良及藤林泰助解刑屍。著解藏圖賦。由是前後如池田義之、加古巖、小出龍、中環齋、伊東玄朴、杉田成卿等之名醫續出。而剖檢屍體。天保十三年之頃。著病理通論者。爲有名之緒方洪菴。於阪地立解剖社。得官府之許可。每年一二回解剖刑餘之囚屍。而該社員中。其爲熟練之執刀家。則村田藏大也。

日本自幕府頹廢王政維新。聘德國之醫學專家。爲大學東校之教習。設置解剖學教室。後髦聾出。斯學之發達進步。頓加其勢。至呈今日之盛運。回憶古來論人體之內藏。

者或依素問難經或依歐陽範之五藏圖或依王好古之藏考說如肺六葉兩耳肝右四葉左三葉腸疊積十六曲之說妄誕無稽固不待論其古來醫學所以占劣等之位置呈無氣無力之狀態者非偶然也然山脇東洋起於前而排素難前野良澤杉田玄白起於後而輸入泰西醫學於日本鼓吹解剖學之必要一變醫界之局面直至今日醫學之進步遂淩駕歐美而上之回顧我國則醫界之黑暗如故曾無一人焉爲山脇東洋前野良澤杉田玄白者余草此稿至此不得不擲筆而三歎矣

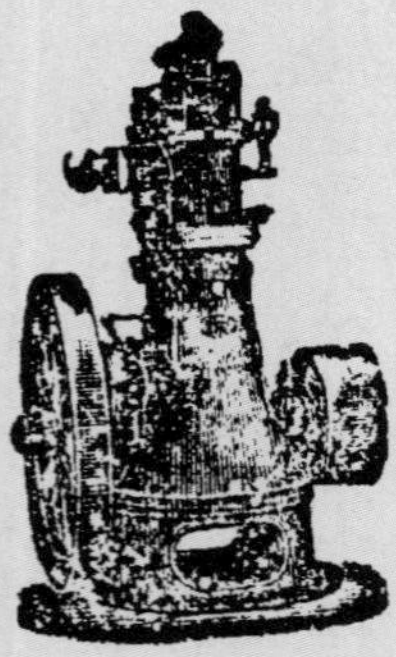

近世內科全書序

太倉陸炳琬

無錫山水靈淑文物清美古來多績學方聞卓行之士高忠憲(攀龍)顧端文(憲成)以理學名秦文恭(蕙田)顧復初(棟高)顧宛溪(祖禹)以經學史學名近時徐雪村(壽)以藝學名華若汀(衡芳)以算學名海內學者翕然信之丁君仲祜生諸老先生後霑被鄉先達之晉徽少自刻勵深入漢宋諸儒堂奧尤精於算學醫學爲華若汀趙靜涵(元益)入室弟子少時曾與余肄業於江陰南菁書院有年吾兩人交誼最密凡日用瑣碎家庭委曲仲祜無不傾肝膽相指示忽忽二十年來余遍歷江淮徐泗燕趙齊魯閩越之境雖遠在數千里外書問往還無虛日交友中知仲祜之深且久者宜莫余若矣余姑就所聞見者言之仲祜於近十年內屏棄一切研精覃思於醫學一科余屢道海上每見達官居子薦紳編戶販夫輿隸造君廬求醫者日夜肩踵不絕其治病必耳聽目驗手按指敲口詢手書分端互用委曲推勘務得其病之原因極其理之精微窮神達化而後止其卽古人所謂用志不紛乃疑於神者歟余從兄炳瑆身肥而陰痿精神委頓仲祜檢

其尿有糖以爲糖尿病禁食粥飯及含糖之食品專食動物類以代之服藥數月病果愈余一外甥年十二患全身浮腫而腎囊之腫尤甚仲祜檢其尿有蛋白以爲急性腎臟炎命靜臥專飲牛乳用重瀉劑而愈一李氏女患腹痛仲祜診其胸部檢査糞便有蚘蟲卵以爲腹痛可卽愈惟肺尖有水泡音及濁音肺中已有結核後當劇女腹痛愈後不信有肺病逾年果死於瘵一老嫗頭痛嘔吐壯熱仲祜診其淋巴腺檢其血液以爲百斯篤命速送工部局傳染病醫院病家不從越日老嫗死其同居以傳染死者又數人於是滬上始喧傳有鼠疫發現矣周君雪樵患胃病吐血全身發惡液質仲祜以爲胃癌宜速施外科手術舍是無治法周君不能決逾二年果死宋君康孚咳嗽咯血仲祜以結核素種其臂如種牛痘然越二十四小時皮膚現結核反應又以顯微鏡檢其痰有結核菌遂診斷爲肺結核注射藥與內服藥並用凡四閱月而病全治此數者皆余所見聞而驚嘆近世醫術診斷之工未有如仲祜而朋輩中卓然能自樹立者亦未有如仲祜者也余橐筆走四方素喜研究醫學自以爲治外感則法仲景治內傷則法東垣治濕熱則法河間治雜病則法丹溪醫學中之能事畢矣今見仲祜之治病其

所操各法皆爲古書所不載因詳詢其醫法之所自出仲祜曰余之治病一以近世內科全書爲法凡診斷處方等無一不與是書相吻合雖非刻舟求劍幾同按圖索驥余性本中材自慚無所發明僅能按照成法以施治也余聞言喜甚初以爲仲祜治病其得心應手之妙如風中鳥迹水上月痕非鈍根人所能學步今旣有一書可以按照成法奉爲治病之圭臬豈非大快事哉因向仲祜索閱所謂近世內科全書者仲祜乃啟箱篋出稿本示余余携歸盡三月之力而讀畢其原本乃日醫橋本節齋之所著也其第一章曰血行器疾患第二章曰呼吸器疾患第三章曰消化器疾患第四章曰泌尿器疾患第五章曰生殖器疾患第六章曰運動器疾患第七章曰全身傳染病第八章曰血液及脾臟疾患第九章曰新陳代謝疾患第十章曰神經系統疾患第十一章附錄中毒篇凡屬於內科範圍諸疾患無不備載於是書矣書中每載一病先詳述其原因以明疾病之所由來次詳述其症候及診斷即可與病人之症候相比較以診定其病名者次詳述其豫後即豫料其後之結果或生或死也次詳述其療法凡處方及看護病人之法備焉余擬日見仲祜診治各病之法果一一原本於此書由症候而診斷

近世內科全書序　四

而處方所謂按圖而索驥者其在斯歟其在斯歟余勸仲祜速印此書以流佈於人間使醫生治病時有所遵循以免如余之闇中摸索於故紙堆中則醫林始有改革之望矣先是仲祜譯印醫書幾及百種名曰丁氏醫學叢書曾赴德國及羅馬之萬國衛生賽會各國醫生無不驚嘆其箸述之灝博咸以最優等之金牌獎勵之東西洋醫書列入兩次之萬國衛生賽會而得最優等者以吾國丁氏書爲最多其榮幸爲何如哉吾觀仲祜之足以傳於後世者不在算學經學理學其必以醫學無疑矣其所刊醫學叢書不僅高出於製造局及敎會中各醫書之上實可與秦文恭五禮通考顧復初春秋大事表顧宛溪讀史方輿紀要並垂不朽也讀近世內科全書既畢遂書此以敘其簡端

中國人之髮辮談　德國醫學週報

頃讀柏林德文醫學週報、Deutsche Medizinische Wochenschrift （該報印刷所卽德國來伯劑革城喬治鐵梅氏）Georg Thieme 第三十期所載俄國醫學博士羅哥名布德貝姓男爵、Dr. med. Roger Baron Budberg（前在德國竹充大學講師今居中國吉林省哈爾濱埠）中國人之髮辮談一篇頗有至理且該週報深欲中國醫學家亦探究其理互相參證而傳佈之、以裨益衛生、故特譯述於下、以供衆鑒、　譯者附識

中國古時代衛生家於其身體最大之保護的培養首先注重其頭部者以爲體質與精神機能（卽其生活之動作）之中心點也故於新生子出世未久卽將其頭蓋施以特別保護的培養如薙剃新生子之全頭後必蒙以小帽小布等物夫蒙此等帽布並非盡如泰西嬰兒或夙所妨礙血質流行（血液循環）暨皮膚呼吸（卽出汗經皮膚之毛孔（又曰細胞孔）空氣變更）等之易使嬰兒受一切習慣也然中國亦未有如在泰西柔軟頭枕之所妨害出汗（卽皮膚呼吸）者也中國嬰兒之全體儘能平形欹在絕非柔軟之榻牀上而其體肢之結束紮裹亦未有一處如泰西之習慣是以其血

質之流行全體皆有一定之次序此外中國人士於其新生嬰兒尤注意血液之循環無論如何總設法使其顖門 Fontanellen 與顙頸之大動脈暢行無阻以免其有礙嬰兒寢息之安甯至嬰兒長大其絨毛（按絨毛或曰毳毛以及所謂之曰奶毛等之名稱者一言以蔽之皆嬰兒初生之毛髮而分別稱此者所以別其初生之奶毛與其奶毛退後復生之毛髮兩不相同也）已脫後若持久之毛髮生出便於夏令之際俟生長有數生的密達時即用絨繩爲之紮束正副歪斜種種小辮多條假使華童頭髮此種裝束修飾若移至吾泰西諸國固人人視爲希奇罕有之特別式樣不知此種紮束誠於衞生上非常有益蓋束髮爲小辮之功效足使其髮不至散亂披在頭皮之上而又端直立起足可使空氣無論於何處皆能輸入也且用細絨頭繩束髮爲辮所用絨繩又能吸收汗脂並使其汗發散於外不至使人受病也至於束髮冲天而立之小辮不但豎影可以蔽頭皮且尤可使其頭皮於熱暑酷日毒光之下得有保護況其小辮所束之髮又有使其皮膚呼吸易易之功效乎何也束髮爲辮能減輕其皮膚下結締織之血脈管上之壓力也此外於頭蓋突然而起之處多獨留其髮悉成環形之圓圈猶如山島屹然獨立而亦爲之束成髮辮其餘之頭皮則儘行薙剃諺云所謂之歪

毛淘氣者即此種式之一也其餘尚有如桃如杏如頭心如鍋圈等類者甚難枚舉總之此等形式不但深合乎學理而促進血液循環皮膚呼吸發散汗氣等於精神上亦殊多發揚也

嗣後孩童再長大當剃其頭以圓形時使令其髮於頭蓋之上留一不甚大之圓圈周圍生長然其所留之髮仍束爲辮墜辮頭繩或分三股辮墜以古物(亦曰流蘇)或用銅錢束於其末以爲辮墜要之辮末所繫例有一定之重率也且由頭頂下垂髮辮之重量亦所以使頭皮有一定之呼吸其情形與我泰西迥乎不同故華人不但周圍頭皮清潔而其下額門之面部亦光滑異常也設欲瞭然頭蓋血管面部血管凡關乎頂上(頭頂)一切解剖之顛末者則當了解中國此種主義實用之於無礙而有所規定之血液流通尤適在體肢最要之部分頭上也而面部之不整齊以及頭皮之皺紋亦屈撓甚遠且歐人亦多喜悅中國人姿容之美麗即老年華人亦無不矍然可親夫此種之整齊之美貌乃以其首覆戴髮辮所使然也至於所謂無辮華人比有辮華人心力靈智較少之說又其餘事矣然此種懸揣之詞亦非儱謬而無故也緣髮辮與薙剃之頭足可使頭一新而自由如吾人所見髮辮督促頭蓋與腦中之血液循環而無發

展良好之影響與腦質之飼養其不能止並腦爲精神生活之居位是也其餘華人之長辮可當各項帽子用譬如當炎夏之際則盤繞爲一可於最烈之日光下保護其頭皮且不第僅能保護頭皮已也卽於血液之循環空氣之輸入亦絕無所妨礙此等利益較諸人造之頭飾（卽帽子首帕等物）功效奚啻倍蓰何以言之華人髮辮不惟夏令可防炎日而在嚴冬又能禦寒吾故曰華人之髮辮非特是有益衛生之帽亦冬日圍頦之好毛巾也彼等不慣用圍頸之華人平時可作隨身枕頭一旦出門遇有不幸之事出擦傷皮膚或脈管立行解決同時不必另關他種援救暨用品藉束髮辮之頭繩或堅強而長之髮卽可作有甚大之功績蓋髮能止血以髮按傷處必可立愈不至有傷生命也此外髮辮尚有相似之利益亦屬知理之各人所不能不注意者也余本國善於游泳而潛水者嘗有機會兩次一在黑龍江一在松花江見滅頂之華人以救其生命而每次皆幸賴其人有髮辮也蓋失脚落水之人一落水後其髮辮卽漂浮於上使人易見於大水中當赴何處尋救滅頂之人而在水中卽不潛水亦可藉其長辮之力更易尋獲而速拿住不幸遭難之人是此於早一秒鐘或遲一秒鐘可以立斷一切之時豈非甚重乎不甯維是且由陸上河岸或由端艇之上用槁櫓桿

杖杓權等物設法援救難者之髮辮亦屬捉撈點之最善而有功效者也使落水之人屆時已失靈知或已亡魂落膽心悸恐懼不克自捉一切救撈物者其髮辮尤屬救命金丹蓋遭滅頂之人當其恐悸危懼之時一失常性心必狂亂則易妨礙救人之事且遭難之人又多有因其心慌神亂死力捉着游泳靠近之救者其個人本身以致墜累救者至於身亡也査在泰西各國每當夏季總有此種消息披露報端而華人遇有此種事故殊屬易救緣救者先握難人之髮辮緊捉至其辮根庶使爾後遭難者不致因懼有礙救者之前行粘住救者之膀臂或其頭也

雖然未已也其餘屬諸衞生上着眼點尙夥且重要也試爲拉雜述之中國特別氣候暨水土等狀態如遠東之暴風劇雨蠻煙山嵐南方之炎熱北方之寒冷凡我歐人苦不能堪與衞生治事所最難防者中國人處之若無所事焉所以然者中國人生有長髮一經緊密辮束並盤以一定之次序足使頭皮對於太陽狂風暴雨以及砂塵等外來侵襲影響自行保衞也（按外國式或多或少蓄其短髮者一受外界侵襲之影響即亂蓬蓬絕不整齊而塵土汚穢藏匿於頭除去之甚不易易）再者頭蓋常剃之部分易於洗濯或用潮濕布疋搓磨便爾淨潔故有髮辮之華人凡氣候水土從未聞有

如外人所難堪之苦況此外中國各理髮師的手術(整容匠)亦是按摩家之一故多有歐裝華人近今痛定思痛嘗憶昔日理髮師之按摩術如頭蓋及週身稍有病痛一經按摩即時爽快今則不能享此幸福矣予之得聞此種消息蓋華人因我爲醫學家故對我訴說其苦謂其自無髮辮以來他且不論即頭多疼痛亦不能堪而於去辮之第一月爲尤甚他若剪髮去辮在貧民級中防禦虱子亦屬難事蓋昔日有髮辮之裝飾虱子只能遁跡於一小區域若用殺一虱百之法醫治虱子殊屬易易今則滿頭皆爲虱子之行獵所矣吾人竊思衛生上有如此優美之髮飾今一旦廢棄不第風土氣候上受害最鉅而社會經濟上之要素亦將愈演愈惡矣自旁人觀之焉得不爲之痛惜現聞歐人多有黜自己之舊習慣而傾向其所知以無髮辮爲醜而有髮束辮之華人爲甚形美觀矣蓋以華人本多有大頭圓頂而又眼小額低以此種頭臉束髮爲辮致其額際儘露面貌固別具特式今者廢固有而效法外人不特將特式失去反增一番醜陋形態矣華人髮辮於實際衛生與審美學上之關係固如是其鉅而於國粹暨社會教育思想髮辮之關係或更鉅也

夫自古迄今中華以道德爲本而所立之國與民族之所由成又以各種民族各種宗

敎以及各種歷史上之門閥與特質合組而來但吾人若欲論述許多民族其在昔日歷史上自所有之語言風俗禮化以及種族特式並完全消化於中國者恐非短篇所能盡而今僅追思其民族特質流露於外迄尚保存者如溺惑伊斯喇嘛敎之韃靼未與漢族血統混合之滿洲即世所謂溺惑佛敎喇嘛敎之蒙古通古斯等之民族也彼等信仰雖曰繁襍然既合而爲一國家不但藉無價値之紙上條款紙上理論而於四百兆民族之國民標識實有最大之功效即社會上交際來往貿易韃靼固已不識何者爲漢人而漢人亦不能分別之爲滿人矣蓋其昔日之不同者今已成爲普通平等矣且共同特別之髮辮其政治文化雖不如漢人而和氣忍耐禮節往還直接叩之要亦無異於中國文化與文明所造就者不意近今之中國人忽視其忍耐之孔敎與髮辮若仇讐儼然此二者與政治上道德上國粹上以及社會敎育上大有關係所以存心破壞其統系以示孔敎髮辮等爲滿洲威權之統制可笑亦復可鄙不知此種鼓動非中國之利也正中深恐中國强勝者之奸計且彼等既獲勝利而又促使其多年心力所影響之中國學生因溺惑髮辮故大起爭鬬而用壓制彼好藉便同時震動中國國粹與社會之根本也謂予不信試觀彼因中國仇敵其髮辮彼商業不已獲萬萬倍

之利乎蓋一去髮辮中國人自必買一日本帽或他外國之帽而其餘種種浪費於外國無價值之小商店以圖培養其所剪之髮者又不知凡幾也且一趨向此勢之後則其與外人同臻文明者不久亦必服外國衣矣

噫此即中國少年維新家之種類而殊不知已受中國仇敵朦蔽之害也嗚呼此等文明第一之結果又何異圖謀自殺也哉

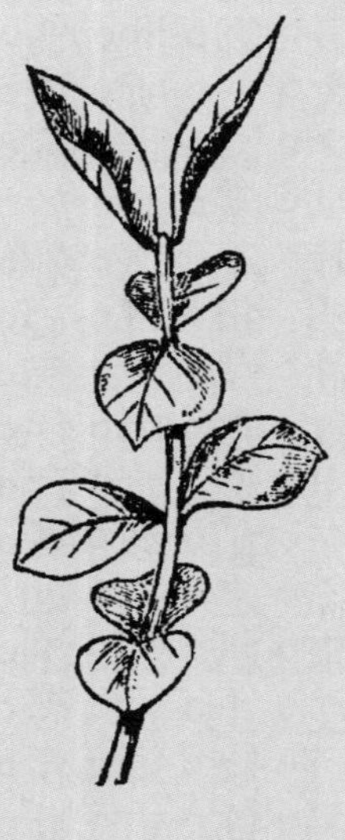

滅菌法

留學日本愛知醫學專門學校　陳昌道譯述

細菌亦如高等植物然。常殘留種子以保存其種族。母體非死滅時。母體每分爲二而爲子體。在佳良之營養素中。細菌決不死滅。然若陷於營養不良。則不免死滅。在自然的死滅時。每殘留芽胞而破壞其母體。若欲以人力滅菌。則非藉光線熱力或化學的藥劑不可。

細菌之抵抗力　因細菌抵抗力之强弱。而殺菌有難易。而其抵抗力之强弱。大概如下所述。

(一)關於細菌之種類　如腦脊髓膜炎菌。若遇寒冷。易失其生活力。然虎列刺菌。則稍能抵抗之。至葡萄狀球菌。則永不死滅。其他對於乾燥溫熱光線藥物等。各種抵抗力之强弱亦異。雖同爲一菌。因培養之種類。强弱亦有差異(隱含治法在內)

(甲)芽胞之有無　此爲起抵抗之强弱之最大原因。蓋芽胞細菌。殆無自然死滅者。人工亦未易殺滅之(已將難治之病和盤托出)以其抵抗力最强也。然芽胞若發芽。則爲生長體。若在强大時。抵抗力反大減(須於培養後殺之意在言表)

(乙)間質之種類　此於抵抗力大起差異。水中之結核菌。易以消毒藥殺之。在於喀

痰血液等之蛋白質層內殺之甚難

(丙)菌之自然死滅現象　細菌若遇營養素及溫度等之不適當者。常自然死滅其死滅現象先陷於變形(老廢形死形態)次於細胞成形質內生顆粒。分裂數個。遂生崩壞。此種現象稱爲成形質溶解現象。又在他之場合。因起此種變化。而於菌膜迅生裂口。因之其成形質流出。僅殘留菌膜。稱曰成形質喀出現象。(卽此可悟治肺結核症有滑痰之藥已能使菌喀出亦一治法)

此兩種現象。可於人工培養基中之培養菌與其變形態認知之(先培養然後殺之純是老子道德經欲抑之必先揚之之法舍此別無治肺結核之良法又可以試驗法證明之)

動物之血清與體液亦能殺菌。其狀態與原理。亦如上所述。

(二)細菌之人工的殺滅法　欲殺菌又有一法。使菌體內之蛋白質起化學的變化。因之殺菌之法。可分爲理學的與化學的之二種。

(A)理學的殺菌法　有光線、(電氣)低溫、乾燥、熱湯、蒸汽等法。

(1)光線　太陽之直射光線。有强大殺菌力。結核菌、窒扶斯菌、百斯篤菌等。遇日光則於短時間死滅。(此就未傳染於人體者言之)其餘電光、X光線、放射線等。亦有殺菌力。

(2)低溫　腦脊髓膜炎菌。對於此之抵抗力最弱。虎列剌菌。雖在水中。亦能於短時間生活。要之溫度過低。每不利於細菌之生活。

(3)乾燥　虎列剌菌。遇乾燥則易死滅。窒扶斯菌、實布的里菌、(爛喉菌)結核菌等。則對於乾燥之抵抗力稍强。至芽胞細菌。則雖遇乾燥。決不死滅。

(4)乾熱　如空氣熱至百五十度。作用至三十分鐘之久。細菌皆被殺滅。而爲之炭化。熱灼及燒却的。又有絕對價值。

(5)熱湯　在六十度左右。作用至數十分時。能殺多數之菌種。若至百度。則時間較此減少。亦已能奏效。若置諸二%炭酸曹達之熱水中。効力亦著。

(6)流通蒸汽　百度之濕溫。殆比同度之乾熱之殺菌力。强至數倍。論其作用。沸騰水又與資沸同等。細菌之生長形。數分乃至數十分而死滅。然永續形。卽芽胞。其殺滅尚須數時間。

(7)緊張蒸汽　從水蒸汽極盛時發生。須防其流通。高其溫度。百度乃至百數十度之高。殺菌作用。比流通蒸汽尤大。

(B)化學的殺菌法　此法應用之於各種殺菌劑。宜使與水分共同使用。蓋水分能使菌體膨脹容易破壞。其作用故能殺之於無形(先以蓖麻或巴豆敷之亦暗用此法)若爲固形者。宜用油狀之殺菌劑。亦須先爲水所溶解。發透一層。然後用油。若爲瓦斯狀。例如揮發油、(飛散油或自散油)揮發藥劑。先使與水分或濕氣。共同爲作用。若同一狀態之藥劑。其濃厚程度同。其殺菌力常强大。殺菌藥法之選擇(一)殺菌强大。(二)無不快之臭氣。(若有不快之臭則菌拒而不納)(三)殺菌而不傷人體。(對於人類之毒性愈少愈妙)(四)價廉如昇汞等。(五)購此藥亦不難。今將主要之殺菌藥。列記如左。

(1)昇汞　其一%。水溶液。(一千倍)能於短時間殺盡全病原菌之生長體。若用二、○%。(五百倍)乃至一○%。(百倍)之液。則有强抵抗力之脾脫疽菌及芽胞菌。亦能於數時間殺滅之。本品殺菌力最大。價亦廉。且有强毒(宜細玩此句庶殺菌而不至殺人)且侵蝕金屬(須知此句有深意存焉能破壞銛鎂鏀鐵等金屬之固結性故亦能敗壞蛋白質之凝固性）惟蛋白質之凝結性堅强而包裹於痰涎者。不能破之。但於昇汞中加半量之食鹽。（鹽中有鹼綠取其綠則成汞綠毒爲最劇之殺菌藥殺人亦劇不可不注意）能妨礙蛋白質之凝固性（且能波及新生體蛋白質敗壞故服汞能斷嗣）加同量之鹽酸。容易溶解（凡易與此藥溶解之物卽爲絕妙配方）使永時溶解。本品無臭味。

(2)石炭酸（加波匿酸）其三至五%溶液。（三十倍至五十倍）與昇汞之千倍液。有同强之殺菌性。分解蛋白之力。比昇汞弱。無侵蝕金屬性。

(3)苦列曹兒（クレゾール）近時以其殺菌力强。故製劑甚多。其複製篤里苦列曹兒（トリクレゾール）〇、五乃至一%液。苦列曹兒石鹼液。一乃至二%液。列曹兒（リゾール）〇、三乃至一%水溶液。殆與石炭酸同樣使用。此等之溶液溷濁。（凡溷濁溶液卽現時未曾考得眞正之溶解物者姑以此爲溶解耳）且有臭氣。然腐蝕性亦不少。價稍廉。

(4)仿爾買林（フォルマリン）四〇%溶液。有稍强殺菌性。且爲固有揮發性。又爲瓦斯狀。混於水蒸汽。用於室內之消毒等。然有劇臭。且滲透物質之性質不少。僅適於表面之消毒。殺培養菌。在保存之場合。極爲良好。

(5)酒精 無水酒精。爲强度之脫水劑。對於細菌。與乾燥有同樣之作用。故用爲殺菌劑。其力微弱。若以水五〇乃至八〇%稀釋。則膨脹菌體。且有蛋白質凝固性作用。殺菌力大。然價頗高。僅適於皮膚之消毒。

(6)其餘哥囉仿謨與篤留阿兒(トルオール) 用於血清等之防腐。甘油有時亦用爲防腐。炭酸曹達(鈲炭養三)之水溶液。供煮沸消毒之用。石鹼與溫熱併用。富有殺菌性。無機酸類及苛性加里(鈲養)一般有强殺菌性。使用之途不少。如撒里矢爾酸(沙力仙酸)多以爲食品之制腐用。其餘殺菌藥之數。不遑枚舉。

(三)殺菌之程度及名稱 以上所述殺菌法之外。同時有殺除細菌以外之么微有機體的方法。因殺菌効力之大小。區別其名稱如左。

(1)滅菌法 存於一定容積之物體中。絕無微生體。不問病原菌與非病原菌與抵抗性强大之芽胞。悉數殺滅之。而常不可欠於細菌之培養法。其目的在用乾熱蒸汽等法。或間歇性加溫法。

(2)消毒法 其目的在於殺滅病原菌。除其傳染病之危險。而非病原菌等。不能兼顧。

故蒸汽消毒之外應用化學的殺菌法或用燒却法。

(3)制腐法　細菌之生長形。雖已殺滅。而芽胞細菌。尚不易殺滅。故用制腐法。使病原菌不得逞其作用。且抑制腐敗菌之腐敗作用。如彼之藥品或血淸等。加小量之石炭酸。又外科手術之際。處置傷面之殺菌劑是也。

阿特林 Adalin 之治療的效用

丁福保

阿特林 Adalin爲鎮靜催眠劑。應用臭素之時。均可用之。無害而有效。即神經衰弱、歇斯的里、不眠及其他精神病患者之不眠等。用爲催眠劑或鎮靜劑。頗有效。論其用量。若用於輕度之不眠。自〇、五至〇、七五瓦。於就眠前三十分至一時間服之。至於重症之不眠、興奮及苦悶。須服一、〇至一、五瓦。苟用爲鎮靜劑。欲其吸收分解之緩徐。加入冷水而分服之。

石川氏於金澤病院所實驗者如左。

一　譫妄性躁病　有一女子。年四十歲。患不眠、發揚、食慾缺損等症。投以臭素曹達五、〇(一日之用量)及消化劑。絕不奏效。臨臥時頓服阿特林〇、五。并投以消化劑。能安眠至七八時間。食慾漸次恢復。有佳良之兆。

二　輕度之躁病　第一例係十八歲之男子。第二例係二十歲之男子。第三例係二十八歲之女子。均感情愉快有輕度之發揚。多辯而誇大妄想。意思奔逸。食慾不振。睡眠不良。入院後。將阿特林一、五至二、〇分三回服之。每日安眠七至十二時間。第一例於二週間全治。卽行退院。他之二例。睡眠雖屬佳良。尙有輕度之發揚。絕無何等之中毒症狀。食慾增進。體重增加。有佳良之經過。

三　酒客幻覺之二例及痳痺狂之一例。每夜有被害的幻聽。睡眠不良。將阿特林一、五。分三回服用。或於臨臥時頓服阿特林〇、七五。便得安睡。

四　因患强迫觀念病而睡眠障礙。頓服阿特林〇、五。便得安睡二三時間。其後復服〇、七五。得安眠五六時間或五六時間以上。

五　一側指趾震掉之患者。服臭曹、纈草劑而無效。將阿特林〇、七五。分三回服用。越二週而輕快。四週後卽全治。

六　患咳嗽之後。不能安眠。頓服阿特林〇、五。是夜卽無咳嗽而安眠。又有一患者。係肺結核之末期。因不安及呼吸困難等而不眠。頓服〇、五之阿特林。果克安眠。

七　基於疼痛之不眠症　因右坐骨神經痛而不眠之一患者。頓服阿特林〇、五。

對於疼痛及睡眠。均無效。又患腦黴毒及頭痛之患者。因不眠之故。頓服〇、五至〇、七五之阿特林、疼痛雖未輕快。夜間得安眠二至五時間。

八　患神經衰弱症及歇斯的里之患者。因不眠之故。將阿特林〇、七至一、五。分三回服之。便克奏效。惟頭痛背痛之刺戟症狀。無甚效果。

參酌以上之實驗及諸家之報告。阿特林之一物。對於不眠症之因神經衰弱、歇斯的里而起者。克奏卓效。又精神興奮及原於幻覺之續發的不眠症。阿特林亦奏催眠之效。

阿特林無過大之影響及於血行器與消化器系統。故由是等病症而起之不眠。用阿特林亦有良效。無不快之副作用。故小兒亦可應用本品。阿特林對於疼痛。不能奏效。且其價甚昂。用之者鮮。洵遺憾也。

高峯氏弟阿司打西之簡易製法

日本衞生新報井上正賀原稿　顧任伊譯

高峯氏弟阿司打西。日本謂之タカヂアスタース。譯其音則他卡弟阿司打西也。日人讀漢文高字爲他卡音。故名。此物之性能。久已爲醫學界所推許。一般社會上之人

士。亦多樂用之者。蓋弟阿司打西善助植物性食物之消化。對於胃弱病實際上之效能。誠顯見神奇也。

他卡弟阿司打西。爲日本高峯讓吉所發明。其發見此物質也。全起於偶然之動機。高峯氏現正旅居美國。當十四年前。曾在美國擬用日本種麴。釀造灰斯記酒。（西洋酒名）時實與清水吉鐵氏共同研究之。乃無意中竟自種麴而發明弟阿司打西。自此物發明而後。高峯氏卽以其製造販賣權讓與於美之派克兌惟斯製藥會社。故該會社現正從事於弟阿司打西之製造。其事業之盛大。方興而未艾也。

余（井上氏自稱）素習農藝化學。對於釀造學。尤多興趣。乃於前八年頃。商請於高峯氏。往遊美國。冀與高峯先生共究釀造之學。不意高峯先生遭遇不幸。因種種事項之窒礙。釀造上未克成功。不得已而就派克兌惟斯製藥會社之席。從事於弟阿司打西之製造。斯則高峯氏所扼腕興嗟者也。

他卡弟阿司打西之價格。比之於日本現在之社會生活狀態。殊嫌其過於高貴。欲其通用於一般人士。蓋尙難之。又其效力決非永久不變者。蓋弟阿司打西猶保持生物之性狀。歷時漸久。則效力亦從而漸漸減弱者耳。至其極純粹者。則價格尤昂。比之現在之賣價。猶復甚高。因製造純粹弟阿司打西。成帶黃白色之粉末。必需用酒精之量甚多故也。所以現在普通之賣品。終不免有混合物存在。令效力大爲減弱。

弟阿司打西當未成粉末。而猶爲水溶液之狀態時。如以供飲用。則最爲新鮮。其效力非常强盛。其價格非常低廉。殆非固形粉末之弟阿司打西所能比較。但此種新鮮弟阿司打西之製造。至爲簡易。無論何人。得於常時製造而應用之。此法果能傳播於當世。實胃弱者之無上福音也。

製造弟阿司打西之原料。爲小麥麩與糀少量之種麴而已。今述其最簡易之製法於下。

先取小麥麩一升。加水二合許。十分拌和後。入笊中蒸之。此蒸燒之程度。可豫入生米數粒於其中驗之。以米粒軟熟爲度。既蒸透。乃入於淺箱中。冷之。迨觸手而不覺其熱時。取種麴粉少許。篩下之。俾點點散布於面上。復拌和之。入於內部。最好如蒔秧然。以種麴細粒。押入麩中。於是上覆新聞紙。放置之。卽所謂寢麴是也。此寢麴之溫度。在夏季不必另行加熱。可任其自然。在冬季則用火缽烘之。以法倫表八十度爲率。如是者約經二晝夜。俟其面上發腐乳樣之白毛。並發甘酒之香味時。卽取出而揉碎之。入於笊中。復以此笊置相當之桶上。注以一升許之水。則當有半透明而帶黃色之溶液。於此濾出。如此反覆數回濾過之。可得濃厚之液。是爲强力之弟阿司打西溶液。弟阿司打西原來可溶於水中者。所以由此法取得之弟阿司打西。卽原有之弟阿司打西。因種麴之作用。而發生於小麥麩之表面。更溶入水中者也。此種非常强力之弟阿司打西液。不論何人。俱可實驗而徵其效力之强盛。惟久藏則腐敗。爲其缺點耳。如在夏季。可保存一週間。如在冬季。可保存兩週間。更久則有變質之虞。惟藏於地窖中或冰箱中。亦不難永久保存也。凡胃弱之人。如飲此法所製之弟阿司打西至於數回。則效驗如神。有非他藥所能比者。世之有胃弱病者。盍嘗試之。

東方最多之眼病（椒瘡粟瘡）

上海眼科醫院院長　陳滋

吾東方人最易染之眼病。爲椒瘡粟瘡在日本自都府市鎭以至山陬海澨。無處不患椒瘡粟瘡。其醫家目爲國民病。其國人畏之若虎。避之惟恐不遠矣。吾國椒瘡粟瘡之多。不亞於日本。吾去年回鄉。查檢小學校學生之體格。五十四人中。患椒瘡粟瘡者多至十人。問其家族。則其父或母常苦眼病。其兄弟姊妹亦屢發赤眼云。吾自去年在滬設眼科醫院。至今已屆週年。統計受診之病。椒瘡粟瘡實占百分之六十五。

椒瘡粟瘡之性甚惡。故極爲可恐。一傳染甚易。一家之中。有一人患椒瘡粟瘡。則他人必被其傳染。二病期甚長。輕者治法得宜。亦須數月。重者無終期。甚至終身不治。三病勢甚慢。初發數年。多毫不注意。及發覺則病已極重。不可救藥。四必侵烏睛。輕則生翳。重則上珠。以致失明。故美國海關檢疫令。凡東方人上岸。必檢其眼有無椒瘡粟瘡。若有椒瘡粟瘡。卽不許登岸。日本之小學校令與徵兵令。有椒瘡粟瘡者。必令其治愈。方可入學進營。今吾國患椒瘡粟瘡者甚多。而國人對之。猶毫不自知。此實大可恐之事也。故畧述其病象如左。俾吾國人家喻而戶曉。庶可防患於未然矣。

椒瘡粟瘡之病象。先在胞瞼內密生細蕾。從此多脂多淚。時發赤眼。繼則烏睛生花。赤膜下垂。視力昏矇。赤眼長不退。終則胞瞼內捲。睫毛倒衝。烏睛被刺。障珠繼起。從此名題盲籍。人生幸福。被消盡矣。

椒瘡粟瘡之治法雖多。然未有特效藥。終不能防再發。此實醫家之大憾也。故未發之先。宜力尚清潔。以防其傳染。既發之後宜受適當之治法。且須耐心持久。以絕其病根。既愈之後。宜隨時保護。以防其再發。如此庶可以免失明之苦矣。

椒瘡粟瘡看破法

一　凡人每週年必發赤眼或一年必發赤眼數次者。其眼多有椒瘡。宜速延醫診查之。

二　不論老幼。常苦睫毛擦眼者。必有椒瘡。宜速醫治之。

三　不論老幼。常苦流淚多脂。赤眼連綿不愈者。必有椒瘡。宜速醫治之。

四　胞瞼內密生細蕾如楊梅者。卽是椒瘡粟瘡。宜速醫治之。

椒瘡粟瘡豫防法

一　手巾面盆。爲椒瘡粟瘡傳染之媒。宜各自備置。不可通用。如不得已之時。必先用肥皂淨洗。然後可用。若在平時。切不可用他人之手巾亂拭頭面。

二 旅行時必帶手巾。則止宿中可不用他人之手巾。以防椒瘡粟瘡之傳染。

三 茶樓酒肆浴堂戲館內之手巾。爲衆所公用。最易爲椒瘡粟瘡傳染之媒。愼勿輕用。(必用沸水泡浸或可無患)

四 常用之手巾。每日宜用肥皂清水淨洗之。凡不潔之手巾。切不可用以拭目。

五 手指宜隔三四時。必用肥皂清水淨洗之。因目不快時。必用手指拭之。若手指不潔。最易傳染椒瘡粟瘡。

六 在不潔之空氣中作業。與用不潔之水洗眼。皆易染椒瘡粟瘡。宜力戒之。

七 發赤眼時。易染椒瘡粟瘡。宜速治愈之。

八 已患椒瘡粟瘡者。切不可與之同食共寢。

九 僱用婢僕時。必檢其有無椒瘡粟瘡。若患椒瘡粟瘡者。切不可用。

十 家中有患椒瘡粟瘡者。宜速治愈之。且勿使與健者共盥洗同寢食。

十一 校中有患椒瘡粟瘡者。宜令其退學。未全愈。不可入學。以防傳染他學生。

十二 營中有患椒瘡粟瘡者。宜令其入醫院。未治愈。勿使歸營。以免傳染他兵士。

膿漏眼豫防法

陳滋

人之器官。最要者爲眼。而眼病之最險者。爲白濁入目。七日之內。流膿無間斷。遂使雙目全瞽。名曰膿漏眼。又曰風眼。

白濁之毒爲淋菌。入目後過一晝夜。卽暴發赤眼。胞腫如杯。瞼硬如板。目不能開。至第二三日。眼外流膿如牛乳。拭之不盡。此時烏睛多化膿而潰爛。及治愈已結白斑。甚則烏睛全破。睛簾脫出而成蟹蛛。及治愈已成旋螺。試就世間瞽目。烏睛變白如覆白殼。及烏睛突起如附旋螺者。查其當日發病之狀况。知大半爲膿漏眼之結果也。

白濁入目。不由於內攻。而出於外感。外感之路。大半因手指手巾不潔。含有淋菌。拭目時。淋菌入眼。遂致發病。豫防之法。以滅絕淋菌不使入眼爲無上之法。試詳述如左。

(一)男流白濁者。女多白帶者。宜令其熟知白濁白帶入目。能發膿漏眼而失明。使講自衞之法。并速治愈其白濁白帶。以免危險。

(二)凡患白濁者。手指與手巾。宜常洗以防染淋毒。夜臥中及晨起時。尤不可以手指拭目。以防淋毒引入眼中。

(三)醫師治白濁後。拭過手巾。宜悉數燒毁。用過器具。宜十分消毒。手指尤宜淨洗。以防自染或染人。

(四)公厠之門鈕。旅館之枕被。浴堂戲園茶樓酒肆之手巾。皆不免含淋毒。宜小心豫防之。

(五)青樓爲淋毒之巢窟。寢食其中。實甚危險。尤以手巾爲傳染之路。宜小心避之。

(六)無論何時。切不可用不潔之布片或他人之手巾拭目。在兒童時。卽宜養成自攜手巾之習慣。如此不但可以防膿漏眼。并可以免各種眼病。

(七)入浴時。頭面與下身。宜分別洗之。切不可用洗下身之水與浴巾洗頭面。

(八)民間有取尿治眼病之習慣。萬一尿中有淋毒。卽能染膿漏眼而失明。(余今年已實見一患者)宜速禁絕之。

(九)產母多白帶。產兒每染膿漏眼。宜先時用食鹽水清洗陰部。以滅淋毒。

(十)初生兒以通不潔之產道而出。每染膿漏眼。(余近四月之內治膿漏眼七人初生兒凡四人)產出時宜以清潔布片拭面後。直用新製二%硝酸銀水點眼。以豫防之。

(十一)洗初生兒頭面與身體。宜分別洗之。洗頭面宜用清潔面盆盛清水。用清潔手巾拭之。不可使汚物入目。切不可用洗身體之盆與水洗頭面。

再染膿漏眼之失明

陳滋

王某年二十歲。南京人。去年十月。左右兩眼先後發膿漏眼。左目遂失明。右目結白斑而愈。

現狀。左眼珠甚硬。烏睛突出如笋。半透明。尖頂結釘翳。瞳孔稍散。視力全無。右眼烏睛下半部結大白斑。後與睛簾黏着上部三分之一尚透明。瞳孔僅針孔大。點阿刀邊水大放光明。知假瞳神術有效。乃令入本院住養。在烏睛上部離白眼緣一分之處。剌三角刀而切開之。引出睛簾。剪去一部。新作瞳孔一分半大。如法包覆。經一週創口已閉。瞳孔完成。惟下部白斑未堅固。有血管數枝自白斑貫瞳孔而過。致光明稍遜於常人。乃點黃降汞膏。用蒸氣罨法。經三週全愈。步行出院。回南京。此前月（二年陽曆十一月）間事也。

前夕（十二月十九日）十時許。該患者挈妻及妻母。復自南京來。叩門呼救命。謂目又瞀。急起視之。見其右眼胞甚皺。尚帶紫色。知其眼瞼經過極度之浮腫也。瞼緣多附污穢眵糞。知其流眵極多也。急啟瞼視之。見其烏睛下部（即前日結白斑之部）突出盤睛。如扁豆大。烏睛上部（卽前之透明部）雖未破。而滿覆紅白障翳。視力惟辨明暗而已。

余語之曰。此病初發第一日。即瞼硬如板。胞腫如杯。目不能睜乎。其妻曰然。第二三日。即流淚如乳。滾滾不息乎。曰然。經五六日。烏睛下部外角。即出小珠如蟹睛乎。曰然。乃告之曰。是因男之白濁毒。或女之白帶毒入目。烏睛爛破。瞳神脫出。無法可救。夫妻三人。相顧而失色。因問其此次眼病與去年十月是否相同。曰去年眼胞無此腫。流膿無此多。問其白濁有無再發。自云去年有之。今已全愈。

余前日治療該患者。殊費苦心。今為再染膿漏眼而失明。殊抱無窮之感慨。因將再染之理由及失明之原因。畧述如下。以供參攷。

（一）淋病與他傳染病異。一度罹之。不得免疫質。反獲感受性。故尿道淋病。往往再發。眼結膜亦為淋菌所樂居之黏膜。則再染膿漏眼。固無足怪。惟望一眼為膿漏眼而失明者。須知他眼有易染膿漏眼之特性。當加意保護。勿使再染淋膿而使兩目全盲則幸甚。

（二）男染淋病。必累及妻。本病者自云尿道淋已一年不發（但患者之言未可全信）則入眼之淋菌。或由妻之白帶而受。亦未可知。（前月中有某木匠與產褥中之妻同寢食而染膿漏眼亦其例也）至入眼之路。爲手指及手巾。已毫無疑義。

（三）左目雖瞽而眼球極硬。且無血管與浮翳。染毒比右目難。故獲倖免。（然淋菌入健眼一眼發病則他眼必不免本患者左目已得感受性而能免再染頗有研究之價値）

（四）右目白斑未堅固。故染毒較易。又白斑部抵抗力弱。故全部爛破。上方透明部力較强。故不破。然亦變汚穢色者。因被膿血浸漬及血管密布所致也。

（五）患者見電燈如紅霞。在日光下能辨明暗。是因蟹珠胞略能透過强光。故有此幾希之光覺。而患者以爲尙有一線光明。希冀治愈。是不啻水底撈月。亦可憐矣。

(6)豫後。不良。 —— 豫後。佳良。

格魯布 —— 聲門浮腫

(1)多發於小兒及健者。 —— 多發於大人而患既往喉頭病者。

(2)呼吸困難。漸次增進。 —— 發作多迅速。

(3)有特有之義膜。 —— 特有之義膜缺如。

聲門痙攣

聲門痙攣 —— 格魯布

(1)突然起窒息發作。 —— 漸次增進。

(2)間歇時無異常。 —— 間歇時有咳嗽。且其聲爲濁音。

(3)喉頭粘膜。與常時無異。 —— 義膜或呈紅色。

急性氣管枝加答兒

與格魯布性肺炎之鑑別 以特異之胸部理學的現症鏽色痰之缺如。而可以辨別。

慢性氣管枝加答兒

慢性氣管枝加答兒 —— 肺結核

(1)不關於遺傳。	關於遺傳者多。
(2)喀痰缺如。	有喀痰。
(3)於肺基底部得以聽取水泡音。	聽取水泡音在肺尖部。
(4)濁音缺如。	呈濁音且發肋膜炎性之疼痛。
(5)經久不起營養障害。	起營養障害。
(6)多發於老人。	多發於壯者。

慢性氣管枝加答兒	肺壞疽
(1)喀痰中不能發見肺實質碎片及黴菌柱子。	喀痰中常發見肺實質碎片及黴菌柱子。
(2)無濁音。	有濁音。
(3)能發見脂肪球色素顆粒及麻爾加林酸結晶。	不能發見。

格魯布性氣管枝炎

與急性肺炎之鑑別　急性肺炎。有較小之纖維凝塊。

百日咳

與氣管枝加答兒之鑑別　由於感冒而起之氣管枝加答兒。雖屬類似。然其咳嗽經過甚短。以此易於區別。

氣管枝喘息

氣管枝喘息	肺氣腫
(1)喘息發作。多起於夜間。	由於運動、登山、登梯與其他劇甚之運動而起呼吸困難。
(2)平時無呼吸困難。	有呼吸障害。
(3)胸之形狀無特異。	有特異之胸之形狀而呈洋樽狀。

與慢性氣管枝炎之鑑別　以吸氣的呼吸困難及肺之劇甚。缺笛聲、飛箭音等而可以判別。

氣管枝喘息	聲門痙攣
(1)呼氣的呼吸困難。	吸氣的呼吸困難。
(2)發作時喉頭無運動。	有劇甚之運動。

氣管枝喘息	心臟性喘息
(3)呼吸困難較長。	呼吸困難較短。
(1)呼氣的呼吸困難。	混交性呼吸困難。
(2)發作時肺氣腫强盛。發啞音。	肺氣腫小。
(3)氣笛呼吸困難。發水泡音。	無此等症狀。
(4)有解剖的變化。	鮮有能證明其解剖的變化者。

肺氣腫	氣胸
(1)發生概緩慢。	不緩慢而迅速。
(2)發生部位。多在於兩側。	發生部位。則在於偏側。
(3)爲肋骨平滑瀰。	肋間緊張隆起。
(4)聽診上有氣胞音。	無氣胞音。
(5)不隱蔽心臟。且部位無異動。	心臟位置異動。

加答兒性肺炎

加答兒性肺炎	格魯布性肺炎
(1)發病以漸次而發起。	以突然寒戰發熱。
(2)發生部位。多在於兩側。	發生部位。於右側之肺臟。
(3)濁音部在脊柱之兩側。蔓延五六仙米而並行。	在上葉與下葉。
(4)聽診上有濕性水泡音。	第一期有捻髮音。第二期有氣管枝音、鑛性水泡音。
(5)弛張性。至終渙散。	稽留性六七日而分利。
(6)痰少爲粘液性。	有固有之鏽色痰。

與急性氣管枝加答兒之鑑別　加答兒性肺炎與急性氣管枝炎之區別。甚爲困難。其鑑別之處。加答兒性肺炎有濁音與高熱等。急性氣管枝炎則否。

與肺結核之鑑別　結核與急性氣管枝炎甚類似。惟肺結核肺尖有濁音與彈力纖維。并含有結核桿菌。得以識別。

格魯布性肺炎

與氣管枝加答兒之鑑別　肺炎在第一期。往往有誤認爲氣管枝加答兒者。欲區別之。如其小水泡音而廣汎。則爲氣管枝炎。如其小水泡音而限局於一所。則爲肺炎。

格魯布性肺炎	濕性肋膜炎
(1)發病俄然而起。	發病漸漸者多。俄然者少。
(2)突然寒戰而起。劇熱爲六七日稽留性而分利。	熱型三十八度。爲弛張性。
(3)濁音上方比下方著明。	上方從下方增加。
(4)濁音上界不整。	濁音上界斜線。
(5)內臟不呈壓迫之症狀。	有壓迫之症狀。
(6)聲音震盪顯著強盛。	聲音震盪減却或絕發。
(7)有固有之鏽色痰。	無固有之鏽色痰。

肺結核

肺結核	氣管枝擴張
(1)空洞在鎖骨部。	在胸部側下方。

(2)發生部爲肺尖。	爲側胸。
(3)喀血。從初期已發見。	至末期方見痰中血痕。
(4)營養。身體之營養在早期已障害。	至晚期而障害。
(5)結核空洞之周圍必發濁音。	不發濁音。
(6)痰無惡臭。	放惡臭。
(7)痰中見結核菌。	無結核菌。

肺結核	濕性肋膜炎之末期
(1)鎖骨下部陷凹。	胸中部及下部陷凹。
(2)濁音部在兩側之上部。	在一側或背下緣。
(3)胸震顫增進。	微弱或消失。

汎發粟粒結核

與間歇熱之鑑別　間歇熱既往症之差異。熱定型之整然。脾臟肥大及服規尼涅之奏効。可以辨知。

與格魯布性肺炎之鑑別　由熱定型、肺浸潤之現象、鏽色痰等之固有徵。可以鑑別。

肺膿瘍

肺膿瘍	肺壞疽
(1)膿狀惡臭痰。	腐肉樣刺臭痰。
(2)混彈力纖維。	缺如卽有亦甚少。
(3)無黴菌性氣管枝栓子。	固有。
(4)レフトトリッキスフルモナートリス缺如。	固有。

肋膜炎

肋膜炎	肋間神經痛
(1)疼痛爲持續性。	爲間歇性。
(2)壓痛點不存在。	有三個之壓痛點。
(3)有熱候。	缺如。

肋膜炎	心囊摩擦音
(1)由呼吸之深淺分高低。	無。

衞生之眞相

梅湛

歐美風潮。東漸吹滌。頽唐睡獅。欲不醒而不能。故時。而變更政教。時而改良學術。百廢旣。繼。續興、舉矣、惟衞生一事、更易令人欣欣。一聞衞生二字。則馨香之。崇拜之。奉行之。無士無農無工無商無兵。自天子以至於庶人。人而不講衞生。猶大車無輗。小車無軏。聞衞生二字而雀躍者。亦勢使然也。其實能知衞生之眞相。是圓是扁抑三角與四方。不敢謂絕無其人。有亦必少。問有以爲飮衞生酒。食衞生丸。遂詡詡然自謂能盡衞生之法者。所以不敢不述衞生之大畧。俾我同胞老幼男女皆識衞生爲何物。

一曰光。自日體而發有一種變化各物光線。植物因之而暢茂。動物因之而健壯。人必多得此光線爲最佳。試觀城裏富人與鄉間農夫深閨佳麗與牧牛村女。則知其一則面紅而體壯。一則面白而體弱。若云宮室飮食衣服。鄉農必事事不及城富。牧女必事事不如閨麗。曷待言哉。鄉農牧女之壯健。較勝於城富閨麗者。獨何歟。在乎能否多見日光也。且日光最有礙於微菌。苟令日光光線直遇微菌數小時。則將背癬菌及結核菌等置之死地。光之爲用。不亦大乎。

二曰熱。凡身內五官四肢百體之功用。無熱卽失。故人身所需之熱。尤甚於所需之光。

光可以暫時無熱不能一刻沒所需之熱。約在法倫表九十八度四。或微高。或微低。無論天時之冷熱不可改變者。然身外之熱度無定。(指空氣)身內之熱度要恆。能不設法以對待。夏葛冬裘。禦外之法已得。能補體內之熱之物。如小粉類糠類油類。寒天仍要較暑天多食(因體內之熱冷時較熱時易散也)

三曰空氣。幾盡爲育養二氣攙和而成。不過有幾微別質錯雜其中。炭養二爲別質之一。究之與人身有關繫者。養及炭養二爲最。益人者養。損人者炭養二。炭養二有死人之能。養有生人之力。二者之能力適成一反比例。不觀教堂戲院與乎小室船艙。在此而見困倦欲睡或覺至頭痛者。即出空曠之處。或多草木之區。大呼大吸。則復心曠神怡。其損益可知矣。置人於箱櫃之內而密封之。不久則死。乞丐者流。冬日臥石灰窰房就暖。或於酣睡時竟至長眠。二者皆炭養二有以致之。凡缺養與中炭養二毒而將死者。吸以養氣而救之。則有冀其復甦之望。豈非彼有死人之能。此有生人之力。可知空氣必以無炭養二爲宜。但人跡所到之處。便爲炭養二必有之區。無已則以少炭養二爲佳耳。是故城中空氣。不若鄉間。鄉間又不若草木多處。至於房屋多開窗牖。使空氣流通。各種汚毒混雜之空氣要避免。不論在何處所必需。

四曰地氣。太過卑濕。太過高燥。太過冷。太過熱。皆不宜也。若太過卑濕。一則爲多種微菌與微蟲蕃殖之所。一則常有腐爛之物發臭。故可以令人鬱倦不舒。可以令人生病。可以令人生不治之病。英國士苦喇格氏所著之論地氣書。內言空氣多含水質。最有害於人身。意在斯乎。若太過高燥。輕則致人脣乾鼻燥。重則致人流鼻血及喘。且是處人未老先衰。年壽尤促。卽如法國與日耳曼國之大半。其氣較之英國更乾處則然。若太過冷。小而致人易傷風爆拆脣裂耳爛。甚至令人覺系失覺。動系不動。心停脈息。間或有之。若太過熱。致人肌膚筋絡寬懈。腦部不靈。血行太速。汗出淋漓。胃不消化。稍勞動則頭痛心跳。稍被曬則腦積血。然則必燥濕適宜。冷熱中節之地氣爲妥。

五曰水。以衞生而言。水之爲用最大。莫若供人飲食者。供人飲食之水。尋常有數種。井水河水雨水自來水是也。最佳爲雨水。非在空中微勻入炭養二與淡輕三。可以汽水相比。其次自來水。因濾過。水塘畧爲消毒。河水已是不潔。所恃甚流通。雖有毒質。蕩滌散開。變而爲淡。井水。確不可用。雖味勝色明。鬱而不通。顯然藏垢納污。試思井水從何而來。不過四圍地面之水滲入。其污垢可知。倘此滲入之水含有毒質。不亦險哉。

六曰運動。身體各經。本爲運動而設。苟四肢少運動。則筋肉必不堅。腦少運動。則思想必日摇五官少運動則視嗅嘗捫聽必不靈肝脂腸胃少運動則消化食物必不良呼吸器少運動則吐故納新之功減內腎少運動則釃渣之能弱心少運動則血運柔弱所以世界進化之國設種種體操以運動國人四肢設種種學堂凡有發明家大著作家從優獎勵以運動國人之腦設種種對治法以運動國人之五官呼吸器消化器運血器令國人皆成完全體魄無所缺憾。

七曰飲食物。水脭脂糖⿰米竟鹽五類。乃飲食物之要質。食物在育道消化成脂育汁。行至身中各處補百體所少之質。百體用過之渣質。得從大小便排洩之。皆藉水以帶之。糖⿰米竟并脂所含之炭與輕。在體中各處。與吸入之養化合爲炭養二與輕二養。化合時摩擦生熱以補體內所需之熱。鹽屬土質。能致身體堅動。人之骨肉臟腑及血盐無一不含此質。胃中輕綠酸亦由之而生。故大有助消化之力。脭用爲補百體耗散之質。且年幼者身內各處須增材料。非惟欲補耗散之質并添新質爲生長之用。所以飲食物宜含此五類質。但所需多寡與五質中某質宜多。某質宜少。視乎水土時候年歲事業及易消化否以酌量之。

夫此七者乃衞生之大畧。余所言者又七者之大畧。能知者已少。曷勝浩嘆。知之非艱。

行之維艱。王陽明畢生發揮。不外知行合一。卽此少數能知者。仍恐絕無能行焉。何以故。勢不得不然也。譬之一家有一二能知之而欲實行之其餘多數人不知而不從則必窒礙難行。又如一方有一二家能知之而實行之其餘家家不知而不行實行之家不能獲益一出門戶觸目盡礙衛生豈不是反增自己無往能安之心耶至若寡人一個獨居一方遠離不講衛生之地遠離不講衛生之人自縫自織自耕自食所需一切之物不購之不講衛生之地不購之不講衛生之人天下又必無此人可知今之中國若有人焉欲盡衛生之法而無憾而不被人指爲癲狂者幾希。二十二省之大。亦幾無所容身不亦可笑復可悲乎或曰衛生二字。膾炙人口。果何故乎。曰。此無他。葉公之好龍耳。何以見之。不觀香港要拆天花板所以豫防鼠疫也間房限幾闊又用鐵枝爲之所以流通空氣也時而要洗地時而要掃灰水等事無非衛生行政中國人視之爲甚苛又欲禁人唾涎於街上所以豫防在涎傳染之病卒爲華人鼓噪而中輟中國人多未眞知衛生爲何物而好之其誰曰不然或曰奈之何哉。曰。言論者實事之先聲。爲今之計。則必衛生之先覺覺後覺。先知覺後知。一而十十而百百而千千而萬務使人人皆知衛生之眞相加之以衛生行政而強迫之逐漸改良日積月累亦終能達其目的

青蠅與衛生（錄進步）

天賀

美國於近數月間。舉國若狂。紛紜奔走者。曰選舉總統也。而同時之鄭重將事。合力組織。一若大有關係者。則謀祛除蠅類也。聯合各團體。攷驗各方法。以期滅此么麽。自政府迄於學校之兒童。罔不簽名與列。顧選舉總統。關涉重大。其風靡全國也固宜。至於祛蠅事項。似極細微。而亦竭慮殫心。不稍輕視者何歟。殆以有礙衛生。亟宜注意。故與選舉總統等量齊觀。非好自紛擾也。夫欲知蠅之爲害。必先知蠅之歷史。可約畧舉之。以貢吾國之社會。

蠅之發生。必在汚穢之所。腐敗魚肉。朽爛菜蔬。以及牛溲馬糞。人類之排洩物。皆爲誕育之母。而蠅之遺卵。每次得一百二十至一百四十。一夏季中。必遺卵十餘次。蠅子長成。又復生子。綿延誕殖。以一夏季。按公例計之。祇一母蠅。已將蕃衍至九百餘萬之多。至其卵之形似。長畧十六分寸之一。遺卵後。約經八小時。孵化而成蛆。卽以產生處之穢物。資爲飼養料。此一級中。却與人類有裨益。以其食去穢物。不啻清道夫之潔除淨掃也。嗣越五日至八日。蛆身外皮。漸漸堅硬。化而成蛹。不食不動。經五七日。破蛹而出。蠅之孵化以畢。計其時日。自遺卵以至成蠅。至少亦須旬日。先事防維。似尚易易。顧既知其生於汚穢。長於汚穢。乃恬不爲怪。任其繁育。而復由其言堂滿堂。言室滿室。棲止食物之上。不加防檢。何其憒憒歟。試以顯微鏡細驗蠅體。可見其翅足之間。徧沾汚穢。大凡食物一經其棲止。卽留穢於上。人苟誤食。由咽而腸而腹。必沾染惡疾。洩瀉瘧痢。悉無幸免。至於嬰孩。被害益烈。如一乳瓶。蠅曾棲上。偶未覺察。孩仍食之。遂致釀成重症。不可救藥。一年之中。嬰孩之冤戕於是者。不能更僕數焉。

蠅性逐臭。凡百穢物。均其所嗜。於人之排洩物。若痰涎。若糞溺。尤所篤好。恣爲食料。而傳染疾病。此實媒介。以其吸人之排洩物也。苟係病人所遺者。方蘊含疾病之寄生細菌。乃吸入於蠅之消化系。迨其棲止於食物。病菌又隨蠅糞作過渡。誤食入腹。無異種痘之引苗。藝花之撒子矣。傳染之症。如腸窒扶斯、虎列剌、實扶的里、痢疾等。皆因此而四布。卽至可畏之肺結核。更以蠅之介接。而非常延害。以肺病人之痰涎與排洩物。均含一種桿狀細菌。爲肺病根源。蠅則吸此痰涎。使桿狀菌借其消化系爲運販場。比蠅糞沾於食物。桿狀菌仍生存如故。下入人腹。肺病又得一替鬼矣。

路德醫學博士。嘗研究其理。知蠅之吸食肺病人痰涎。糞內所含桿狀細菌。經十五日之久。尙不萎死。足以爲害人類。且不特蠅之翅翼身體口吻。能可傳遞病菌。而蠅足尤傳遞病菌之利器。察以顯微鏡。見其足上有兩鈎距。距之下空若覆盂。又有兩墊承之。墊含粘性液質。故蠅足能行於光滑之玻璃面。並倒栖於物下。以有粘液故也。種種之病菌及寄生蟲。亦粘於足底。而四處傳佈。有某醫學家就一蠅足而研究之。一足之微。可粘病菌六百之多。每年人之死於蠅足之傳染物者。較每年之戰死沙場者。尙多百倍。故謂蠅之殺人。力逾槍彈。斯喻也。殆非彼醫士之虛言。證以實事。確鑿可信。美與西班牙一戰役。軍營中忽發疫症。傳染極速。推攷原由。乃蠅類所傳遞。故散佈迅於置郵。此一證也。又一千九百六年。奧京維也納城之醫學報。嘗誌一事。堪以發明蠅害。畧云一嬰孩生纔九月。忽患熱病甚劇。左眼角現一細痘。似已經六七日者。越二日竟成爲痘症。醫者僉不解其故。後經細査。始知由蠅所傳佈。以孩家對門。係一醫院之痘症部也。

因蠅害之鉅。美國各界人民。一交夏令。即合力袪除。不稍忽略。所用方法。雖各處不同。大概由報紙力爲鼓吹。證明蠅害。俾人人咸知應袪之理。更有地方衛生部扶掖於後。撰成簡明招帖。述蠅類發生處所。寄息處所。害之如何劇烈。袪除不容遲緩。而又示以除滅之各法。語從淺近。雖婦穉亦可通曉。既復徧諭居民。滌除家庭穢物。垃圾桶每間二日。必傾洗一次。其餘類此事項。皆逐件規定。如或藐違。嚴罰無宥。部員又出調查。見有穢物。立即迫令掃淨。更以消防藥水沃於其地。

亦有地方報館。懸賞雇人。扶同居民設法袪除者。而當地之衞生處。則明定賞格。依獲蠅多少爲差等。可將死蠅封致前去。由其檢核數目。給發奬款。自數元至十數元不等。又恐衞生處與報館。不甚措意。更由各校學生。組織童子軍隊。（名義見該報第一卷第二號、現在上海亦經組織、稱爲童子勵志團、）專事殲除飛蠅。一大隊中。分爲數小隊。各行各職。或任滌穢。或任運棄穢物於遠處。或任檢查。或任消防。派定地段。一體進行。凡此種種辦法。已覺無微不至。美國之蠅害。近已大戢。更越二三年。吾料其可無孑遺矣。

或詢以袪除之法。如何防室內之蠅擾。答之曰。欲除室內蠅類。必先堅閉門窗。熾爐炭而注以加波立克酸二十滴。使酸素化氣。騰溢於室。蠅可被薰暈斃。或以波斯殺蟲粉。堆一小尖垜。點火徐徐燃之。煙佈室中。蠅亦僵跌。可掃集而投諸火。又有捕蠅之網。以羃窗所用之鐵紗。製一橢圓形網兜。徑略四五寸。長略六寸至八寸。連以二尺長之竹竿。持以捕蠅。甚爲便利。又以黏蠅紙黏之。（西國雜貨鋪均可間購、今上海各藥房及

東洋藥店、亦有出售者、)

毒蠅之藥。福美林爲最驗。約用藥粉八匙。(如常用之調羹)化以淸水一升。用時儲藥於玻璃瓶。瓶口須稍令缺碎。倒置一盆內。使瓶中藥水。徐徐從缺碎處漏下。另將引蠅之糖食等。置於瓶側。蠅來集食。觸藥立死。且水係逐漸滲出。盆中不卽乾涸。可無時刻增添之勞。如家畜貓犬禽鳥。恐致誤毒。可隔以鐵紗網。或罩蓋之。惟於人無礙。雖童孩誤入口中。不致受毒。

又有捉蠅籠者。以鐵紗捲一圓筩。高一尺。徑八寸。另以鐵紗一片。捲作圓錐形。底徑與筩徑相稱。連合一處。復作一圓錐形之套。套在筩底。其錐尖處。開一小孔。大小恰容蠅之走入內儲食物。引蠅飛近。可入而不可出。

更有一器。每用於飯鋪及厨竈。頗爲靈便。法以洋鐵皮作一水槽。闊四分寸之三。深如之。中滿火油。置窗檻間。蠅飛近窗。爲火油薰灼。卽跌入油中。以蠅喜栖集窗紗。覓空隙鑽入室內。可以加波立克酸一匙。注入一升火油內。擦抹紗窗上。免致栖集。若以此種溶合液。置於噴霧器。噴灑垃圾桶上亦妙。但不如移桶戶外之尤佳。或於桶蓋置一捕蠅籠。籠製簡易。價目甚廉。大可多備。分置桶上及窗檻。阻蠅溷入。否則僅止飛入一蠅，即有種種之損害。不得以微細忽之。

蠅由汚穢中生殖。但能潔淨。即無慮其繁育。而蠅之發生。十九從馬糞中來。故居鄰馬棚者。必時噴消毒水豫防之。消毒水即提淨柏油時所得之木醋酸。用之極驗。且不引火。與火油功效正同而無其險。

總之不潔物品。不第朽腐草木。變壞蔬果。死禽斃獸。餒魚敗肉。爲母蠅殖卵之相當地。即如破布舊絮碎紙殘薪。一經潮濕霉爛。均爲孕蠅之胎。凡茲穢物。必潔除務盡。又病室之蠅。尤宜袪除淨盡。免爲傳佈病菌之媒介。一應食物。勿使蠅近。置留食物之所。必製一半圓形鐵紗罩。密蓋防護。不可稍涉大意。

吾中國每屆夏令。人之死於瘧痢霍亂傷寒者。不可勝計。其致病原因。固甚複雜。如水飲不潔。食物不謹。居處不淨。在在皆堪召害。然由於蠅之傳遞病菌貽患衆生者未始非又一特別之點。祇以吾國人素昧衛生。不明格致。雖深受其虐而終復漠然相置。夫蠅之爲病之媒介也。以夏日天氣炎熱。各種病菌。發育方盛。一不經意。即易受害。矧有蠅類四處飛行。傳佈疾疫。乃致死亡相籍。輒爲蠅殉。殊可傷已。然古稱青蠅爲弔客。似已深致誡愼。即吳中諺語有甯食蟻身百。毋觸蠅足一之說。亦非絕無所覺顧明知而故。昧。之。何。異。惡。生。樂。死。哉。記者迻譯是篇。憶吾國人之寃死者。已不知幾千萬人。因此一再丁甯。不覺其詞之煩贅。敬告各界有心人。欲愼夏令之衞生。必以祛除蠅類爲急務。幸毋勿也。

公衆衞生事業之計畫（錄進步）

天翼

美國威士康遜大學醫博士戴約翰君。於本年五月間。在上海尙賢堂演講公衆衞生。鄙人未暇往聽。嗣於中國公論西報得讀演稿。覺精理名言。洞中肯綮。洵足以躋羣生於健康。而彌中國之缺憾。爰爲譯述大旨。以廣流傳。想博士不以爲贅焉。

自來醫學專家。惟於治病方法。悉心研究。至於求防病之術。爲治本之計。有未遑焉。故於細菌爲致病之原因。蚊蠅爲傳疾之媒介。輒茫乎其莫辨。近年逐漸發明。沿流溯源。窮其究竟。舉凡發生瘧疾之病菌。防免腸熱症之菌苗。散布核疫之鼠蝨。寄生小腸之鈎頭蟲及傳布黃熱病之蚊蟲。諸如此類。以歷經試驗而得。皆與公衆衞生至有關係。者也。蓋所謂衞生者。非在於既病之後。當在於未病之前。惟防病之手術愈工。斯衞生之。機。關。愈。備。而。人。民。疾。病。死。亡。之。數。愈。少。一。國。之。富。强。繫。於。是。世。界。文。化。之。進。步。亦。視。乎。此。固。非。僅。僅。爲。一。身。一。家。計。也。從前日俄一役。關係世界大局。識者。謂。日。人。所。以。能佔優勝者大率得力於軍隊之衞生是役也。日軍七萬五千人。與中日之戰。其數相等。然軍中患腸熱症者。前則多至一萬四千人。後則共祇一千二百人。軍數同而病者之數不同則衞生手續日益周密故也。病院中少一病卒即戰陣中多一戰士人衆則力厚。體強則氣壯。宜其操必勝之劵矣。近時美人開鑿巴拿馬運河。大功告成。當事者以工程迅速。事出望外。無不歸功於醫士之與有力。謂非講求衞生防免疫癘。不至此觀於斯二者。而公衆衞生之重要可知。

夫西國之公衆衞生事業。有由地方政府提倡者。有由地方團體經辦者。可云詳且備矣。顧其中最為著力者。當首推壽險公司。蓋公司營業與人口死亡率之增減有密切之關係。欲免賠償之損失。不得不善為設法。使保險者常享健康。故向僅於來保時攷驗體格一次。今則隨時可代保者診視。不取醫資。如遇患病。即由公司委任看護婦會同調理。非直此也。公司中更築衞生院。供人養病。設問訊部。便人咨詢。立調查部。編訂統計。開通信科。教授衞生要旨。並刊行各種關係個人衞生之書籍。分贈保者。而與地方衞生部尤能聯絡進行。即地方議會規定衞生章程。亦復多所贊助。其有益於公衆衞生。可斷言矣。

美國各實業公司大都特設衛生科如鋼鐵公司電燈協會紐約鑛工合會杜本德洗粉公司等皆汪匯於此汲汲焉教授工人個人衛生之要旨及改良工廠換氣加熱之方法復用眞空機灑掃屋宇使無塵埃洗滌廁所使之潔淨於廠中各室又置備救急保安各種用品遂令工人患病之數較前大減而操作之能力益增製造之物品益精至若煤鑛鋼鐵銅鋅鉛汞玻璃砒石火柴電磁等一切工作素稱危險或吸其屑或受其溶解蒸發之氣致生各種特別之疾病以促其年而殞其生者往往而是近年各實業協會於工廠地方是否適宜製造機械之是否盡善逐加調查一一繪以圖表攝成影片範爲模型詳細說明指陳得失使知工廠衛生之重要復爲發明各種安全機關以保護工人之性命與健康此外如商業協會、鐵道公司等亦有同樣之計畫而美國紐約城更有安全博物院之建設搜羅全國工商各業衛生之器械防病之藥劑陳列其中供人研究其品物約分模型照片圖畫及說明書等其部分又別以保安（各種保護工人之安全機械）衛生演講（關係各種保安衛生之講義）及實驗室（專備發明及改良各種安全機關之用）等設備之周無微不至矣此皆地方團體之所舉辦者也若夫地方政府之於公衆衛生尤極注重凡各城市中皆設有地方衛生部以規畫及督責一地方之衛生行政而於學校教堂菜市旅館等類皆有取締規則使無妨害衛生蓋部中行政約分五科曰調查曰編輯曰實驗曰消防曰檢查調查科主調查境內戶口生死疾病之率造成統計編輯科主編輯各種衛生書籍實驗科專司關係衛生之各項試驗如化分食品飲料藥物等驗其色之清濁質之純雜有無含毒能否治病更攷察致病微蟲及各種病菌近復製造菌苗代人施種以作天痘喉痧腸熱等流行病之抵制消防科專於疫症發生之地設法豫防免其傳布檢查科大率以衛生工程司主之凡溝渠工廠菜市旅館浴堂坑厠宰牲廠垃圾場與其他公衆所在無所不用其檢查而於公私學校尤爲注重蓋學校爲兒童講習之地一生之事業悉視幼時所受之教育而定而教育之成績又視學生體質之健否爲斷若學校不知衛生則學生自多孱弱加以齒稚質薄偶値患病輒易傳布非特個人之虛擲光陰教者之徒耗精力已也而於同學兒童之進步尤多妨害故小言之關係學生之健康推而廣之則由家庭而至城鄉國家莫不有密切之關係至若肄業之時則目視耳聽最宜靈敏檢查者於兒童之視官聽官遇有不良必設法挽回此外如喉症牙症皮膚症及脊柱屈曲

等症無一不施以補救之手續。務使兒童體質健全。智力增長。得受普通之教育而後已。

至一省中則特設行省衛生部。規畫全省衛生事宜。並與各地方衛生部聯絡一氣。而補其不足。其分科任事。無殊於地方衛生部。如編輯及消防二科外。調查科則主全省之統計。糾察科則監督全省市場等處。實驗科則分設生物實驗室。病菌實驗室。所謂生物者。考察蚊蠅鼠蚤鈎頭蟲寄生蟲類。所謂病菌者。研究發生各病之細菌。製造防疫除病之各種菌苗及排毒劑。以上諸科蓋視地方衛生部範圍較廣。辦法亦益詳備焉。更有救卹科者。專爲救卹省中盲聾殘廢癲狂孱弱之民而設。於病根未深者。及時療治。使復爲完人。於器官不良者。因材施教。使各習一藝。由是人不以病廢。一省之中。既增無數有用之才。且可節千萬圓豢養殘疾之費。誠一舉而兩得者矣。據美國最近之調查。知國中盲啞聾跛之民。其大多數可以早爲療治。不致成爲廢物。又據美國賓夕法尼亞省兒童救護會之調查。知感化院中所蓄頑劣不率教之兒童。其體質不健全者。百人中約六十六人。推而言之。犯罪監禁之徒。亦半由久病失業飢寒交迫所致。故欲拯拔全省之罪犯。扶植全省之兒童。非自提倡衛生保存健康入手不可。

美國於各行省衛生部之上。近更組織一全國衛生部。其責任幾與行政各部相埒。例如任農部者。必保護稼穡。驅除害蟲。於植物之病理。不憚研究。庶農產日盛。國家益富。衛生部之所掌。亦不外杜絕病根。防免傳染。講求普通衛生之方法。增進全國人民之平安。使生產之力益厚。而醫藥之費益減。此非細事也。就美國論。一年中國民因患肺結核一症。所受損失。不下三百兆金圓。合他種疾病計之。損失之數。當千百倍於此矣。故保存人民之康寧。較之保存森林水道鑛產及他天然物力。其事尤亟。其利尤溥也。顧或謂行省衛生部。立之以作地方之表率足矣。必復設一全國機關以總其成者何歟。蓋驅除肺癆腸熱核疫等症。非得全國人民通力合作。斷不能絕其根株。故美有全國衛生部。而英德丹麥等國。亦有所謂全國醫藥保險部者。論其優劣。英制似較丹德為善。攷丹德二國之制。政府為工人保險。按時徵收保費。遇有疾病。醫士為之診治。而保險部員。又就病勢之輕重。療治之繁簡。為之酌酬醫金。而病人無與焉。俾苦力等輩不致因貧困而失調。亦不致為醫藥而破家。而平時所繳保費。並可養成其儲蓄之習慣。法非不善也。然醫士之酬勞。既視疾病之多寡為斷。必疾毒時作。應接不暇。而醫之所入始豐。故醫者不求病之減少。轉患病之不多。縱能盡心療治。而於防免之術。勢必疏。忽。於。平。日。矣。若。英。則。醫。有。定。俸。凡。能。診。治。有。效。而。尤。能。未。雨。綢。繆。者。薪。水。較。厚。是。國。人。之。患。病。愈。稀。斯。醫。者。之。價。格。愈。貴。宜。乎。其。於。病。症。之。流。行。竭。力。隔。絕。於。病。原。之。發。生。盡。心。抵。禦。而。全。國。之。受。其。賜。者。多。多。矣。

以。上。歐。美。各。國。公。衆。衛。生。之。大。概。其。精。詳。可。見。一。斑。中。國。對。於。此。事。毫。無。布。置。每。年。疾。病。夭。逝。於。生。命。財。產。上。損。失。無。算。然。則。吾。國。衛。生。部。之。設。又。曷。容。緩。哉。不。揣。固。陋。借。箸代。籌。竊。謂。中。國。公。衆。衛。生。事。業。可。包。括。於。以。下。三。大。科。

一防病醫藥科　防病。尤。亟。於。治。病（進步雜誌第十九號詳言防病之術即本此意）顧。欲。使。人。人。具。有。防。病。之。知。識。其。必。要。者。分。三。端。曰。編。輯。將。各。種。防。疫。免。病。之。書。籍。雜。誌。報。告。傳。單。廣。爲。流。布。以。擴。見。聞。曰。演。講。在。學。校。商。會。公。所。會。館。及。社。會。公。私。各。地。點。對。衆。宣。講。使。之。樂。從。曰。陳。列。所。有。照。相。畫。片。圖。表。模。型。等。關。於。衛。生。者。徧。設。於。公。衆。地。方。及。宗。教。慈。善。事。業。各。機。關。俾。觀。者。觸。目。而。警。心。次。之。則。注。重。於。調。查。與。實。驗。蓋。工。作之。地。娛。樂。之。場。交。通。之。處。疫。癘。之。淵。藪。也。天。痘。痢。疾。腸。熱。喉。痧。虎。列。剌。等。死。亡。之。傳。舍也。當。實。地。調。查。爲。設。法。防。杜。之。張。本。而。種。種。實。驗。尤。防。病。所。必。要。如。化。驗。食。品。之。化。學實。驗。室。攷。察。疫。媒。之。生。物。實。驗。室。研。攷。細。菌。煉。製。菌。苗。之。徵。菌。實。驗。室。皆。是。之。二。者。固與編輯演講陳列三項相輔而行者也。他如取締醫室及家庭之男女護病人（鄙意醫士穩婆亦當設法取締美國今已實行）並取締醫學校化煉藥物與製造醫科用品等均隸此科。

二療病科　設立普通病院與專門病院。一院之中。有實驗室、藥物科、什物科、食品科、庶務科等。而各科又須置辦最新器械用品。以供診療之用。所謂普通者。舉內科外科耳鼻咽喉神經小兒婦女等科。包括其中。而眼科一門。尤爲重要。該科專司檢驗目力。用紙牌察眼鏡及眼簾鏡等。究其視力虧損之故。乃配眼鏡。選藥品。以補救其失。而各鏡片即由本科附設之製鏡科製成。此外又設電氣治療部或電氣或愛克司光或水。以之治病。其效神速。至專門病院。則如時疫病院等。專治各種傳染之病。因病者須與他人隔絕交通也。其他衞生院養病院亦隸於此科。

三庶務及印刷科　此科於綜計出入核對帳目編訂統計均其專責。並聯絡各地衞生部互相通訊。以收指臂之效。至一切報告演稿衞生書籍醫藥雜誌及菜市酒館等各項照會。與夫檢查學校工廠等事。隨時通告。對於國內或國外學生研究衞生重要學科。有所指導。均歸該科刊印。

公衆衞生事業之計畫

綜之公衆衞生之事業確爲富强之基礎中國之亟須倣辦固不待言惟入手辦法似宜先就各地已設有衞生局者竭力擴充凡屬城市一律增設並與醫界協謀進行相爲表裏俟各地方規模粗具然後聯合爲一而特設一全省衞生部而全省之醫界復組織一省醫學會爲之後盾以資協贊再由各省聯合成一全國衞生部而各省醫界亦組織一全國醫學會與之對峙政府提倡於上熱心之士相與研究於下而全國人民之生命保存於無形中者多矣

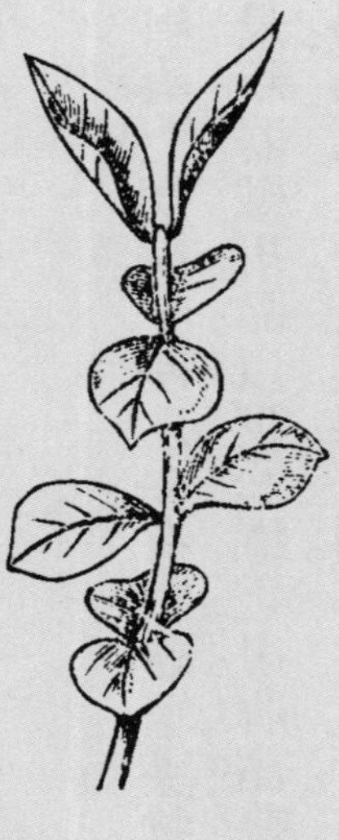

醫事新聞

贈送醫書　上海賚威大藥行。現有療學一書出版。專贈送海內醫界。以資研究。書之內容。首列數十種最確實最有效之藥品。每一種藥品詳載其功用。以治何病最效。并註明服法。而皮下注射針之用法。亦備載焉。次列各部分最緊要最常見之病症。每一種病症。詳載其治法。以服何藥最效。并註明或內服或外治。末附各種藥箱類圖與各種藥品價目。圖畫精良。裝訂華美。於醫界中爲最寶貴而最有價值之書。凡海內醫界欲得此書者。可函致上海四川路四十四號賚威大藥行索取。惟函中須註明因閱中西醫學報。始悉貴藥行有療學一書贈送等字樣。并須將姓名住址開列。以便該行寄呈。

解剖人體之創舉　漢口醫科教士。爲研究醫學起見。呈請當道。准其解剖人體。已由段署督批准。黎督前亦贊成此事。惟非正式承認。至中國正式批准此事今實爲第一次也。

屍體解剖之實行　正月十號。爲北京醫學專門學校開學。及醫科二年級解剖實習開始之日。適九號由司法部監獄送去男屍體一具。係盜犯。年二十一歲。患肺病而死。

即於十號下午。由前日本金澤醫學專門學校教授石川喜直先生。率領全級學生。赴解剖室執行解剖。所有屍體各器官。悉行分割。製作標本云。

汪總長擬廢中醫　昨日京師醫學會代表。往教育部謁汪總長。請爲北京醫學會立案。汪總長對該代表云。余決意今後廢去中醫。不用中藥。所請立案一節。難以照准云。(錄時報)

伍博士之矯正謬說　伍建德博士參與海牙禁煙大會後。將於八月上旬赴倫敦。代表中國參與每五年舉行之萬國醫學大會。宣讀文稿。以矯正一千九百零十年及一千九百十一年滿洲疫症。乃由旱獺傳染所致之說。該文專論旱獺與疫症之關係。伍博士與其同事。曾蒐輯證據。以明旱獺一物。雖偶有染疫者。然與疫症一節。殊無重要關係。有俄國獨立探險隊。嘗至傳聞曾死旱獺數千頭之處。雖懸重價以購死獺。僅查得一獺。乃染疫而死。復經直接調查。卒不能證明獺疫之說。而獵獺者及衣獺皮者。竟無一患疫之人。且證明滿洲疫患發生以前。烏拉爾山中久有此患。逐步推究。此項疫患。乃發源寇其士斯台浦斯及亞斯特拉干二處。傳至滿洲。乃始除絕。伍博士此文。矯正謬說。與商業大有關係。蓋獺皮爲滿洲大宗商業。今禁止出口。殊非正當辦法也。

商標 'VAPOROLE' TRADE MARK

商標 發帕兒

蝶鞍柵膏

（蝶肯鞍柵之液）

PITUITARY (INFUNDIBULAR) EXTRACT

發帕兒蝶鞍柵膏之於腦力猝衰或脫失

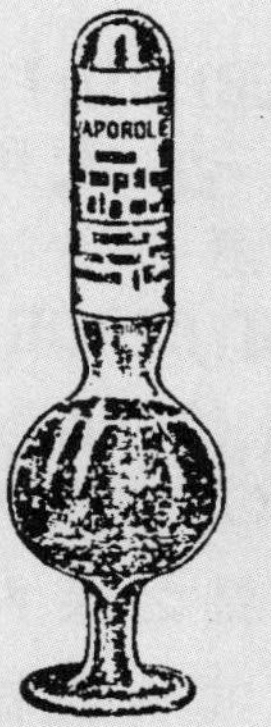

此蝶鞍柵膏。用於外科施手術時。或既施後。及產後等所有腦力猝衰。此膏爲最妙反激品。其成效業已久著。能使血壓加增。心擊緩而有勁。其所發生效力。迅速而且堅持。此膏之所以得此美名。實在發帕兒蝶鞍柵膏之有信賴價值。

用法

外科腦力猝衰。或腦力脫失。一西西用空針注射肌內。隨後用盃射鹽水術。

心力軟弱。半西西至一西西空針射入肌內。後若需時再射。

痞流血與痞弛。一西西空針射入肌內。後若需時再射。

腸輕癱。一西西射入肌內。後若需時再射。

每支渾合玻葫蘆內有〇·五西西與一西西無穢流質。每盒內裝六支。各著名西藥房。均有出售。

寶威大藥行監製

英京 上海

厄米汀菲

與阿米巴痢

Emetine in Amœbic Dysentery

此藥之正確服量有良好之純粹與効力

TRADE MARK 'TABLOID' 商標

大寶來商標

厄米汀菲綠鹽

EMETINE HYDROCHLORIDE

Gr. 1/2 (0.03 Gm.)

半釐(〇.〇三瓦)

內服之扁丸也

裹以膠衣使其作用專施於腸內

每瓶貯二十五扁丸

TRADE MARK 'VAPOROLE' 商標

發帕兒商標

厄米汀菲綠鹽

EMETINE HYDROCHLORIDE

0.02 Gm. (Gr. 1/3)
0.03 Gm. (Gr. 1/2) } in 1 c.c.

每一西西 { 〇.〇二瓦
〇.〇三瓦

此渾合玻葫盧內之無穉藥消水作空針注射皮膚之用

每盒裝十玻葫盧

TRADE MARK 'TABLOID' BRAND

HYPODERMIC EMETINE HYDROCHLORIDE

大寶來商標厄米汀菲綠鹽空針藥輪

三分之一釐(Gr. 1/3)與半釐(Gr. 1/2)

凡有妨礙或擾亂此藥作用之堅存實質盡行解除

溶化迅速旣化藥水亦可煮沸以滅穉

每支貯十二藥輪

以上數品乃治阿米巴痢用之最廣者

寶威大藥行

倫敦

紐約　蒙特利爾　悉尼　開普敦　米蘭　上海　阿根廷京城　孟買

中華民國三年正月出版

中西醫學報

第四年　第六期

本期之目錄

本報全年十二冊本埠八角四分外埠九角六分上海
派克路昌壽里斜對過丁氏醫院發行

日商 **仁壽堂大藥房廣告**●醫療用各種藥品●醫療用各種器械●工業用各種藥品●棉花繃帶材料●閨閣用各種化裝品●代售各種靈藥

敬啓者本大藥房專向日本著名各大廠販運上等原封藥品並寄售仁丹　日月水　中將湯　胃活　靈效丸等著名靈藥茲値交易伊始**特廉價發售以廣招徠**賜顧者請認明牌號庶不致誤此佈

上海虹口吳淞路〇字第一五〇號 **仁壽堂大藥房謹啟**

電話第四〇五七番

商（愛蘭百利）標

牛肉汁

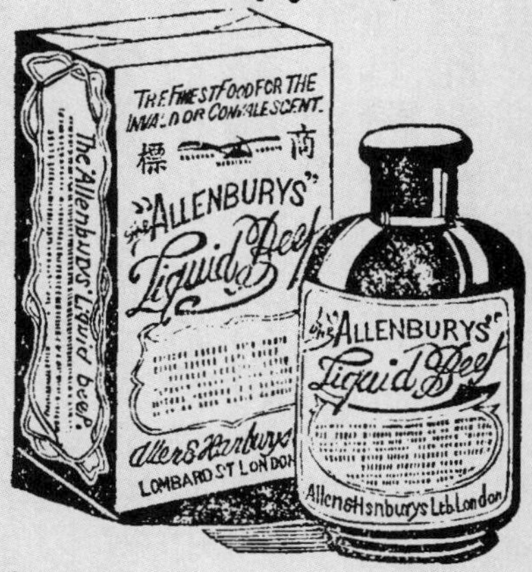

夫牛肉汁、固爲補養之食品、世人皆知、然配煉不精、殊難得其補益、何也、蓋市上所售之牛肉汁、大抵用熱力製成、惟熱力所製者、多致變質、欲知其所以然、當取牛肉一片而細究之、夫牛肉有肌絲無數、狀如細管、管內含有肉液、形似蛋白、一入腸胃、旋卽容納而補養身軀、若以熱力加之、則其中肉液變成堅硬難化之物、譬如熟鷄蛋然、此人所共知也、惟愛蘭百利牛肉汁則不同、蓋其精製得法、厥有五端、（一）富於易消化之蛋白質、（二）瓶塞不壞、則可久存不變、（三）內無礙衞生之防腐藥品、（四）色鮮明而味適口、（五）最濃最補之牛肉汁、全用壓力製成、非用熱力也、舉凡精神疲困、腎經虧損、腸胃乏力、病後失調、小孩荏弱、以及癆瘵、血枯、腸熱等症、服之無不靈驗、暑天以此一茶匙、和嘀囒水一杯飲之、大爲有益、且能解暑、誠一舉而兩得也、本公司創設英京倫敦、已將二百年、故歐美各國、無不爭購樂用、今特設分行於上海北京路郵局對門八號、以便各醫院藥房就近購辦、賜顧諸君、請認明犂耙商標爲記、庶不致誤、○每瓶價洋一元七角半

各大藥房均有出售　總行英京　分行上海　愛蘭漢百利西藥公司謹啟

敬告育兒諸家

本公司創設英京倫敦已將二百年所製代乳粉久已風行歐美各國都人士莫不贊揚此粉配製精美滋養富厚與天然之人乳無甚差別自前年開設分行於上海蒙　各界歡迎故銷路日益推廣各處多時有證書小照寄來不勝登載今將鄭姚二君來書至囑登入報章俾供衆覽茲節錄於下上海英界安康里十三世專門婦幼科鄭樂山醫生來函云鄙人時多乏乳之孩就診頗爲棘手故囑其服　貴公司代乳粉不特用藥有效而且日臻强健洵保赤之仙丹爲衞生之至寶敬贊數語以彰代乳粉之功效請即登報以供育兒家之採用　安徽休寧南三區五城省愆齋主姚湘泉先生來函云鄙人因拙荊體弱乏乳故小兒常呱呱待哺屢用罐頭牛乳服之無效而且疾病叢生適敝友吳君過訪囑用　貴公司代乳粉於是按法照服竟覺體魄壯健較前大相懸殊足徵　貴公司之乳粉用於中西嬰兒莫不盡善盡美鄙人感德過深無以奉報謹具證書登報俾世之乏乳者得以問津焉　本公司另有育兒寶鑑一書奉送此書最講求育兒並治理各種疾病之善法便捷詳明瞭如指掌如有欲得其詳細者請於函內附寄本埠郵票一分外埠郵票二分半至上海北京路郵局對門八號本公司卽將此書寄奉須注明住址爲要如貴處藥房未有此乳粉出售請示明該藥房牌號以便託伊代售俾就近之人可購取也茲將代售各地列下上海蘇州無錫常州鎭江南京松江蕪湖安慶九江武昌漢口杭州嘉興寗波紹興溫州廈門福州廣州汕頭香港濟南天津北京

總行英京　分行上海　愛蘭漢百利西藥公司謹啟

上海咪吔洋行經售各種良藥

謹啓者本行經理德國柏林哥努爾立德大藥廠各種原質以及藥丸藥片藥水等均備如蒙惠顧請移玉本行或通函接洽均可

○哥那生白濁丸○專治男女五淋白濁此藥屢經萬國醫士深加研究服之不但立能止濁且可益精健體

○信石化路多時○信石一物華人未敢用者因其含有毒質在西醫精於化學而有實行之研究不獨無害於人藉能治人身血氣受虧皮膚不潔筋絡不活等症

○固本壯陽片○此藥片乃德國名醫發明專治陽事不舉精神困倦服之立見奇效亦可開胃潤脾

○檀香白濁丸○此藥丸專治五淋白濁並能開胃益神固精健體屢經考驗其效如神本行實爲欲除此惡症起見非敢云牟利也

○金鷄納霜藥片○本行向在德國柏林製造正牌金鷄納霜藥片已有百餘年精益求精各國諸醫士均共認爲第一之上品其品質之佳妙功效之神速除瘧之靈驗誠衞生之要藥也

上海南四川路咪吔洋行謹識

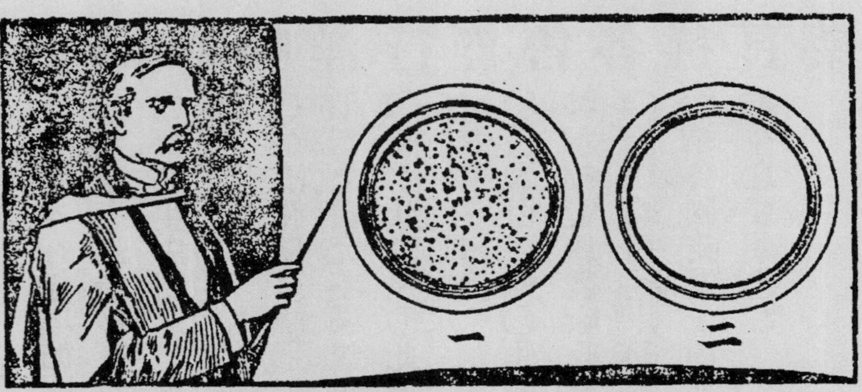

福美明達如何醫治喉痛

喉痛一症、諸醫皆知爲微生蟲之故也、此種微生蟲浮沉於空氣中、最易吸入喉際、故欲療治或欲脫免此症之法、莫要於先殺滅此種微生蟲也、福美明達 Formamint 所有殺滅微生蟲獨步之功能、已常有人爲之作證、即如柏靈最著名之格致家、披阿可司該君、曾惠最新奇之證據、用圖說以表明之、其法以玻璃二片、均塗以微生蟲最蕃盛之物質、其中一片、再塗以福美明達所融化之口津、然後將兩片玻璃露於空氣中、越二日後驗之、見第一片上所有使喉痛及傳染等病之微生蟲、其數倍增、而第二片上之微生蟲、毫無滋生、且所有之微生蟲、皆被福美明達所殺滅、此第二玻片、即表明凡服福美明達者、其口與喉所有之喉痛、及他種傳染症之微生蟲、亦若是之消滅殆盡也、然購者務須購買眞正華發大藥行之福美明達 Formamint 蓋天下惟有此藥、有如是之功效、此藥爲倫敦華發大藥行所獨製、每瓶五十片、整瓶出售、並不零賣、

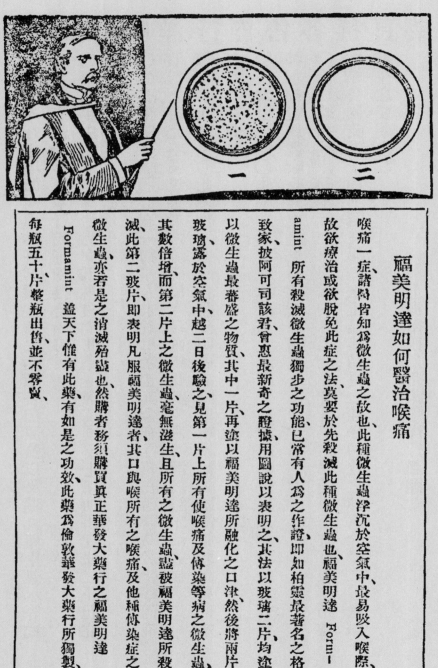

最著之證書

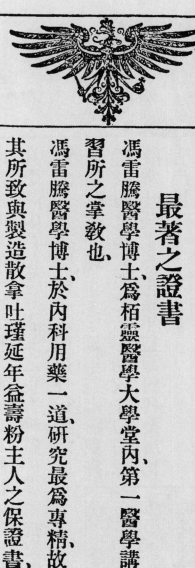

最著之證書

馮雷騰醫學博士、爲栢靈醫學大學堂内第一醫學講習所之掌教也、

馮雷騰醫學博士、於内科用藥一道、研究最爲專精、故其所致與製造散拿吐瑾延年益壽粉主人之保證書、於閱報諸君覽之、最有裨益焉、其言曰、余在醫院診疾、或出外行醫、常最喜用散拿吐瑾Sanatogen延年益壽粉、與身體軟弱之病人服之、所奏功效、非常滿意、

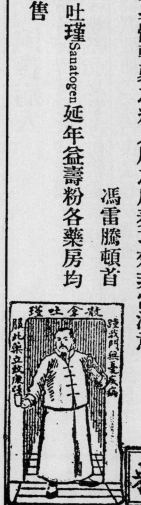

馮雷騰頓首

散拿吐瑾Sanatogen延年益壽粉各藥房均有出售

散拿吐瑾延年益壽粉

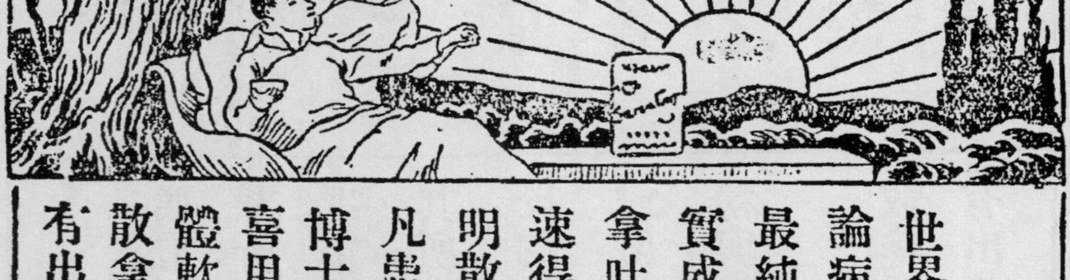

飼養病人

世界名醫皆核定散拿吐瑾Sanatogen延年益壽粉、爲無論病勢輕重、及患病初愈者、無上之食品也、其藥係用最純潔滋補之食物、與最有力滋補之藥料所修合、而實成爲補益腦部、及全體腦筋所必需之質料、所以散拿吐瑾延年益壽粉、有滋補調養之功、而能扶助病人速得復原也、　藍色脫新聞紙云、曾有許多證據、以證明散拿吐瑾延年益壽粉、爲使病人身體復原之食品、凡患諸虛百損等症者、服之更有裨益、　馮雷騰醫學博士云、余在醫院診疾、或出外行醫、常最喜用散拿吐瑾、Sanatogen延年益壽粉、與身體軟弱之病人服之、所奏功效、非常滿意、散拿吐瑾Sanatogen延年益壽粉、各藥房均有出售、

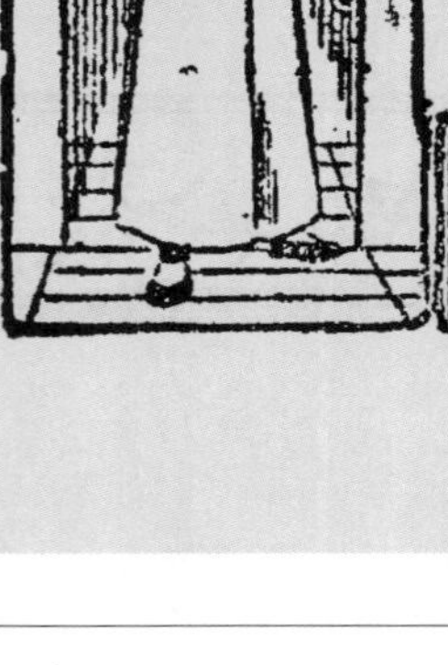

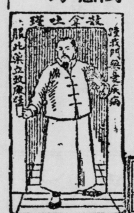

散拿吐瑾延年益壽粉

黑龍江省陸軍二路正軍醫官劉斗南君近來中國著名之西醫也潛心中西醫學曾充萬國紅十字會戰地醫員於日俄交戰之時閱歷甚深停戰後充法庫門官立衛生醫院醫士於宣統元年充吉林雙城府防疫局總醫官據云韋廉士大醫生紅色補丸爲彼常用之良

彼之良藥

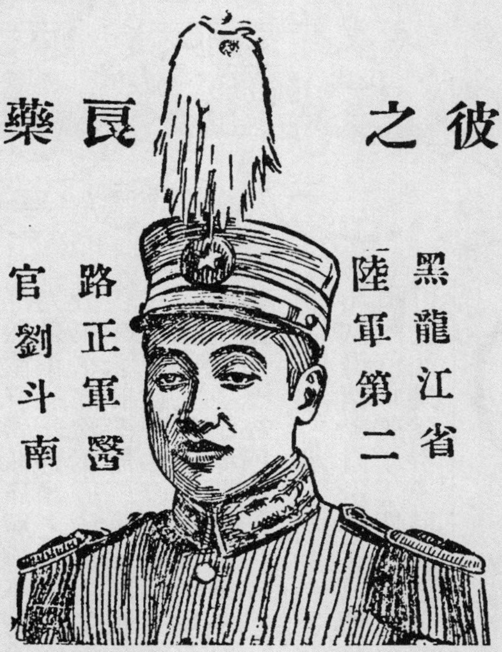

黑龍江省陸軍第二路正軍醫官劉斗南

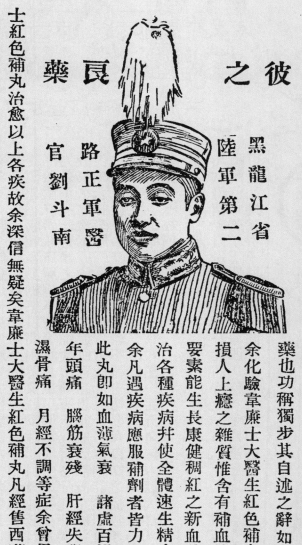

藥也功稱獨步其自述之辭如左云

余化驗韋廉士大醫生紅色補丸毫無損人上癮之雜質惟含有補血清血之要素能生長康健稠紅之新血故能療治各種疾病幷使全體速生精力也故余凡遇疾病應服補劑者皆力勸其服此丸即如血薄氣衰　諸虛百損　常年頭痛　腦筋衰殘　肝經失和　風濕骨痛　月經不調等症余曾用韋廉士紅色補丸治愈以上各疾故余深信無疑矣韋廉士大醫生紅色補丸凡經售西藥者均有出售或直向上海四川路八十四號韋廉士醫生總藥局函購每瓶英洋一元五角每六瓶英洋八元郵費一概在內

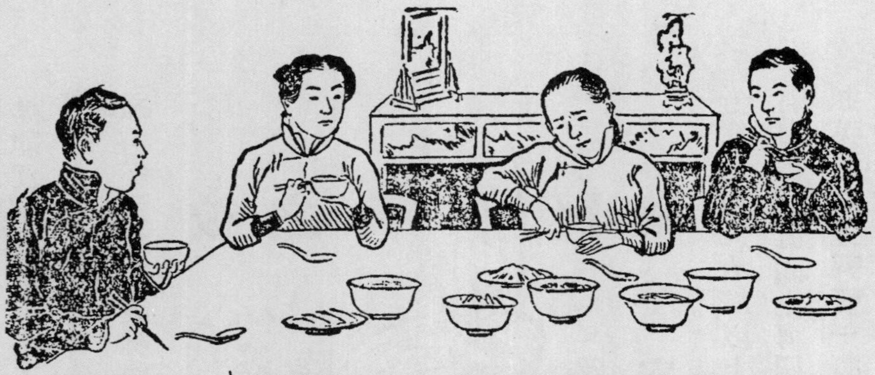

年宴後之餘聞

新年宴會較多飲食均皆濃厚腸胃力薄者難於消化每致肝胃氣痛舊症復發因而惹起各種疾病乘機叢生矣胃不消化之症自覺食後飽悶惡心嘔吐容易動怒日間困倦夜難安睡眼目暈眩膽汁不生頭痛腰酸肝背脹痛肩背不舒等狀是也可服韋廉士大醫生紅色補丸乃是正道此奇妙之藥丸能推陳出新專治腸胃各症能使濁血化清故可去除瘋濕瘡癧皮膚各症血毒諸患能健肺部故可療治氣管發炎哮喘肺萎肺弱等症能壯精力故凡男子房事無能精力衰頹服之補力生精并治婦科各症月經不調一切婦女自知之症無不藥到病除〇此丸凡經售西藥者均有出售或直向上海四川路八十四號韋廉士醫生總藥局函購每一瓶大洋一元五角每六瓶大洋八元遠近郵費一概在內

奉送贈品

凡欲得精美月份牌者只須在此證券上貼有紅色補丸包皮上之兩頭藍色圓牌子二個送至上海四川路八十四號韋廉士醫生總藥局可也如果證券不貼此藍色圓牌子者只送小書一本不送月份牌矣

住址

姓名

此券從何報剪下亦請註明於後

藍色牌子貼於此處

藍色牌子貼於此處

組織學總論序

有物焉元胅重疊微絲縱橫其形如網西人名之曰原腡日人名之曰組織組織學者講究人體構造極微細生活小體之學科也此小體名曰細胞細胞非目力所能見故必藉顯微鏡以察之則各部藏器組織之物體錯綜排列朗若列眉焉故吾人欲知組織之精義必先研究細胞發生之狀態而後其理乃明蓋人體各部之藏器無一處非細胞所組成也細胞能運動能營養能分泌能生長能蕃殖能集合能變形能各歸其經以司專職其神妙誠有不可思議者故若者爲骨骼之細胞則必歸骨骼之經若者爲皮膚筋肉之細胞則必歸皮膚筋肉之經餘如各部藏府之器質以及血管神經之組成莫不類是如大將之用兵隊伍整然秩序不稍紊焉天工造物豈不異哉

細胞既明而後進而研究組織學組織大別可分四類曰上皮組織曰支柱組織曰筋

組織學總論序

組織曰神經組織又因其形狀不同而各異其名稱焉如上皮組織有扁平柱狀骰子
形氈毛色素單層複層等之上皮及杯狀腺等細胞之名稱如支柱組織有結締纖軟
骨組織骨組織等之名稱如筋組織有平滑橫紋等筋之名稱如神經組織有神經細
胞神經纖維神經膠質等之名稱是也雖然其名稱雖異其物質莫不同其物質雖同
而其效用莫不異何以言其名稱雖異而其物質莫不同也蓋人體組織為各部細胞
所集合而成細胞所含之物有三曰原形質曰核曰仁原形質為人體最多之原料細
胞所以能呼吸能分泌能運動者皆原形質之功也核與仁在原形質之內專司細胞
營養及分裂之事人體之構成胥莫不以此是賴焉人體組成於細胞細胞組成於此
三質故吾言其名稱雖異而其物質莫不同也何以言其物質雖同而其效用莫不異
也蓋人體雖為各細胞所構成而各細胞隨其自己之狀態莫不各有專司之職務焉
譬如藏府之細胞不能造作皮膚骨骼之細胞不能造作筋肉等是也微特此也即同

爲藏器之組織亦莫不各歸其經不能稍紊焉舉其一例如扁平上皮排列如磚築砌甚巧故作心藏血管等之內層以爲血液循環器之組織又如柱狀上皮其形厚而不扁故作胃腸肝藏淋巴管等之內層以爲食物消化器之組織苟易地以處之則藏器構造必異而其效用因之而不同以此類推則各種之上皮各部之組織莫不各守一經不容稍或侵越也明矣故吾言其物質雖同而其效用莫不異也

雖然研究組織豈易言哉無解剖學之知識固不足以語組織無精妙之顯微鏡亦不足以語組織即解剖學之知識備矣精妙之顯微鏡具矣而無精確適當之書籍以資研究則霧裏看花仍莫名其一妙也故組織學者雖爲醫學上重大之學科而極深研幾者蓋鮮焉

是書爲日本醫學博士二村領次郎之原著予友丁君仲祜述其旨全書浩瀚淵博自細胞之發見及其生活之現象以至各種組織之構成及其作用窮源竟委闡發無遺

二村氏為日本醫家之泰斗仲祜先生又為中華新醫之大家故其書繁而得當其筆雅而能達雙美合二難并則其書之價值從可知矣吾知是書一出吾國組織學有專書而西人舊譯之網學將瞠乎其後焉是為序

中華民國三年甲寅二月四明張世鑣織孫甫序

漢藥實驗談緒言

陳邦賢 也愚

漢藥之發現於東亞四千餘年矣神農嘗百草以療民病爲漢藥發現時代至漢平帝紀始見本草歷後漢魏吳以迄宋元於是有本經別錄藏器拾遺等若干家接踵而起是爲漢藥進步時代至明季李瀕湖本草綱目收羅至二千餘種辨其性質詳其功用是爲漢藥極盛時代有清以降合信氏之西藥畧釋趙靜涵之西藥大成間有論及漢藥者是爲漢藥之英美學說輸入時代至丁氏化學實驗新本草家庭新本草食物新本草出現採用日本藥物學是爲漢藥之日本學說輸入時代惜乎歷朝以來雖代有發明而其學理則或以色或以味或以形狀或以陰陽五行生尅等謬說支離附會以相配合據吾意擬之不過與歐西希臘崇拜四行之說同爲一種宗教的未開化之學理耳既誤其基本形態成分更誤其功效用量製法如人參屬五加科黃連屬毛茛科苦參甘草屬於荳科石膏石脂屬於無機物質而吾國本草則以形名以色名以味名以質名者皆未明博物學分科之原理也又謂味酸色青者入肝味苦色赤者入心味甘色黃者入脾味辛色白者入肺味鹹色黑者入腎殊不知無論何色何味入消化機與遊離鹽酸百布聖及消化液相合便失其固有之味色同入血液以營養其全身亦

何有入肝入心入脾入肺入腎之分別哉此皆未明吾人體內固有之有機化學故也

吾國本草每以藥根之在土中者上段則上升下段則下降藥之爲枝者達四肢爲皮者達皮膚爲心爲幹者內行臟腑輕者上入心肺重者下入肝腎中空者發表內實者攻裏枯燥者入氣分潤澤者入血分殊不知藥品本有其固有之性不能以草木之部分輕重色澤以與人身之部分內外氣血強配合也

又如本草製藥每謂以童便製者能除劣性而降下米泔製者能去燥性而和中更有用甘草浸於厠中曰人中黃刮取溺器之汚垢曰人中白以之入藥者甚至以牛溲馬勃紫和車入藥以爲上品者殊不知穢物每多細菌其毒人往往至死服食者實有害於衛生也

吾國本草既無一回量一日量之規定更無中毒量致死量之區別揣摩比擬動輒遺誤不知多量與少量功效各異如鴉片纈草用多量則痲醉少量則興奮苦楝子用少量則健胃多量則驅蟲亞砒酸用小量則改血中量則痲醉大黃用少量則健胃多量則下利五倍子用中量卽可收歛白芥子用少量卽能弔炎鼻澄茄利小便則用少量治白帶則用多量凡此種種惜吾國之本草未將一回量一日量中毒量致死量一一

證明之也

考吾國之本草陰陽五行生尅等說始於唐宋爲科學未明時一種迷信學說今則歐風東漸科學大昌似應一變宗教的漢藥爲科學的漢藥廢空想的學理從實驗的學理舍保守的主義爲進取的主義庶幾四千年前發現天然的漢藥不致爲碧虬黃鬚者之人工的藥品戰敗於二十世紀之大舞臺也不然者我以保守的主義戰彼之進取的主義我以空想的學理戰彼之實驗的學理我以宗教的藥物戰彼之科學的藥物是猶以弓矢而戰鎗砲以鑽木而較電燈其不爲之淘汰也幾希矣

吾聞日本之用漢藥習自中土其初亦本乎陰陽五行生尅等說至科學昌明以後則一變爲科學的學說有吾國最尊崇之藥彼以化驗而決爲無用而廢棄之者有吾國不恒用之藥彼用之而獲奇效者有吾國用以治此病罔效而彼取以治他病則有特效者吾師晉陵下工憫至理之失眞嘆國粹之不彰因譯漢藥實驗談以餉吾醫界是書以日本藥劑師小泉榮次郎所著書爲原本而益以所未備其論藥之基本凡植物則分爲某科動物則詳其某類鑛物則定爲某種非若吾國僅以產地名稱定其基本也其論形態則植物某科與某科比較動物某類與某類區別鑛物則形狀爲何結晶

爲何色料爲何皆論之綦詳非若吾國僅論其色狀不論其比較與結晶也其論成分則本乎化學某藥含有某質或數質如鴉片含莫兒比湼莨菪含亞篤羅必湼川芎含發揮油蔗糖蕃椒含樹脂色素鹽海草含沃度鹿角含安母尼亞阿膠含蛋白質人參含含糖質杏仁含青酸吳茱萸含發揮油罌粟殼含鴉片五倍子含單寧酸及石炭酸兒茶含阿仙藥酸蘆薈含阿過菌安息香含安息香酸莨菪含發揮油越幾斯澱粉護謨之類非若吾國僅知某藥爲某色某味某形而不知其中含有某成分也

其論功用如水蛭蝱蟲之吸血番木鼈之療鼠瘟蛇滅門草解蝮蛇中毒蛞蝓唾療蜈蚣咬傷巴豆大黃合丸治療赤痢之類此等劇藥非若吾國名醫之廢棄而不敢用也即如巴豆一物宋以後鮮有用者只知巴豆之可恐不知巴豆之妙用於此即可見吾國運用漢藥之退化矣

論其處方則千奇萬變脫盡吾國之窠臼如半夏與人參柴胡相配爲鎮嘔劑與五味子細辛相配爲鎮咳劑巴豆與杏仁桔梗相配爲峻吐劑與大黃輕粉相配爲峻下劑又如巴豆雄黃輕粉之屬配之爲殺菌之處方蜀椒鷓鴣菜硫黃之屬配之爲殺蟲之處方麻黃桂枝柴胡之屬配之爲發汗解熱之處方枳實大黃芒硝之屬配之爲通利

滌盪之處方非若吾國之墨守六經傳變而立方也其論藥之貯法如忌空氣者則宜密塞於玻瓶忌日光者則宜密閉諸暗室凡此之類莫不詳細述明非若吾國藥肆中以價値貴者置諸笥中價値賤者棄諸穢地一任其蟲蛀霉爛而無所謂貯法也此外如論禁忌論用量論製法無不條分縷晰詳審精確勝舊時本草不啻倍蓰有志醫者不可不家置一編也

其全書凡十九章第一章曰强壯劑凡藥之能助腦發力助血變赤助肌肉生力變虛弱爲强壯者隸之即吾國本草所謂補氣補血補身藥也第二章曰健胃劑凡藥之能助胃消化而令生血者隸之即吾國本草所謂開胃消導藥也第三章曰下劑無論其爲輕瀉重瀉或鹽類下劑或植物下劑凡藥之能刺戟腸粘膜催進大腸之蠕動逐去腸之內容物或使食物化爲渣滓從大便出者俱隸之即吾國本草所謂潤腸或後下藥也第四章曰利尿劑凡藥之能增加尿量較平時爲多而能排除血內之質及數種鹽類與含淡氣之質者隸之即吾國本草所謂行水利小便藥也第五章曰收斂劑凡藥之能令筋肉縮皺蛋白質化稠有收斂作用者隸之即吾國本草所謂收斂固濇藥也第六章曰祛痰劑凡藥之能令呼吸器內之分泌物增多使痰易於喀出而平喘止

咳者隸之即吾國本草所謂化痰止咳平喘藥也第七章曰通經劑凡藥之能使婦女月事通暢者隸之即吾國本草所謂通經逐瘀藥也第八章曰興奮劑凡藥之能興奮心臟之機能活潑精神呼吸等者隸之即吾國本草所謂行氣補火救陰回陽藥也第九章曰吐劑凡藥之能惹胃內之一部分感動其嘔吐神經使逐出胃中之積滯物者隸之即吾國本草所謂引吐藥也第十章曰發汗劑凡藥之能感動皮膚令發汗較平時爲多減身內之熱度並放出血內之炭養氣者隸之即吾國本草所謂發表驅風散寒藥也第十一章曰解熱劑凡藥之能解散高於平時之體溫者隸之即吾國本草所謂解肌清熱藥也第十二章曰解毒劑凡藥之能解身體組織之中毒者隸之即吾國本草所謂清涼散毒藥也第十三章曰止血劑凡藥之能使血管收縮狹小阻止其出血者隸之即吾國本草所謂涼血止血藥也第十四章曰驅蟲劑凡藥之能驅除寄生於腸內及皮膚之蟲類者隸之即吾國本草所謂殺蟲劑也第十五章曰鎮痙止痛劑凡藥之能鎮靜或麻醉神經而使之不痙或不疼者隸之即吾國本草所謂安神定痛藥也第十六章曰腐蝕劑凡藥之能侵入組織而使之腐蝕者隸之即吾國本草所謂降藥爛藥也第十七章曰變質劑凡藥之能變更血液及組織之調和以改良其新陳

代謝者隸之即吾國本草所謂淸血解毒藥也第十八章曰緩和劑凡藥之能防外來之直接刺戟以爲緩和之用者隸之即吾國本草所謂潤皮消腫之類也第十九章曰雜劑凡藥之不能歸類者隸之卽吾國本草之附錄是也

是編聞吾師自戊申初脫稿明年以譯印他書廢業逮辛丑歲復加訂正爲第二稿今歲癸丑冬因增入他藥重加校定爲第三稿且詔余曰吾覽本草無慮數十家惟茲能剗盡千秋藤葛乃命余爲序以梓行之嗚呼他山之石可以攻玉以海外之經驗證中華之藥物力闢蠶叢獨開新境原原本本殫見洽聞在本草中可謂空前之著述矣吾師又有中外醫通中西醫方會通二書余愛其處方中漢藥居十之七按法用之皆獲奇效且可與此書互相發明學者幸勿交臂失之以致略窺半豹坐失全牛也嗚呼天下之可語於此者蓋多乎哉

中醫第一奇書 醫界之鐵椎

日本和田啟十郎著。披瀝漢醫之眞髓。剝奪西醫之僞裝。歷舉漢醫之所長。比較西醫之所短。大聲疾呼於西醫最發達之日本。猶東海壯士。於天下慴伏之時。椎秦皇於博浪沙中也。故名曰醫界之鐵椎。原書近甫出版。爲日本最新出之書。今已譯成漢文。凡研究中醫者讀此。可知日本漢醫之學識不在西醫之下。此爲日本醫學界中別開生面第一奇書也。 每部大洋八角

醫學指南三編

無錫丁福保編。其內容凡組織學、胎生學、細菌學、診斷學、皮膚病學、法醫學、婦人科學、肺癆病學、西洋醫學史、西洋按摩術、近世催眠術、近世內科全書及外科學等共有六十五種之序跋。其材料之豐富過於初編續編幾十倍。 每部收回印工大洋四角

論解熱劑

日本愛知醫學專門學校陳昌道

動物體溫　在冷血動物之體溫。與天然之溫度隨時而變換者不同。在溫血動物之體溫。與天然之溫度隨時而變換者則無不同。蓋人之體溫自三六乃至三七、五六度不等。平均三十七度。然因天時氣候之變更而人之體溫。亦稍有差異。此之謂感受性作用。

體溫之調節機能。因體溫發生及放散之適當與否。而呈種種現象。每於三十七度平均熱時。常保其調節機能。其機能之發生。一部爲有意識的。一部爲無意識的。（又分自主與交感二種神經發生）所謂有意識者何。如空氣之溫度低減時。則加衣暖室。使體溫之放散減少。并不令寒氣內侵。或營適當之運動。使筋肉活潑。血行平均。不偏聚於皮膚與臟器。或服易燃燒之品。如脂肪、水化炭素等。（輕炭質）增加發熱之供給。（俗謂身熱時禁服油誠合化學理）又遇盛暑。則減少着物。清凉室內。使過高之溫。末由侵害人體。此皆以意識主持之也。更以病時言之。當熱度異常。則發汗以洩之。或以冰洩之。亦莫非由於意識者。

所謂無意識者何。素人當外溫起變化時。亦能適於生理。而不爲其所苦。即當酷暑嚴寒。亦不至成病。其不至成病之故。由於體內調節機之作用。而非人力所能爲。學者至今尚未知其究竟。但知其爲神經作用。此作用在於大腦體溫調節中樞。(又溫中樞)此中樞之作用。非常敏活。當外溫增高。則擴張皮膚之血管而至發汗。若外溫低降。則令皮膚收縮。筋肉微攣。以增體溫之發生。且減少其放洩。

解熱劑奏效之原因　一般解熱劑。對於尋常體溫。不呈作用。縱有之其力亦甚微。而對於病者之體溫其下熱作用甚顯著。

解熱之原因

(一)當熱度異常亢奮時。則鎭靜腦之溫調節中樞。使起麻痺作用。

(二)直接於熱之發生上有此作用者。爲金鷄納霜(規尼涅)使體內諸細胞之新陳代謝及酸化作用減衰。減少體溫製造量。反之如安知必林(退熱冰)與撒里矢爾酸。(沙力仙酸)則無此等作用。其對於調節中樞。但減低其大量之體溫。用至中毒量時。常起蛋白質分解及心臟、肝臟等之退行變性。

(三)作用之强度及速力。解熱劑中。作用最溫和者。爲規尼涅。(金鷄納霜)使熱徐徐而下。持續至六時間。下至同溫度而止。次再徐徐而昇。至稍低於前度而止。再徐徐而

下。數日間下至同溫度。則不復再昇。反之安知必林（退熱冰）與他路連、（タルリン）卡而連、（カイリン）畢道羅希鐸連。（ヒドロヒノリン）服後一時間體溫急劇低降。不轉瞬而復昇騰。亦急劇突起如前。且有發汗惡寒戰慄與虛脫之忌。故現時於規尼涅與安知必林之外。前數者已不用。安知必林及撒里矢爾酸。痲痺腦之溫調節中樞。增加體溫放散。爲下熱作用。

應用

（一）解熱劑。宜用於高熱時。然規尼涅僅適用於熱性傳染症。若非類於腸窒扶斯、瘧疾等之熱性傳染。則難奏效。

（二）下熱作用。在一定之熱性病原。各有專長。規尼涅專治腸窒扶斯與發疹窒扶斯及瘧症。撒里矢爾酸專治僂痲質斯。（關節風溼）

（三）鎮痛劑。解熱劑能痲痺腦之溫調節中樞。使知覺痲痺。不知疼痛。例如頭痛、偏頭痛以及神經痛、三叉神經痛與尻骨神經痛。皆能治之。此撒里矢爾酸爲最有力。

規尼涅（金鷄納霜）

規那皮中。含有一鹽基素之規尼涅。原產地在南美西海岸。其後移植於東印度。移植者多赤色種。原產者爲黃色種最佳。其有效成分。(一)規尼涅。(四%)(二)規尼實涅。一名弓希年。(コンヒニン)(三)聖古尼涅。(四)聖古尼實涅。(五)規尼鞣酸。

生理作用

(一)凡被害之細胞。服規尼涅後。一時能亢進其機能。然卒致死滅。如死灰復燃、殘燈復亮然。一切高等神經細胞及筋細胞、單獨細胞。當已被害時。一遇規尼涅。莫不暫時亢進其機能。然旋至死滅。

(二)對於原形質毒素之作用。凡細胞被原形質毒素腐蝕。而起損傷的及化學的變化。使細胞將死滅者。服規尼涅後。能腐蝕之。除去此種壞死之細胞。又其二千倍溶液。能殺滅滴蟲及原生蟲、痲剌里亞菌。(瘧疾菌)其餘敗壞變傷之白血輪。亦能殺滅之。但防腐消毒作用微弱。故不能殺腐敗菌。

(三)對於高等動物。有局所刺戟作用。若注射皮下。則易發膿瘍與起蜂窩織炎。

(四)對於筋細胞之作用。服其小量能增加橫紋筋之收縮。減其疲勞。然其作用既終。則疲勞之恢復。亦較爲困難。服小量時。增加心臟之收縮。亢盛脈搏及血壓。若服其大量。則脈搏反緩徐。血壓沈降。對於滑平筋。用其小量則纖維亢奮。脾臟收縮。腸筋收縮。

蠕動亢進。

(五)對於中樞神經。小量則知覺興奮。大量則爲規尼涅酩酊、頭痛、眩暈、耳鳴、重聽、視力障害、羞明、視野黑暗。數時間後但耳鳴、重聽及頭痛耳。更增大其量則意識溷濁。神昏譫語。痙攣虛脫。尋至呼吸與血管中樞痲痺而不免於死。同時脊髓痲痺。反射消失。故起痙攣。

(六)對於末梢神經、迷走神經及唾液分泌神經。大量能使之痲痺。亢進脈搏。減少分泌。

(七)對於新陳代謝機及體溫。用其中量。卽藥用量則尿量及窒素之排泄減少。其原因有四。(一)妨害血行器及呼吸器。若用大量而近於虛脫。則新陳代謝減少。(二)營養消化及吸收之減退。(三)減少蛋白質酸化作用。(四)腎臟細胞之化學合成作用減退。使炭酸之排泄量減少。(合成作用安息香酸加古李哥哥路酸(クリココール酸)成爲馬尿酸)

(八)對於體溫。於健康與人工施溫刺者。不呈作用。惟對於熱性傳染病。其作用甚著。能痲痺腦之溫調節中樞。增加溫之放散。然不及安知必林與撒里矢爾酸之猛。

(九)對於瘧疾菌有卓效。對於不列斯莫知無(プラスモヂウム)亦然。卽三日熱、四日熱、惡性熱(熱帶熱)是也。

治療上之應用。

(一)對於痲剌里亞熱(瘧疾發熱)及其他三日熱、四日熱、惡性熱、腸窒扶斯熱、發疹窒扶斯熱有特效。能治脾臟腫大。與因痲剌里亞之惡液而至肝臟色之羸瘦者。又能防禦痲剌里亞之傳染。若惡性痲剌里亞。病至半年之久。則宜伍用亞砒酸。方能奏效。但通例痲剌里亞。若惡寒則不可早用規尼涅。以此藥治痲剌里亞。當於發病前三時服之。若用之於發病之時。則適足使細胞核分裂。而亢進痲剌里亞之生殖。非徒無益。且有害焉。

(二)解熱劑。規尼涅比安知必林力較弱。然亦有特別之作用。如腐敗熱、膿毒症、產褥熱等。因溫度過高。分解蛋白質過多。而爲敗壞之白血輪者。宜用規尼涅。

(三)病白血輪過多、萎黃症、貧血病、惡液質及本態不明之神經病。以此藥治之。亦甚奏效。然多伍用亞砒酸。亦能治頑固之貧血。多伍用鐵劑。但伍用鐵劑時。易見結鹽。起沈澱反應。又健胃劑中。常用規尼涅。或言規那皮中。含有規那鞣酸。能使腸胃之慢性加答兒（粘膜發炎）收歛。

安知必林（退熱冰）

生理作用

（一）對於中樞神經。如用其小量時。腦之溫調節中樞與知覺中樞已呈痲醉。而使發熱患者之體溫下降。且使疼痛之感受性鈍痲。（有如莫比之止痛）用其大量。則中腦及延髓之諸神經中樞。現痲痺作用。陷於虛脫狀態。至遏止呼吸中樞之作用而死。

（二）對於血行器。如用其中量。則亢進脈搏及血壓。用其大量則心臟起痲痺。但用之於發熱者。則用其中量卽藥用量得解熱之效果。同時擴張皮膚血管而發汗。

（三）對於體溫之作用。不能使健康者之體溫下降。用其少量。反稍使之昇騰。若對於有熱者之體溫。則服其一瓦。十五分時後。卽徐徐下熱。一二時之後。降至尋常之體溫。但對於一般之稽留熱奏效頗難。對於間歇熱、弛張熱用其小量。易於奏效。腸窒扶斯熱、肺炎末期熱、肺結核之日晡熱亦然。

（四）解熱之原因。則不如規尼涅。規尼涅利用新陳代謝之機能。以節減溫之發生。而不至於起虛脫。本品則增加體溫之放散而已。能使溫調節中樞痲醉。若伍用實芰答利斯。(毛地黃)本品則尤能奏效。

局所作用

此藥局所作用甚微。通常無害腸胃。且易於吸收。十二時間內。從尿排泄。若服其大量。則尿呈血色。加亞硝酸於此尿中。則變綠色。能治局所潰瘍痛、肛門裂瘡痛。

對於特異體質之副作用。

對於此藥有特異之性質者。服此藥後。每起嘔吐、眩暈、虛脫。發皮疹。名安知必林疹。或炎症之腫脹增甚。又有於眼瞼、口脣、生殖器諸部。起天疱瘡者。若大汗不止。則當用樟腦止汗。以救其虛脫。凡肺結核及衰弱家。用此藥時。不可不注意。

醫療應用

(一)解熱劑。麻痺溫中樞。以增加溫之放散。

(二)鎮痛劑。對於神經疼痛、偏頭痛、脊髓癆性電擊痛、子宮痛。皆能有麻醉作用。

用量 下熱〇、五乃至一、〇。 鎮痛一、〇乃至二、〇。

注射 用倍量之水溶解。一筒(〇、五)一歲用〇、一。若二歲用〇、二。餘可類推。

製處方 解熱催眠之效用

(一)安知必林　〇、五乃至一、〇

(二)安知歇茂林　極量〇、五　一日一、五

(三)安尼林

有毒。害於血球與中樞神經。起痙攣及昏睡。安知歇茂林。毒甚少。用安尼林之大量則皮膚呈青色。起虛脫。但下熱之效確實。價亦平。

(四)馬力煎(マレチン)

用以解結核患者之熱有效。其效力持續。價亦平。

用量〇、二乃至〇、五。約一日二回。其缺點在發汗過多。一時呈虛脫症狀。以痲痺溫中樞甚效。價亦廉。

內經講義序

張世鑣

曩予肄業蘇垣。髮辮纍纍然。每遇割症。輒盤於頂。屢盤屢墜。動多掣肘。予師勸令剪去。攬鏡自照。則牛山濯濯。非復故我矣。及歸家。鄉人咤爲奇事。兒童爭逐於道。家人至多齟齬。迨光復後。朝廷下剪髮令。牛山濯濯者。接踵於市。而髮辮纍墜者。人反譁笑而私議焉。於是作而嘆曰。習之中人甚矣哉。夫同一剪髮也。剪於光復以前。則爲奇聞。剪於

內經講義序

光復以後則爲故常習之中人不其甚哉予治新醫學有年矣古醫書籍間嘗披覽而獨愛黃帝內經一書以其文辭古雅獨冠羣書也然其間五行之論運氣之談終未敢信予友盧君珩菴治古醫學亦有年矣自黃帝歷唐宋元明下逮近世百家之典籍率多得其精義與之言醫理上下縱横口滔滔若決江河嘗言古醫學籍果能神而明之則司天運氣可以豫測四時之病機三指可以卜病之吉凶精義獨到冠絕寰球此眞新醫所不及也然與之言新醫則掉頭不信如予之於舊醫嗚呼予始恍然於剪髮之理而習之中人未能强易也今歲予客杭垣君以所著之內經講義函來索予一言以爲之序予以新醫學說方露萌芽而舊醫流品又極龐雜使果人人如盧君堅苦獨造神而明之則中華四千年來不絕如縷之醫學安見其不復振於世哉邦人君子其味吾言

十

醫業雜論

盧謙

一　論歷代醫風之源流

醫藥以神農爲鼻祖爲世人所共知而正史無明證即有神農本草之書然爲後人所作先哲往往論之至云醫學始於黃帝正史無此明文素問靈樞託黃帝岐伯之名而論醫事究不知成於何世其非黃帝之實事先哲亦已辨之。

或問於余曰。神農載於史記三皇本紀歷史綱鑑等。十八史略亦載之。何云正史無明證乎。余答之曰。熟考此等之史。自知其非。請辨之。

史記綱鑑本紀曰。神農氏嘗百草。始有醫藥。

淮南子脩務訓曰。神農乃始教民。(中略)嘗百草之滋味。當此時一日而遇七十毒。由此醫方興焉。

歷史綱鑑曰。民有疾病。未知藥石。炎帝始味草木之滋。(中略)嘗一日而遇十二毒。神而化之。遂作方書。以療民疾。而醫道立矣。

是即以神農爲醫藥之祖者也如淮南子之說則一日而遇七十種之毒應發七十種之中毒症神農雖異於常人其能堪此中毒症乎即能堪此中毒症果能於一日之中

而區別七十種之毒乎。此事之不無可疑處也。歷史綱鑑爲宋劉恕通鑑外紀之說。劉恕以七十毒爲過多。改爲十二毒。或云此毒云者。指五味之偏勝而言也。十八史略之註曰。鞭記其毒。是蓋變用嘗滋味之說也。史記三皇本紀爲唐之司馬貞所補之書。非太史公史記之舊。有謂此說原於搜神記者。搜神記爲記奇怪之書。其全部無一可信。而醫學始於黃帝云者。正史固無明證也。

帝王世紀云。黃帝使岐伯嘗味本草。定本草經。造醫方以療衆疾。嘗味本草定本草經云者。與神農之說無異。帝王世紀爲西晉皇甫謐所著。謐爲醫中之一人。而好神仙道士之事。倡不老延年之說。則其杜撰妄誕可推知已。

由以上所述觀之。則正說無明證。可斷言也。

蓋自周以前。醫事之如何。殆不能知。至周而分疾醫、瘍醫、食醫、獸醫之職。又置醫師而掌衆醫之政令。見於周禮天官。而周禮之書。爲先儒之說。秦漢諸儒以意損益者衆矣。非周公之完書也。或云劉歆附益以佐王莽者也。當周之末。戰國之時。春秋四百餘年間。左傳載醫和醫緩扁鵲之事。史記戰國策亦載之。此外子史不載醫人。又無醫書之傳。

書經說命篇云。若藥弗瞑眩。厥疾弗瘳。

孟子曾引此語以取譬。由此觀之。自周以前無醫。而施服藥。若有疑則試之。

曲禮云。君有疾飲藥。臣先嘗之。親有疾飲藥。子先嘗之。

孔子不達醫藥之道。辭康子之饋藥而不飲。見於論語。

鄉黨篇云。康子饋藥。拜而受之。曰、丘未達不敢嘗。

以論語及曲禮之語推之。可知當時之醫藥。爲民間藥。或如今之賣藥者。何則。康子聞孔子之疾。遣醫診療可耳。只饋以藥。可知無醫。然當時非無醫也。如左傳所載之醫和醫緩扁鵲等皆與孔子爲同時之人。特此等醫不易多得耳。

秦始皇三十四年。丞相李斯上書。請燒天下之藏書。所不去者。醫藥卜筮種樹之書。而至今無醫事之明證者何耶。蓋在三國擾亂之時。乃遭後漢之遷徙西晉懷帝之奔逃文籍散失。殆盡千不遺一。陶弘景已辨之。

自春秋戰國之末至秦漢。有道士或方士者。倡神仙飛騰延年不老之術。而盛行一世。

秦始皇依方士徐福之請。至蓬萊山。求仙人不死之藥。

案蓬萊山卽日本之富士山也。日本國史載孝靈帝七十二年。秦人徐福歸化。是爲與海外交通之始。徐福之墓在紀州。當此時。神仙道士之方術。混入醫學。遂至醫學與仙術。不能辨別。至漢而陰陽五行之說。盛行。又混入醫學。五行之說。始於戰國時。騶衍之言也。史記封禪書云。自齊威宣時。騶子之徒。論著終始五德之運。又云騶衍以陰陽五運顯於諸侯。

漢之末有仲景著傷寒論。此仲景者。後漢書。三國志等。不特無仲景之傳。且無載仲景之事者。

三國時魏有華陀。體中不快。起作五禽之戲。此爲運動術之始。又鍼藥之所不及者則使飲麻沸散以刳割之。此爲用麻醉劑而施外科手術之始。但是等只載於史傳。不能知其詳。

西晉有王叔和編次仲景之傷寒論。距仲景時四五十年。主張陰陽五行之理而著脈經。論脈之失以此人爲嚆矢。

葛洪亦晉人也。著肘後方。尊信仙方道術。而著神仙傳。觀其書可知其人。

梁有陶弘景。其傳出於陶九成輟耕錄。此人尊信葛洪。增構肘後方。而成篇。或補葛洪。

所遺撰次肘後百一方。是基於佛說之一百一病之說也。

佛說地水火風。各有一百一病。四百四病之名由是起。

又悅葛洪之神仙傳。即主倡養生之神仙家也。此人脩飾本草之殘缺。而作別錄本草書。之種類不知有幾許。皆不能脫神仙不老等之說。此陶弘景之糟粕也。

隋有巢元方著病源候論。基素問靈樞之意。守陰陽五行之說。雜之以道家之事。後世論病因病候者。皆巢元方之餘唾也。

唐有孫思邈著千金方并千金翼。此人唐之名進士也。

朱子小學箋註云。思邈爲唐名進士。因知醫。貶爲技流。惜哉。

主陰陽五行之說。惑於道術。且交混佛說。以此人爲最

醫書中有四百四病之語。以此人爲始。

千金方云。凡四氣合德。四神安和。一氣不調。百一病生。四神同作。四百四病。同時俱發。

以上列舉者。皆可屈指之人。而遺弊於後世者甚大。其後至趙宋之時。性理之學盛行。又以此學混入醫學。

此後金有東垣李氏元有丹溪朱氏以痰或脾胃為諸病之源皆想像之空論耳至其論病理則不離陰陽五行仙方佛說等是皆舊時醫學之弊也

案古昔醫者有三。曰疾醫。曰陰陽醫。曰仙家醫。周禮所謂疾醫者。見定病毒之所在。而處其方。治諸病苦。扁鵲仲景之所為是也。陰陽醫者。不視病之所在。惟以陰陽五行、相生相尅經絡等而論病。漢之太倉公是也。仙家醫者。煉氣或煉丹。使人與造化均。行之者少而害亦少。葛洪陶弘景孫思邈等是也。

二　論古來醫業之位置

醫業之於社會公衆其責任大而且重不惟能救一人之病苦推而論之可為一國富強之基蓋國家由人民之集合而成人民之病弱即國家之病弱也療之使健全即使國家健全也醫業之關係豈不大哉故在高尚之地位而不在他之工商之下然而回顧往時俯察現世則有不堪見不忍聞者今揭其所見聞而縷述之。

古人評孫思邈曰。名士不得志。多隱醫卜之間。

賈誼曰。古至人不居朝廷。必隱於醫卜。

以高尚之醫業而與卜筮並稱此不過為隱遁者糊口之一術耳其與社會公衆初無

有何等之關係也

又以醫術與他之技藝混稱者不少

唐書方技傳序曰。凡推步卜相醫巧。皆技也。前聖不以爲敎也。

又有以巫醫二字連用者

論語子路篇曰。人而無恒。不可以作巫醫。

說苑脩文篇曰。以巫醫匍匐救之。

呂覽盡數篇曰。巫醫毒藥逐除治之。故古之人賤之也爲其末。

又不惟巫醫並稱有巫而施醫術醫而行巫術者

康熙字典引山海經曰。開明東有巫彭巫抵巫陽巫履巫凡巫相。註言皆神醫也。

劉尙說苑云。上古之爲醫者曰苗父。苗父之爲醫也。以菅爲席。以芻爲狗。北面而發十言耳。諸扶而來。輿而來者。皆平復如故。

是皆醫以巫名者也。又醫字或作毉從巫

日本村井琴山亦記巫醫兼行之說

醫道二十年眼目篇云。自周以前巫醫之術兼行。至周代文明已啟。故巫醫分爲二職。巫有司巫。掌羣巫之政令。醫有醫師。掌五醫之政令。巫醫雖並稱。然二職也。是依周禮所載也。史記倉公之言六不治中有信巫不信醫六不治也之語。似巫醫已相別而不混。然亦有不然者。至明代巫居醫之十三科之一。如祝由科。卽巫也。古專行祝由之術。

素問移精變氣篇云。古之治病。惟其移精變氣。可祝由而已。

同賊風篇云。先巫知百病之勝。先知其所從生者。可祝而已也。

其他有疾病。行祈禱者。

儀禮載病禱五祀之說。

書經金縢篇云。周公禱武王之疾而瘳。

論語子路篇云。子疾病。子路請禱。

自秦漢以後。益甚。醫而行祈禱者不少。

陶弘景云。病亦別有先從鬼神來者。則宜以祈禱祛之。雖曰可祛。猶因藥療致愈。大都鬼神之害則多端。疾病之源惟一種。蓋有輕重者爾。

左傳昭公二年。實沈台駘爲祟。至後漢其說行。晉唐之間益盛。

王叔和脈經。論杜祟鬼祟土祟之別。
由以上所論述者觀之吾醫術殆爲贅物因而醫業之位置甚卑遂至蒙小技賤業之名哀哉今之爲醫者之心志多陷於卑下者皆自古相傳之流弊也

三　論醫爲司命之職

德國扶氏著醫戒有三其一對病者之戒其二對世間之戒其三對同道之戒日本三宅博士則論別爲對於自己之義務對於病者之義務對於公衆之義務對於同業之義務對於道德之義務余論業務亦以義務爲主而欲論義務則先論醫業之本分醫業之本分無他在救治疾病而已

扶氏醫戒云凡行汝術宜達汝之目的。目的者何。保全生命、回復健康、緩解痛苦是也。

三宅博士曰。凡業醫者。不論其地位之在朝野。宜以保全生命、治愈疾病、寛解患苦爲目的。苟有求救於吾者。則自負其責任。而服膺士爲知己者死之一語。士爲知己者死女爲悅己者容此史記司馬相如傳之語也余今加醫爲賴己者盡之

醫業雜論

一語盡者盡救治之策也

凡人之貴重者豈有越於生命者乎嗚呼醫之爲業關於生命大而且貴可不愼歟故吾人指醫爲司命之職

指醫爲司命始於唐之孫思邈千金方是基於史記扁鵲傳雖司命無如之何之語也韓非子亦有之然其詞氣非直指醫爲司命蓋後世依此語而始云司命也醫術之關於生命固不論而指醫爲司命之得當與否固不可不攷究也

夫死者人之所不能免也然死有種種有正命與非命者縊溺及死罪等固非命之死也依疾病而死者則謂之正命然有由醫之誤治而死者則非可云正命矣然則正命者指如何之死而言乎將以身體諸機老衰而死爲命數之盡歟以學理論之則老衰者亦因病的變常無病的變常則無老衰之理也不可以之爲命數之終蓋學術上未得防之之道也

人未有保千年之壽者詩經有壽考萬年之語特祝詞耳非實有此壽也古人已定大略之命數矣莊子盜跖篇云。上壽百歲。中壽八十。下壽六十。禮記檀弓篇。有長殤中殤下殤之語。是只由古往之經驗舉大數也。各人稟受之命數固不能知至死後始附命數之名耳。今有爲下壽而死者。是果於生時卽禀下壽之命而來耶。有以爲禀上壽之命而死於非命者。其禀受之證果何在耶。

孟子盡心篇云。莫非命也。順受其正。是故知命者不立於巖牆之下。終其道而死者。正命也。桎梏死者。非正命也。

由莫非命也之語觀之。則雖有正命與非命之二種。而皆歸於天命。故佛家有定業之說。

凡人有疾病。則委躬於醫。死生安危。在醫療之如何。醫之負擔。可謂重任。若不治必死。則可云醫爲司命。治之而死。則不可云醫爲司命。若以死生爲醫之所不豫。則其弊也。因誤治而死者。亦必至歸於天命

史記扁鵲傳云。越人非能生死人也。此自當生者。越人能使之起耳。

王充論衡云。良醫能行其針藥。使方術驗者。遇未死之人。得未死之病也。如命窮病困。則雖扁鵲末如之何。

若主張此說。則醫者對於病者之責任甚輕。殊生可恐之弊害。

若以盡十分之醫術而死爲天命。則其十分云者。果有程度之可言乎。現時之醫學果

十分滿足乎蓋人之罹疾病而死者吾醫學未達於十分之高度而醫療之所不及也追想往時不治必死之疾病隨學術之進步而治愈之例不少如肺結核如實扶的里如卵巢囊腫如種痘之功效等是也此後學術益進步則不治之病必益減少是非捕風之空論想像之鑿說有可據之證存焉即死亡之統計表是也依此表而比較十年之前後則從醫學及衞生學之進步可知平均命數之如何雖然我國醫學尚在黑暗衞生行政尚未實行無司命之醫者無死亡之統計表可慨也夫

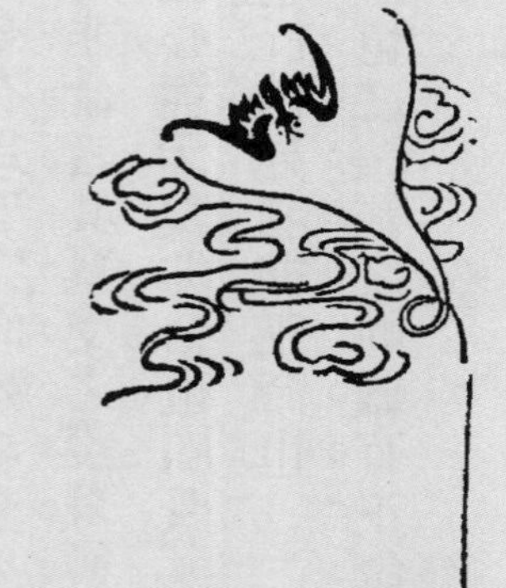

與某君論衛生化學與我民國之關係

留美麻省工科大學 吳江徐佩璜

（上略）來書諄諄以衛生化學見詢甚善甚善僕本喜習工科化學曩在祖國南洋大學時卽抱此志及到美亦未嘗稍變旋默察中國大勢與此間留學界中所習各種科學其切要者固已不可殫述然於種族盛衰之要素國家强弱之根源尚覺無人探討實與歐美各國社會發達之狀態猶嫌不能參透僕竊憂之故決計更入衛生化學科人棄我取之誚知不免焉夫吾國近數十年來國瘠民貧司農仰屋志士扼腕救國之策誠莫若振興工商挽回利權矣此在稍明時事者類能道之社會意向所趨潮流激射已有行乎其所不得不行之概故美國留學界中之肄業工科化學者已不下十有八九顧學貴實習學工業者必在工廠辦事從事研究方能改良進步各國工界製造之所以獲利貨物之日益精良者全在於是今中國實業甫在萌芽大工廠旣未組織小工廠寥若晨星將來回國能否躬親實驗從事研究尚在不可知之數而吾國人又官祿思想太重以爲非厠身國務院或任地方行政官卽不足以展其材而行其志此實大謬假使學商學工學農者必悉數置之農工商部試問與工業何濟與國事何濟與我四千年帝國遺傳之血裔四百兆人民親愛之同胞復何濟夫吾人重瀛萬里負

與某君論衛生化學與我民國之關係（二）

笈。孜孜不憚艱苦者。學成回國。出而效用。原爲。國內。保治安。人類。謀幸福計耳。乃一二。抱負偉大。高自期許者。輒鄙夷之。不屑道。而種族盛衰。國家強弱。關係之最大問題。竟束之高閣。天演家之言曰。優勝劣敗。天演公例。不亟圖之。國弱種衰。式微莫救。吾恐非入於天演淘汰之列不止。嗚呼。此僕之所以瞿然改變初衷。願於此衛生化學討生活也。

衛生化學。爲近日化學中最新之一部分。科中以解析食物防衛疫癘二項爲主要。其他各科學與工藝化學。無甚差別。凡入衛生化學科者。日後即欲從事工業。亦綽有餘裕。事半功倍。而學識更可不囿於一隅。抑更有說者。講求衛生。係灌輸文明第一階級。歐洲各國之勃發。近數十年間事耳。與十九周下半期。醫學衛生學盛興時代。並轡而行。而美議院釐訂食物藥品售賣專律。卽亦由是以次進行。今全國莫不蒙其利。食其休。者雖婦孺。固猶知爲公共衛生之重要也。

或曰。國有良醫。病又何懼。學衛生化學者。不若學醫。僕敢正其謬曰。醫學與衛生學雖脣齒相依。然衛生化學。防患於未然。而醫學則治病於已然。二者實有特別之原則焉。不寧惟是。凡人患病。大抵皆由微生蟲侵入肌體所致。微生蟲侵入後。卽與人身之白血輪激戰白血輪勝者病愈負者病益加劇醫者治病即借藥石之力援白血輪而殺斃其蟲者也設藥石罔效微生蟲必益猖獗而病將不可以救近世衛生學家故倡有豫防之法未雨綢繆成效昭著蓋病緣微生蟲侵入肌體而發生者其媒介各有不同有從風塵中而來者有從人與物或人與人相接而得者如癆瘵傷風病等皆是然究以起居飲食中傳染者爲最多大概房舍狹隘空氣不潔則易致頭眩等病飲水不潔則傷寒霍亂等症立見餘若肉食陰溝等之病源不勝枚舉病源之起點恒極細微然有波及一村一城一省而蔓延至數省者昔年吾國東三省鼠疫即其明證生靈塗炭財產損失者奚止千萬此等疫癘在近世歐美各國已不多覯蓋公共衛生學研究防堵之法不遺餘力各城各鎮均設有專部見風即摧其病無從侵入也

公共衛生學凡分三種一即尊論所謂衛生工程是也一則衛生化學與生物學衛生工程專事砌路築溝造橋等生物學專事考查微生物發生源流及剷除之法衛生化學專事清潔飲用各水考察食品及化驗市廛間所售衣物並藥料有無妨礙衛生之處三者須相輔而行缺一不可特其中界限明晰不相牽涉而已

至僕之所以必擇衛生化學而不擇其二科中之一者即尙有數因焉據僕現有之學

識以觀吾國今日之情形各省各縣每交秋夏疫癘盛行其傳染之神速令人驚駭如霍亂吐瀉及一切奇特痧症痢疾輕重姑不論然幾無倖免之者蚩蚩愚氓相沿成習謂爲氣候之不適或疑爲天災流行僕初亦謂然及留美三載徧歷城鄉留心觀察未嘗聞有痧痢等病發現即夏秋間亦安然無恙一若陽春和煦萬物發展之日而寒熱往來等症亦殊罕有蓋有三大理由焉一此間溝道疏通每家遺泄物（尿糞）隨時以自來水機筒從隧道中通出洗淨不用人力毫無臭味（隧道即衛生工程師構造、此種隧道及機器、日本今尚無之） 中國則東厠毛坑徧地皆是沿途且多糞穢當道者誠不知何以善其後也

二飲用各水咸取自來水微生蟲既用沙層濾去後復由化學師分析水中所含物質如麻尼亞與綠氣等（一質爲微生蟲巢穴）各處居民悉飲冷水絕無危險夫水爲人生日用要品生人者水殺人者亦水吾國自來水既未發達大都吸取井河水人煙稠密之區濁水與清水相和包含種種微生蟲於人身更爲危險故吾國人鮮敢飲冷水或生水者即飲之亦必患腹瀉寒熱等症西人目我爲東方病夫良有以也僕以爲設吾國有衛生化學師凡已有自來水各埠必設法推廣改良未有各埠則宜將井河水

隨時逐一化驗如有不合飲用者卽嚴行取締並禁止汚濁則一二年後各地疫病或可漸望滅跡也

三此間食物售賣所均須遵守食物衞生法律各城各鎭衞生處派有專員偵察並化驗食物違者處罰卽由外國運來各貨亦驗後放行其藥物亦須遵照國家衞生律所以重生民而防奸詐也吾國食物買賣向無限制因食不潔物而死於非命者不可以勝數蓋亦無人材辦理此事故耳至藥物一項近日東西藥品輸入者歲計恒在數千萬以外漏巵不必言而比鄰商販居心陰險輸入藥品含有瑪琲毒質尤多其害較鴉片爲甚吾國此時設有衞生專部化驗後卽可取締與國際無涉然果何人出而爲之哉

今者民國成立百度維新移民殖邊築路開礦在在非講衞生不可非講衞生化學尤不可如美洲之巴拿嗎運河法人以數千百人之汗血耗數千百萬之金錢從事開鑿以地在熱帶故瘴氣逼人工人死者不計其數卒致半途中止因售與美美政府有鑒於斯特遣著名衞生化學家襄理河工奇效立奏今全河行將告成矣將來東西兩大洋溝通後倍獲商業軍事上之便利功當推衞生化學家爲首屈一指吾國蒙藏靑海

等處。地大物博。礦產豐富。然道路崎嶇。風俗怪僻。山林瘴氣。往往令漢族同胞裹足。今既五族大同。亟宜聯合聲氣。力求進行。築路開礦。刻不容緩。民國政府。尤當急儲人材。以備使用。而衛生化學家爲商工政學各家之大保障。更不可漠然視之。惜吾國人於此科注意者絕少。全美留學界中。習此科者。僅僕一人。而習衛生工程。則亦不過三人。均在麻省工程大學。急起直追。尚未爲晚。所望後來留學界中有願入此二科及生物學者。勿失機會而已。（下略）

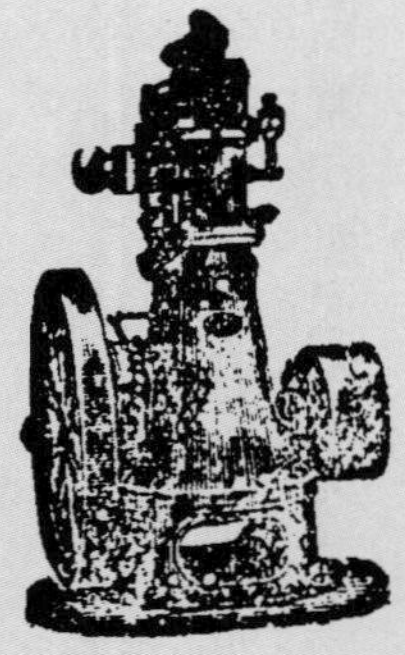

小兒科學

臍炎

盧謙

此症於臍帶脫落後二三日內發之。臍及其周圍發炎症。甚則陷於危險。

療法　注意臍部之清潔法。以撒酸、硼酸、沃度仿謨或石炭酸溶液。施防腐法。又於臍之周圍。貼沃剝軟膏(二〇%)若炎症甚而化膿者。宜就醫士乞行手術。今述其處方如左。

撒酸　〇、五　澱粉　一〇、〇

右外用。

硼酸　〇、五　澱粉　一〇、〇

右外用。

初生兒及乳兒之消化不良

原因　凡不良之乳汁(不拘人乳牛乳)及不當之食物。(如未至其期之小兒、與以澱粉、麥粉之類)又雖係良乳而吸食過多。或食嘴乳嘴之清潔法不完全等。皆為本病之原因。故依人工養育之小兒。最多發此症。依母乳者。罹本症少。又授乳者精神之感動、心身之過勞、食物之不足及其他種種之疾病等。亦爲本病之原因。

症候　因哺乳之量過多。或咳嗽。或單動身體而吐乳者。是爲普通之狀態。決非疾病之徵。蓋小兒之胃眞直而未完備。其容量不多。若由胃之障害而起者。則發嘔吐。顏色蒼白。食慾減少。呈精神不安之狀。大啼叫時。則眼球向上。或發搐搦等。其吐乳之症。由節減哺乳之量。可以中止。

嘔吐時多伴噯氣。吐出之乳。混黏液。放臭氣。大便通常帶綠色。亦有臭氣。混黏液時。或僅帶綠色。其他不呈異常。腹稍脹。壓之訴疼痛。

發熱自初有強者。或有無熱者。或因反射作用。致呼吸頻數。皮膚呈紫色。四肢冷。脈細小。呈衰弱之狀態。

又有自初不起嘔吐。或稀吐乳。腸之症狀比胃症較多。屈全身於前方而使放屁。始歸於安穩。

大便初呈綠色之狀。後水瀉而混黏液。放安母尼亞惡臭。一晝夜五回至六回。或十五回至二十四回之多。

食慾次第減退。舌帶白苔。尿量大減。

療法　在乳兒不拘病勢之輕重如何。宜注意其攝生。而不可輕忽視之。

小兒之依母或乳母之天然養育法者。則母及乳母之攝生如何。宜非常注意。母及乳母之精神感動、身體過勞、疾病、月經等而起一時乳汁之變常者。則治其原因即愈。

其他因授乳過多而起本病者。則其授乳之度數。宜有一定。即每二時至三時。爲授乳之定則。決不可因其啼泣而哺乳之。

蓋胃液營消化作用之外。有防乳汁變敗之力。乳量及時間均適當。則胃液能營其二種之作用。否則多量之乳汁入胃中。則必須多費防腐力之鹽酸。以消化之而不能充分。及入腸內。又不能充分吸收。却爲腸中之細菌之好培養基。遂起種種之疾病。故依人工營養法者。多有此種之危險。

若只由攝生法而不治者。則一時停止授乳。(二十四時至三十六時)其間使服麥資汁或蛋白水。(以鷄蛋白二個、和水一〇〇〇、〇、加少量白糖)有奏偉效者。

本病之藥物治法。可用甘汞、稀鹽酸、重曹、百弗聖。若瀉下物混多量之黏液。而發腸加答兒之症者。則用硝蒼。茲揭二三之處方如左。

甘汞　○、○一至○、○三　護謨末　○、三
右爲一包。一日三回每回一包。

百弗聖　一、○　稀鹽酸　○、三
單舍　五、○　蒸餾水　三○、○
右一日三回分服。

重曹　一、○　單舍　六、○　餾水　三○、○
右每二時服五、○。

硝蒼　○、一　護謨末　○、三
右爲一包每二時服一包。

口黏膜加答兒

原因　以七個月以上三年以下之小兒。即生齒期者爲最多。往往同時數兒罹之。故有傳染性之說。其他併發於胃加答兒、急性傳染病等。

病狀　爲豌豆大之圓形黃色或白色之斑點。隆起或不隆起。周圍帶多少之紅暈。生於舌、口脣、齒齦等。有散在而發者。有數個集合而成不規則之形狀者。同時呈疼痛、

發熱、神思不安等之狀態。因疼痛而哺乳困難。或至不能哺乳。其他頰、口蓋、扁桃腺等之黏膜。亦往往發之。其發於口脣者。因時時出血。而結暗褐色或暗赤色之痂皮。此症施適當之治療。大抵經八日至十日治愈。往往將愈時有再發者。或有亙二週至三週者。

療法　宜清潔口腔。兼塗布硼砂、鹽剝、皓礬、硝酸銀等。

硼砂　一、〇至五、〇　倔里設林　二五、〇

右以毛筆塗布。

鹽剝　一、〇至一、五　餾水　五〇、〇

右同上。

治愈之緩慢者。以一至二%硝酸銀水腐蝕患部爲要。

鵝口瘡

原因　本病爲一種之黴菌。發生於口腔之黏膜。故有傳染之性。乳兒生後未滿一月者。口中不潔。爲本病之一大原因。其他營養不良或虛弱者。易罹本病。

病狀　外觀恰如健全。口中之黏膜。發生白點。猶如乳汁之凝固而不易除去。或數個

相近接。經過時日。漸次增大。遂蔓延於頰、口唇、口蓋等。甚則及於會厭、食道、胃等。

本病在强壯之小兒。一週間內可治。營養不良或虛弱者。則至數月尚難治愈。

療法　罹本病者。宜淸潔口中。以布片或筆。浸於過滿俺酸加里、硼砂、鹽剝等之溶液。洗滌黏膜。同時以淸潔之布片拭之。若兼發腸加答兒者。宜兼治之。

過滿俺酸加里　〇、〇三　蒸餾水　二〇、〇

右拭除法。

硼砂　一、〇至三、〇　倔里設林　二五、〇

右同上。

鹽剝　一、〇至一、五　蒸餾水　三〇、〇

右同上。

小兒急癇

原因　發於二歲以下之小兒爲多。稀有發於五歲以下者。有先天性柔弱之體質以及貧血、神經質者等。與本病大有關係。多與腸胃之病氣併發。又併發於生齒期及蛔蟲等。其他急性之熱發性傳染病之初期。或急性加答兒、(咽頭等)腦疾患、腎炎

及日射病精神、感動等亦發之。

病狀　或以不安啼泣等爲始。或突然失知覺。時時眼球之筋肉、顏面之筋肉發痙攣。四肢痙攣强直。呼吸筋亦起痙攣。時時呼吸不正。此際大小便無意識而洩出。又發作時。唾液之泡沫。多出於口外。發作之時間。通常甚短。醒後直卽睡眠。於外觀上呈健體之狀態。若再三發作。則致衰弱。

療法　注意原因而治之爲要。發搐搦者。先解其衣類。使血液之循環及呼吸無障害。與以痲醉劑爲最良。將窒息時。速以冷水注面部及胸部。又於下脚等貼芥子泥。內服藥處方如左。

抱水格魯拉兒　〇、五至一、〇　橙皮舍　一五、〇　餾水　一〇〇、〇

右分六回。每二時服一回。(奏效則不可連用)

抱水格魯拉兒　〇、五至一、五　餾水　一〇〇、〇

右分二回至三回灌腸。

熱度高者與以解熱劑。

夜驚睡怖

原因　罹本症者。多在三歲乃至六歲。有至十四歲者。虛弱、神經質、同時兼貧血者多發之。又胃病、下痢、心臟病或癲癇等。亦爲本病之原因。又以可恐之圖畫或奇怪之談說安慰小兒者。其結果却感動小兒之精神。而促發本病。

病狀　就寢後通常一時間乃至三時間。突然醒覺現恐怖之狀。心臟之動悸甚高。精神昏亂。大聲啼泣。經十五分至二十分時。始得安眠。翌朝問之。毫不記憶。如斯發作。每夜一次或數次。或一週二三回。或每月二三回。其發作之强弱及長短不一定。且同一之患者亦有異同。

療法　以治其原因爲最要。同時行左之療法。

凡感動小兒之精神者。皆宜禁之。如可恐之談說及繪圖等是也。於臨睡前尤宜愼之。內服藥物。以臭素加里或抱水格魯拉兒爲良。或與以規尼涅亦有奏效者。其處方如左。

臭素加里　〇、二至〇、五　白糖　〇、三

右臨臥頓服。

臭素加里　〇、二至〇、五　規尼涅　〇、〇二　橙皮舍　一〇、〇右爲一包一日三回每回一包。

抱水格魯拉兒　〇、三至〇、五　橙皮舍　一〇、〇　餾水　二〇、〇

右臨臥頓服。

遺尿（又名寢小便）

原因　自五歲至十四五歲之小男兒而體質薄弱者。多易罹之。由尿道狹窄或蛔蟲、膀胱結石、脊髓病、重病後膀胱括約筋異常而來。過十四五歲發本症者。大抵由於手淫。

病狀　於睡夢中排泄小便。毫不自知。大抵於就眠一時間後。或拂曉時洩之。

療法　就眠前勿飲水。晝夜注冷水於腰脊。或施冷坐浴、冷水灌腸。取滋養强壯之食物。改良從來之習慣。

藥物療法。隨其原因治之。茲舉一二之處方如左。

鞣酸　〇、六　白糖　適宜

右分六包。一日三回。每回一包。

林檎鐵丁幾　〇、二　單舍　五、〇　水　六〇、〇

右一日三回。食後分服。

麥角浸(〇、二) 六〇、〇 單舍 五、〇

右一日三回分服。

蕒菪越幾斯 〇、〇二 還元鐵 〇、〇六 甘草末 適宜

右爲六丸。一日三回。每食後服二丸。

腺病(一名瘰癧)

原因　爲小兒結核性之疾病。其誘因爲遺傳、虛弱家之小兒、滋養品之不足、溼潤之住居、不潔之空氣、換氣不完全、光線不充足。其他百日咳、痲疹、痘瘡之後。亦往往發本病。

病狀　有痴鈍性與過敏性者。前者面貌愚鈍。如膨腫、口脣厚、皮膚土色、頭大、腹部膨脹、精神甚痴鈍。後者比前者骨骼小、頸長易潮紅、乏脂肪、靜脈透見於皮下、齒白、胸廓狹長精神過敏。無論何種。其頸部、顎下、項部之淋巴腺皆腫脹。大抵無疼痛。或化膿破潰而治。又於面部、頭部、四肢等之皮膚發慢性溼疹。或皮下生結節樣物。不發炎症而化膿者不少。又易發眼瞼結膜炎、鼻加答兒、慢性耳病、氣管支加答兒、肺炎、

腸加答兒等。又爲他日肺結核之原因。

療法 計衣食住之改良。卽與以滋養强壯之食餌。住於山間或海邊之新鮮空氣中。行日光浴、(卽常見日光)冷水摩擦。甚有效。

內服藥如左處方。

沃鐵舍	一、五	含糖百弗聖	一、〇
單舍	五、〇	水	三〇、〇

右一日三回或六回分服。(五歲之分量)

古阿亞叩兒	〇、〇六	規那丁幾	一、〇
單舍	五、〇	水	六〇、〇

右入黑色瓶內。一日三回。食後分服。

說脾

陳邦賢也愚

脾臟者。爲扁平暗赤色之無管腺。貼胃之左旁也。中國醫書以脾胃相表裏。蓋以爲脾主運化。胃主受納。凡食物由口腔經食道注入於胃腑。復由脾臟消化吸收於血液中。以滋養全體。故內經云。脾胃者。倉廩之官。五味出焉。又云。脾與胃以膜相連耳。此中醫之學說也。

雖然竊有說焉。胃爲消化器之主部。食塊既入於胃。胃液分泌甚多。帶酸性者。能消化蛋白質。爲滋養素。若澱粉與脂肪。則並不變更。食塊之在胃中。胃壁之層起蠕動。使與食塊相混。以盡其消化作用。而脾臟並不與焉。

攷脾臟之官能。至今尚未詳。論者有發生白血球之作用。則固我醫界所共認也。人當健康時。赤血球與白血球。爲五百對一之比例。若人體病熱時。則赤血球百白血球二二。而脾臟亦因之擴張。又罹白血病。則脾臟肥大。白血球增加。往往有割去脾臟者。即此意也。但營養不足時。則脾形較小。營養足時。則脾形較大。而於食物之消化無甚關係。故脾臟爲血腺之一。置諸循環系統篇。亦未足爲非也。素問云。脾統血。似與新說同。夫中醫之論脾臟也。其功用頗大。而其謬誤者。復不一而足。如內經言。脾爲涎。脾藏意。脾主身之肌肉。穀氣通於脾。金劉完素謂脾病傳腎。一名痞氣。凡此諸學說。其信然耶。其不信耶。固不待辨而知矣。

論內生中毒爲化學之原因

陳邦賢也愚

內生中毒者。由體內化生毒物。而發中毒者。是也。一名自體中毒。病理學中解釋此種中毒。分廣義狹義二派。今就廣義言之。此廣義分此問題爲四。(子)爲積蓄性自體中毒因常排泄物排泄妨礙積蓄體內曰積蓄性自體中毒如因氣道妨礙之炭酸中毒是也(丑)爲吸收性自體中毒因身體之常腔洞內及不常腔洞內其內容物分解化生之毒吸收而發生中毒者是也此問題又分爲三種。(一)爲腸胃性自體中毒即便秘腸閉塞腹膜炎之發因其泌尿消化障礙脂肪多食之羅亞昔爨尿硫化水素血帝答尼腸寄生蟲之起重性貧血是也(二)爲他腔性自體中毒即安摩尼亞血硫化水素血是也(三)爲他腔性自體中毒即因硫化水素尿氣管枝擴張患者之僂麻質斯病狀是也此外病組織分解竈如壞疽竈炎症竈破壞腫瘍其毒物入血中而發生中毒者亦屬吸收性自體中毒更有積蓄性自體中毒兼吸收性自體中毒者(寅)爲熱性自體中毒及組織自體中毒因血液異常而發中毒者曰惡液性自體中毒因組織新陳代謝異常而發中毒者曰組織性自體中毒更別爲三種(一)爲細胞成形質分解性自體中毒即酸中生毒是也(二)爲細胞核分解性自體中毒即尿酸炎是也(三)爲內分泌異常性自體中毒即拔沒渡烏氏病亞實遜氏病等是也此外更有兼積蓄性吸收性之惡液性自體中毒者(卯)爲傳染性自體中毒因傳染病之變幻致寄生體化生毒素而發生中毒者是也。廣義既列。更就狹義言之。狹義派以自體中毒。因身體內有毒新陳代謝產物之作用。此種毒物。卽自體之常成分。半因素在腸內之分裂菌作用而生者。謂之腸內化生毒。半因組織細胞之機能而生者。謂之組織化生毒。蓋或爲排泄機障礙。或爲化生增多。或爲不能分解。遂至有害身體。或曰一定機器之機能。或變化。或廢止。則毒物發生於血中。而見於尿矣。

糖尿檢查法之心得

自新醫校課藝之一　張禹門

望聞問切。吾國古診斷法也。打診觸診聽診視診問診測診檢溫化學檢查顯微鏡檢查等。近世西醫之診斷法也。古疏而今密。西精而中粗。固爲世界一般學子所公認矣。蒙於化學檢查。尤多注意。蓋化學檢查。雖爲診斷法之一種。自蒙觀之。實可包括各種診斷法而無遺。而各種疾病。無不可以化學檢查法檢查而得之也。

糖尿病者。爲新陳代謝機變常。體內葡萄糖化生增進。連綿混入尿中。成慢性病之一種。蜜糖同類。一名蜜尿病。皆因尿中含有糖分而著名者。卽中國之三消症是也。

雖然。糖尿之檢查法。前人所得之成績。無慮數十百種。固無庸蒙置喙也。但學問愈研究而愈明。前人以良好之結果詔我者。我苟有心得。亦焉能不公諸世。爲世人研究之。

資料哉且前人用以詔我者非反應之不甚著明即操作之過於繁雜蒙對之尤不能免歉然之慨焉

蒙於實習機上。常置批克林酸。遇各種之標本染色及化學的檢查法中。恒喜獨出心裁。以批克林酸試用之。喜其呈美麗之嫩黃綠色。且染色尤著明而迅速。然無理之盲試驗。終歸於失敗者。無慮數十百次。忽於去冬試驗蛋白尿之檢查法悟批克林酸與尿素族化合體相作用時與其同時含有之有機體必生若何之關係今倘於蛋白尿檢查法中加入他之溶液使其因蛋白結成之沈澱悉歸溶解而無妨礙於所含他有機體之關係則葡萄糖等必於此時呈著明之反應果於數次試驗均得陽性成績雖在臨牀上簡易試驗不敢自命爲諸法冠亦試驗收拾實效者也蒙可自利自私不公諸世爲他山之一助哉茲錄其檢查法如左

盛檢尿約四瓦。入試管中。加入同量之批克林酸。飽和水溶液。强振盪之。再加入與前共量相等之苛性加里溶液。則此檢尿中。若含有蛋白體。必於此時再被溶解。乃復以此混和溶液。加熱煑沸。則檢尿中若含有糖類。此時必呈櫻桃色漸變爲紫黑色而有多數之大結晶析出此着色之濃淡常因糖含量之多少而定若熟練之由此即可爲

定量法之代用後以結晶取出檢之知爲異性紫酸化鉀鹽以見批克林酸與尿素族化合體有密切之關係此蒙糖尿檢查新法也誤謬彌多世不乏明晰之士曷起而一商榷之乎

鵝口瘡與口內炎之鑑別

陳邦賢 也愚

鵝口瘡發於初生之小兒口內炎發於大人及小兒鵝口瘡生於舌及口蓋現糊狀之白色或灰色口內炎生於舌口蓋口脣粘膜現白色或黃色之斑點呈圓形卵形或葉狀鵝口瘡白斑不成個個混同而爲苔狀口內炎斑點各個分離而發生鵝口瘡發熱口內炎大人熱候缺如惟小兒常呈熱候鵝口瘡蔓延甚時口內一般之白斑延及舌喉頭咽頭粘膜口內炎蔓延甚者罕見鵝口瘡哺乳障礙頗爲危重口內炎哺乳障礙僅在一時鵝口瘡白斑之近旁呈放線狀粘膜之赤色腫脹口內炎僅在斑點周圍呈赤色蓋鵝口瘡者爲可恐之症口內炎乃口內之輕炎症此二者之鑑別也

(2)呼吸止。則摩擦音消失。	存在。

肋膜炎	肋骨骨瘍
(1)疼痛部在二三肋間。	在一肋骨。
(2)肋間之疼痛。由壓迫而甚。	肋間之疼痛。由骨壓而增。
(3)有摩擦音。	無摩擦音。
(4)骨腫不起疼痛。	固有徵。

與脊柱流注膿之鑑別　困難者可檢脊柱有局所膿源。若無。則以特異之理學的變化而區別。

波動性膿胸	動脈瘤
(1)雖部位不一定。然多在左上部。	多在右上部。
(2)由壓迫呼吸而變化其容積。	反之。
(3)聽診上無雜音。	有血液循環之雜音。

氣胸

氣胸	肺空洞

(1)患側壁擴張。	患部胸壁沈陷。
(2)聲音震顫弱。	增劇。
(3)壓下腹內臟器。	不然。
(4)鼓音明瞭。	鼓音由口之開閉而變化。

肋膜炎	胸水
(1)由坐臥而濁音界變化爲波狀線。於後方至前方。	變化爲水平濁音。
(2)胸圍擴大。肋間之緊張爲固有徵。	缺如。
(3)胸部疼痛。內臟轉位爲固有徵。	缺如。
(4)部位爲片肺。	爲兩脚。
(5)異量一、〇一五乃至二三。	一、〇一五以下。

第五類 消化器病

潰爛性口腔炎

潰爛性口腔炎	矢苟兒陪苦性口腔炎

(1)不易出血。	出血易。
(2)齒齦不甚腫脹。	齒齦腫脹甚。且呈青赤色。
(3)齒齦動搖者少。	齒齦動搖者多。
(4)潰瘍之發生急劇。然身體諸部無出血。	緩慢。而諸部多出血。

鵝口瘡

與亞布答之鑑別　以無固有之炎症與鵝口瘡菌而可以辨別。

急性胃加答兒

慢性胃加答兒

與腹膜炎之鑑別　以無特異之吐物與鼓腸滲出物及虛脫症狀而可以辨別。

慢性胃加答兒	神經性胃痛
(1)胃痛非發作性。	爲純然發作性。
(2)由按壓而疼痛增加。	消失。
(3)營養被障害。	營養不障害。

圓形胃潰瘍

圓形胃潰瘍	慢性胃加答兒
(1)疼痛之發作性。如裂如切。	為稽留性。
(2)吐血為主要徵候。	缺如。
(3)營養不障害。	漸漸障害。
(4)本症多發於婦人。	無男女之關係。

圓形胃潰瘍	神經性胃痛
(1)疼痛多發於食後。	不關係於食物。
(2)壓迫則疼痛增加。	壓迫則輕快。
(3)吐血則營養障害。	不然。

圓形胃潰瘍	膽石疝
(1)吐血為固有徵。	絕無。
(2)胃部疼痛。放散於左上下方。	放散於右季肋部上下。
(3)膽囊肝臟。無腫脹。	有腫脹。
(4)大便中不發見膽石。	屢屢發見。

胃癌

胃癌	慢性胃加答兒
(1)本症多發於年四十歲以上六十歲以下。	多發於壯年。
(2)腫瘍接觸於胃部。其吐出物爲咖啡渣末樣。	腫瘍不接觸於胃部。吐出物多爲不消化物。
(3)遊離鹽酸缺乏。	缺乏爲一時性。
(4)營養障害且有惡液質。	不然。
(5)胃痛劇烈。	鈍痛。

胃癌	胃潰瘍
(1)多發於年四十歲以上。	多發於壯年。
(2)營養障害。且有惡液質。	吐血多量。則營養障害。
(3)疼痛劇烈。爲稽留性。	劇烈。爲間歇性。
(4)遊離鹽酸缺乏。吐出物往往有咖啡渣	遊離鹽酸增加。吐出物中往往有純血。

末樣。

胃擴張

胃擴張	胃弛緩
(1)嘔吐與食物同來。	大都不來。
(2)壓痛甚。	不然。
(3)胃壓重之感。雖食少量之物亦發。	不發。由安臥而輕快。
(4)胃內容檢查。多食物殘渣與遊離鹽酸。	殘渣少。遊離鹽酸亦不一定。

神經性胃痛

神經性胃痛	膽石疝
(1)無肝臟之腫脹及壓痛。	有。
(2)不見黃疸及便中膽石。	見黃疸膽石。大便呈陶土色。

神經性胃痛	腹筋僂麻質斯
(1)疼痛發作劇烈。	不如胃痛之甚。
(2)由按壓而輕快。	增加。

(3)不變部位。——忽然變部位。

急性腸加答兒

與虎列刺之鑑別　鑑米泔汁樣之下痢與經過虛脫等而可以區別。

與赤痢之鑑別　以血便、裏急後重、經過等而可以區別。

盲腸炎

與單純宿便之鑑別　以無炎性症狀而可以辨明。

與膽石疝及腎石疝之鑑別　以疼痛之間歇性與其部位之高及黃疸、血尿等而可以判別。

與腸重疊症之鑑別　腸重疊症有粘液血樣便。故可以判別。

盲腸炎	腰筋周圍蜂窩織炎
(1)有固有嘔吐。	無嘔吐。
(2)有腸管障害。	不起障害。
(3)顯大腿固有之屈曲旋轉。	無固有之屈曲旋轉。
(4)疼痛下方不甚。	患側之下肢、睾丸、膀胱。有放散之劇痛。

腸管狹窄

與盲腸炎之鑑別　最易錯誤。然盲腸炎有骨盤結締織之壓迫症狀。卽右下肢之浮腫、疼痛、知覺障害等。故可以判別。

痔疾

與梅毒コンヂローマ之鑑別　梅毒コンヂローマ。皮膚、生殖器、粘膜等。有梅毒症狀。故可以判別。

與直腸癌之鑑別　直腸癌呈惡液質。以套管針穿刺則出血。故得以此判別之。

膽囊水腫

與膽囊蓄膿之鑑別　以有熱候與惡液質、水腫等。故區別較易。

膽石疝

與腎石疝之鑑別　由血尿、尿沈渣、腎部疼痛而可以判別。

與盲腸炎之鑑別　以無黃疸與疼痛限局於右腸骨窩及觸腫瘍等。故可以辨明。

肝臟膿瘍

與間歇熱之鑑別　以脾臟之腫大少與服規尼涅之奏效及熱發作之不整。故可以

衛生瑣談

丁福保

入浴。入浴之效。可比上等之體操。蓋以拭布拭擦胸背等處。兩手運動約一時許。有如習棍棒體操。然日行一次。實絕好之體育法也。

舂米。亦最好之運動法。鄙意學校中如設舂米場。以代他種之運動法。旣益身體。又利生產。有一舉兩得之便。日本福澤諭吉曩曾行之。

自轉車。亦良好之運動法。惟僅運動下肢。乃其短耳。醫學上之意見。亦甚不一。或謂足使脊柱彎曲。或謂於心臟病有效。要之車上之把手宜高。務令姿勢正直。是爲至要。

乘馬。此亦僅爲兩股筋肉之運動。然乘馬爲軍國民所必需。故男子不可不習之。惟需費頗重。乃其缺點耳。

搖櫓。此法爲全身之運動。故其效極大。

拳技。此係極好之運動法。且可於室內行之。雖在學生寄宿舍內。亦不妨限時令其演習。

跳舞。此事西洋盛行之。然運動頗爲過度。且跳舞會之規則。自午後十時開始至夜

衛生瑣談

半始已殊於衛生不宜

弓　此法於幼年行之最宜既足正其姿勢且須全身用力胸骨未堅者行之有使胸部略略擴大之效

柔術泳水　此二法皆不可不習蓋普柔術者偶遇不測雖跳躍亦不至負傷至泳水之救濟生命尤不待言

簫笛喇叭等　此等皆令肺深吸故佳然不可於多塵埃之處行之世之音樂家大率爲體育不足之人且往往奏技於多人羣集之處故有吸入塵埃之虞音樂家多患肺結核者職此故也

游獵　此事於不知不識之間而跋涉山野故易爲過度之運動且需費頗巨能實行者極希

機織　此爲女子最好之運動上下肢同時並用爲他之運動法所無

育蠶　此亦可視爲運動法之一然最初數日間夜間須注意之事甚多故不能安眠非身體健康者不能與於斯役若但有晝間之業務則柔弱者亦能之

園藝　此亦促身體運動者故家中宜設花卉之栽培場既有趣味且有益於衛生而

培養牽牛花尤有誘人早起之益
謠曲及吟詩　此皆爲肺運動而適於衛生

衛生食品瑣談

肉之善惡鑑別法　新鮮佳良之肉其色必赤以手指壓之堅實而有一種之芳香若其色有異而肉質柔軟者必腐敗無疑

貝類有含毒者　貝類富於滋養分然往往有含毒者而於產卵期爲尤甚且此類中難消化者居多濱海居民多以烏賊等爲常食之品不知極難消化者也（俗稱烏賊爲烏賊魚實非魚類）

卵之調理法　雞卵爲最佳之食料既富於滋養分又極易消化然如煑之極熟則消化頗難食之有停滯之患生者與半熟者最良將蛋黃蛋白攪和加水蒸之亦佳又卵之陳久而變敗者食之有毒故宜擇新鮮者購之鑑別之法可於盆中滿貯鹽水投卵其中新鮮者必沈腐敗者必浮

豆類　植物性食品之中豆類含滋養分爲最多然消化頗難故以熟煑令至極爛爲要。

蔬菜　蔬菜類所含滋養分雖不甚多然實為食饌中不可少之品若但食肉類而不食蔬菜其血液必不能清潔種種疾病由是而起

食物燒煮法　燒煮肉類宜用猛火蔬菜宜用緩火米飯宜軟硬適度硬者害胃軟者入於胃中仍為塊狀消化液不易浸透故消化不良

茶食之害　茶食之類多妨礙消化我國人飲食多不以時而酷嗜茶點實最惡之習慣也

飲料　飲料以清潔之沸水為最佳茶與咖啡以少飲為是多飲則易罹腦病

飲食之注意　飲食宜有定時又就餐之前後宜靜坐三十分鐘時自外溢歸不可直即就食食後亦不可直即外出夜間就寢之前不可飲食飲食與睡眠之間至少須隔一時三十分鐘許

家庭雜病療法之一斑

舌皮　罹此病時舌腫發熱而疼痛發生舌苔或生裂傷此皆因過熱之飲食物痘瘡痲疹等之熱毒魚骨之刺入等而起其療法可塗硝酸銀水服下劑及用灌腸法以整其便通且以冷水布纏繞其口圍如是必有大效

眼炎　患本病者眼赤畏光癢痛而多淚如放任不治往往陷於惡症其療法宜憩息於清潔靜僻之處以浸於淨水或硼酸水之布片遮蔽其眼此爲最佳如以巾布等頻頻拭之則爲害極大又眼中如有砂塵小蟲等侵入則當仰臥而將病眼之一方稍稍揚起由眼角注入冷水衝洗而取出之但如有石灰類混入則須以油注入不可用水此病能傳染他人切宜注意

異物入耳　如有小蟲等入於耳孔或耳垢充滿以致發耳鳴劇痛此時不可用耳匙釵鈿等任意剗刮如爲小蟲可徐傾其首以微溫之油少許注入耳中則蟲自浮出耳垢則可於二三日間時時注以微油待其既軟而徐徐搔出之

齒痛　此多由齲處而起其療法可於頰部耳後塗以芥子泥以微溫之湯時時含漱齒有蝕孔則先以絲拭孔穴更以小綿團浸第一號石炭酸水塡塞孔內則疼痛可止

咽喉炎　此症可以明礬末一包溶於水內和以硼酸水或橙汁或食鹽數數含漱頭部更纏以浸於冷水之濕綿上覆油紙以手巾包紮之又服溫熱之湯使身體發汗則自可痊愈

感冒　此爲諸種疾病之基切不可忽視服溫熱之牛乳溫湯桑葉蘇梗薄荷湯等臥

於。溫。暖。之。寢。牀。使。之。充。分。發。汗。此。爲。最。宜。又。於。橙。汁。之。中。和。以。砂。糖。加。熱。湯。服。之。於。發。汗。甚。效。

雞眼　其療。法。可。於。絆。創。膏（即橡皮膏）之。中。央。開。孔。以。二。三。枚。相。疊。而。貼。之。或。以。綿。花。作。爲。小。環。覆。於。皮。上。以。免。雞。眼。之。壓。迫。又。步。行。覺。疼。痛。時。可。以。肥。皂。溶。於。溫。湯。浸。漬。足。部。待。雞。眼。旣。軟。以。剃。刀。順。次。削。去。其。皮。及。中。心。之。核。子。旣。現。則。可。用。指。爪。剗。除。以。浸。於。石。炭。酸。之。綿。貼。附。之。而。施。以。綳。帶。若。不。如。上。法。處。置。而。直。以。小。刀。剗。割。則。甚。不。可。也。

吃逆　此。雖。無。大。害。若。久。久。不。止。則。殊。覺。可。厭。其。療。法。可。用。醋。一。小。杯。和。以。砂。糖。加。水。服。之。旣。極。簡。易。且。有。奇。效。

遺尿　小。兒。有。此。癖。者。當。節。減。晚。間。之。飲。食。液。體。尤。宜。嚴。禁。就。寢。之。前。以。冷。水。擦。拭。全。體。寢。具。以。稍。暖。爲。宜。

暈船　此。由。腦。貧。血。而。起。其。時。發。惡。心。頭。痛。眩。暈。而。食。慾。不。進。身。體。不。快。其。療。法。以。豫。防。爲。主。乘。船。之。前。宜。食。無。臭。味。之。淡。泊。食。品。不。可。至。飽。乘。船。之。後。當。坐。於。艙。外。戴。赤。色。眼。鏡。眺。覽。風。景。如。或。嘔。吐。則。飲。用。枸。櫞。酸。及。沸。騰。散。皆。可。有。效。

鼠嚙　被。鼠。嚙。者。往。往。有。惡。寒。惡。心。食。事。不。進。煩。渴。煩。悶。頭。痛。發。熱。及。皮。膚。發。生。紫。斑。

等故於嚙後當由創口榨出血液以石炭酸十分洗滌或直腐蝕之最爲良法

凍瘡　以浸於冷水之布片摩擦之塗以哥羅顛的列並油(松節油)或石炭油沃度丁幾(碘酒)或樟腦精皆可有效

日射傷　夏日奔走烈日之下以致皮膚帶赤發腫而覺微痛此謂之直射潮紅疹又其發生水泡者謂之日射濕疹此二症可以鉛糖水浸潤患處塗布華攝林更以亞鉛華末與澱粉撒布之

疣贅　以昇汞二至三撒里矢爾酸四哥羅顛三相混和每日塗附一次即發軟而脫落又用發煙硝酸腐蝕之亦可(用菟絲子亦有效)

疥癬　此症之原因係一種之疥癬蟲潛於皮下而蕃殖者其傳染頗劇療法宜殺蟲務盡稍有殘留即復蔓延於四周以百露拔爾撒謨一五流動蘇合香一五塗擦患部經二十四時間而入浴以肥皂擦拭全身如斯者數次必效且每浴後須更換襯衣一次(又以生銀杏摩擦全患部、或用有銅綠之錢、置火內燒至發赤、投於醋中、以醋塗之亦效)

漆毒疹　凡中漆毒而發炎症者則以鉛糖水浸潤患處貼撒里矢爾酸軟膏或用石

炭酸油等均可奏效又將蟹搗爛塗之亦可

雀斑　此物除根頗難以白花苓末溶於蜂蜜中於就眠時塗之至翌晨洗去歷久當可奏效

黑痣　塗以發煙硝酸即可除去然頗痛故婦人惟可用格魯兒石灰加强醋酸以塗附之

腋臭　當以嚼皂水淸潔腋下敷以枯礬末與澱粉等分之混合物又可以安息香酸之細末撒布於綿縛於腋下以除去其臭氣

醒酒法　醉酒之時以炭酸鎂與阿莫尼亞混和服之或以阿莫尼亞二三滴用水一杯和而服之可以立醒

解煙草毒法　爲煙草所醉之時服萊菔汁可解又飲食停滯服之亦效

吞服毒物之解法　以使其嘔吐爲最要若恐其毒侵害身體則生服雞蛋白或調服藕粉等皆可救一時之急

治毒蟲螫刺法　以胡椒末和於飯糊內塗之或將芋搗爛塗之均無不可又以鹼水浸潤之亦效

TRADE MARK 'VAPOROLE' 商標

發帕兒 商標

蝶鞍棚膏

（蝶骨鞍棚之液）

PITUITARY (INFUNDIBULAR) EXTRACT

發帕兒蝶鞍棚膏之於腦力猝衰或脫失

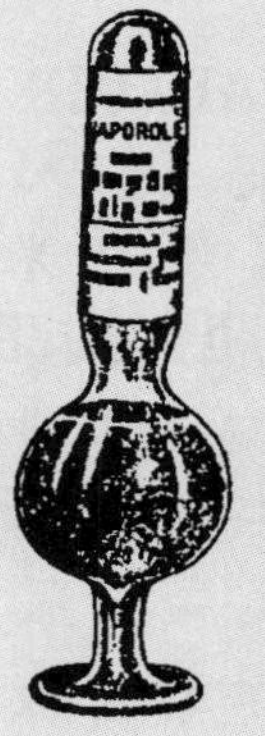

此蝶鞍棚膏用於外科施手術時或既施後。及產後等所有腦力猝衰。此膏爲最妙反激品。其成效業已久著。能使血壓加增。心搫緩而有勁。其所發生效力。迅速而且堅持。此膏之所以得此美名。實在發帕兒蝶鞍棚膏之有信賴價值。

用法

外科腦力猝衰或腦力脫失。一西西用空針注射肌內。隨後用盃射鹽水術。

心力軟弱。半西西至一西西空針射入肌內。後若需時再射。

棓流血與棓弛。一西西空針射入肌內。後若需時再射。

腸輕癱。一西西射入肌內。後若需時再射。

每支渾合玻葫蘆內有〇・五西西與一西西無稀流質。每盒內裝六支。各著名西藥房均有出售。

寶威大藥行監製

英京　上海

厄米汀菲

與阿米巴痢

Emetine in Amœbic Dysentery

此藥之正確服量有良好之純粹與効力

TRADE MARK 'TABLOID' 商標
大寶來 商標
厄米汀菲綠鹽
EMETINE HYDROCHLORIDE
Gr. ½ (0.03 Gm.)
半釐(〇.〇三瓦)
內服之扁丸也
裹以膠衣使其作用專施於腸內
每瓶貯二十五扁丸

TRADE MARK 'VAPOROLE' 商標
發帕兒 商標
厄米汀菲氯鹽
EMETINE HYDROCHLORIDE
0.02 Gm. (Gr. ⅓) } in 1 c.c.
0.03 Gm. (Gr. ½) } in 1 c.c.
每一西西 { 〇.〇二瓦 / 〇.〇三瓦 }
此渾合玻葫蘆內之無種藥消水作空針注射皮膚之用
每盒裝十玻葫蘆

TRADE MARK 'TABLOID' BRAND
HYPODERMIC EMETINE HYDROCHLORIDE
大寶來 商標 厄米汀菲綠鹽空針藥輪
三分之一釐(Gr. ⅓)與半釐(Gr. ½)
凡有妨礙或擾亂此藥作用之堅實質盡行解除
溶化迅速旣化藥水亦可煮沸以滅穉
每支貯十二藥輪
以上數品乃治阿米巴痢用之最廣者

寶威大藥行
倫敦
紐約 蒙特利爾 悉尼 開普敦 米蘭 上海 阿根廷京城 孟買